思索·改革

财政补偿与医疗卫生服务

辛昱辰　清　林 / 著

上海社会科学院出版社
SHANGHAI ACADEMY OF SOCIAL SCIENCES PRESS

前言

改革开放以来,我国的经济体制、社会体制和科学教育体制都发生了巨大的变化和调整,取得了显著的进步和巨大的成就。但是,随着市场经济的不断发展和变化,我国医疗卫生体制的改革却显得较为缓慢和薄弱。

尽管我国在改革开放后经济发展水平不断提高,物质资源越来越丰富,国家对卫生领域的投入力度越来越大,但在医疗卫生领域却出现了越来越多的问题和矛盾。2009 年 3 月发布的《中共中央国务院关于深化医药卫生体制改革意见》(中发〔2009〕6 号)提出,不论是中央政府还是地方政府都要切实关注医疗卫生事业的发展,对医疗卫生领域的投入和增长幅度要逐年增高,并且增长幅度要大于经常性财政支出的投入比重。因此,政府增加对卫生领域的投入已经成为一种共识和政策执行。

但是,如何解决居民群众"看病难、看病贵以及提高医疗卫生服务效率"的问题却越来越多地被大众所关注,并且认为这些问题产生的主要原因就在于政府对医疗卫生领域的投入力度不够。那么,政府增加对医疗卫生领域的财政投入是否就能够改变并且提高医疗卫生的服务效率?政府增加财政投入与医疗卫生服务机构的医疗服务效率提升是否具有关联性?政府增加财政投入对医疗卫生服务机构的医疗服务效率影响有多大?政府增加对医疗卫生服务机构的投入是否就能够解决"看病难、看病贵以及医疗卫生服务效率低下"的问题?

这些问题的提出是非常必要的。假如对这些问题没有清晰的认识和研究，只是一味地增加政府财政投入不仅不能解决当前面临的“看病难、看病贵、服务效率低下”的问题，甚至还会造成适得其反的结果。因此，对政府财政投入医疗卫生领域进行分析研究不仅有着重要的理论意义，更对民众健康水平和生活质量的提高有着重要的现实意义。

本书选取陕西西安市作为调查研究的对象，主要考虑到一方面陕西西安作为我国开展西部大开发建设和国家“一带一路”倡议的重要前沿和建设基地，对我国开发建设整个西部地区和落实“一带一路”倡议有着重要的价值和现实意义；另一方面西安市作为我国中西部地区重要的科研产业基地，不论是在高等教育、国防工业还是高新技术产业基地上都在全国乃至整个西部经济的整体布局中起着承东启西、东联西进的重要作用。随着国家对西部经济的重视和开发建设，尤其是习近平总书记提出的“一带一路”倡议正在对整个西部地区乃至整个欧亚大陆带来前所未有的机遇。陕西西安市作为国家西部重点建设和发展的重要城市，经济和社会发展水平正在不断提高和提升，区域整体经济的规模和价值正在逐年增长。同时，西安市对医疗卫生领域的投入力度也逐年增大，居民对医疗卫生服务的需求度和满意度的标准也随之增强。为了更好地反映西安市医疗卫生服务的效率，本书将以西安市的城市公立医疗卫生机构服务效率为研究视角，以政府财政补偿投入为切入点，以西安市的相关卫生数据为研究依据，具体分析研究政府财政补偿投入对城市公立医疗卫生机构服务效率的影响，以期对如何提高医疗卫生服务效率提供参考和借鉴。

目 录

第一章　问题导论

第一节　医疗卫生服务问题的提出

我国自2009年开始医疗卫生体制改革以来，提供医疗卫生服务的机构不论是在机构数量、设备配置、专业人员数量还是床位数上都较之以前有显著的提高，医疗卫生服务领域的医疗服务效率也有了明显的提升。但与此同时，医疗卫生体制改革带来的问题和矛盾也逐渐增多，出现了诸如“看病难、看病贵、医疗卫生服务效率低下、城乡卫生服务差距大以及公共卫生服务体系不健全”等诸多问题，为越来越多的学者和大众所关注。

对于这一问题，从目前的研究而言，政府对医疗卫生市场进行必要的干预，以解决医疗卫生市场领域的市场失灵现象已经成为一种共识。但是，采取何种方式进行干预或者干预的程度怎样把握，却一直存在较大的分歧。主流解决思路提出的解决方式是“要么提倡政府主导，要么采取市场竞争”。但是，不论是选择政府主导还是采取市场竞争，其本质都是运用一定的政策手段来克服医疗卫生领域中出现的市场失灵现象。

虽然学理界对采用何种方式进行干预存在较大的分歧，但却一致性认为无论是采用哪种方式，政府都应该增加对医疗卫生领域的投入。与此同时，2009年发布的《中共中央国务院关于深化医药卫生体制改革意见》（简称

《改革意见》)(中发〔2009〕6 号),明确提出,不论是中央政府还是地方政府,都要切实关注医疗卫生事业的发展,对医疗卫生领域的投入和增长幅度要逐年增高,并且增长幅度要高于经常性财政支出的投入比重。由此,政府增加对卫生领域的投入已经成为一种共识和政策执行。

然而,政府增加对卫生服务领域的财政投入是否就能够提高卫生服务的效率?政府财政投入与医疗卫生服务机构之间的医疗服务效率提升有怎样的关联性?政府财政投入对医疗卫生服务机构的医疗服务效率有多大的影响关系?政府增加对医疗卫生服务机构的投入是否就能解决看病难、看病贵以及医疗卫生服务效率低下的问题?假如对这些问题没有清晰的认识,只是一味地增加财政投入不仅不能解决当前面临的看病难、看病贵、服务效率低下的问题,甚至还会造成适得其反的结果。

为此,对于上述问题的研究分析是非常有必要的。虽然学理界对这些问题进行过大量的分析,也对财政投入与医疗卫生服务之间的关系进行过分析,但目前的这些研究都局限和偏重于对财政投入卫生领域的规模和结构以及产出效率等分析上,亦或是对卫生领域投入的配置、卫生投入不足等原因探索上,而较很少关注和分析财政补偿对医疗卫生服务机构的影响关系。因此,本书从财政补偿投入对医疗卫生服务机构的影响关系这一角度进行系统的分析研究,以便更好地为解决“看病难、看病贵、医疗卫生服务效率低下以及如何提高医疗卫生服务效率”起到抛砖引玉的作用。

第二节　医疗卫生服务研究的问题

新中国成立以来,我国的卫生服务系统大致历经了计划经济时期和改革开放后的市场经济两个重要时期。而这两种不同时期所取得的成就及评价各不相同。在计划经济时期,政府对卫生领域的投入较少,但是取得的成就和满意度却是较高的。印度北方邦(Uttar Pradesh)G. B. Pant 社会科学研究院(G. B. Pant Social Science Institute)的发展经济学家德热兹(Jean Dreze)曾说过:“把所有贫困族群列个单子,说这些人都应当获得救助,那当然好,但问题是,一旦成本飙升,救助的界限在哪里?”同样是获得诺贝尔经济学奖的印度经济学家阿玛蒂亚·森，甚至评价中国在经济改革前的医疗卫生"是用最低廉的成本，保护了世界上最多人口的健康"。这也从侧面客观地反映出，我国在计划经济时期的医疗卫生领域，在缺乏财政投入的情况下仍然保障了基本卫生服务的广泛性和可及性。

奇怪的是，随着改革开放后市场经济的发展，我国在医疗卫生领域却反而表现出严重的滞后现象。改革开放后，我国的经济发展在市场经济体制环境下突飞猛进，经济体制、社会体制和科学教育体制都进行了相应的配套改革，各方面都取得了显著的进步，但医疗卫生体制方面的改革却相对滞后。尽管改革开放促使我国的经济发展水平不断提高，物质资源越来越丰富，对卫生领域的投入力度也越来越大，但是在医疗卫生领域却出现了越来越多的问题和矛盾，甚至这些问题和矛盾是以前并未出现和发生过的，诸如：公共卫生体系的不完善，致使出现重大疾病和灾害后医疗卫生体系难以有效地进行处理和控制；城市医疗卫生机构和农村医疗卫生机构不论是在资源配置还是技术水平上的差距越来越大，导致部分农民包括城市低保户"因病致贫、因病返贫"的现象逐渐增多；医疗卫生服务机构的医疗服务效率低下，医药费用却逐渐增高，"看病难、看病贵"等问题突出。这些不和谐的突出问题使得群众对我国的医疗卫生服务机构产生不信任，进而造成极大的不满和抱怨情绪，特别是医疗卫生服务机构的医疗服务效率低下，使得相当多的群众健康水平难以得到保证。

在此情况下，切实解决和改善我国医疗卫生领域出现的这些问题，提高群众百姓的健康水平，实现"人人享有卫生保健"的权益便成为当前我国医疗卫生领域改革和发展的迫切要求。《改革意见》不仅将政府、社会以及个人三者之间在卫生权益和职责划分上进一步得到了明确，同时还将政府确定为公共卫生服务和基本医疗卫生服务的提供主体，以主导的地位对卫生服务体系进行改革；同时还强调，不论是中央政府还是地方政府都要加大对各级医疗卫生领域的投入力度，要使政府在卫生领域上的投入比重高于经常性财政支出的增长幅度，并且逐步提高政府卫生投入在卫生总费用中的比重。《改革意见》的颁布使我国的医疗卫生改革进入了一个新的发展阶段。

陕西省西安市是一座拥有丰富的物质资源和非物质文化资源的历史名

城，其坐落于中国的中西部地区，自古享有“天然历史博物馆”之享誉。不仅如此，西安市同样也是我国中西部地区重要的科研产业基地，不论是在高等教育、国防工业还是高新技术产业基地方面都在全国的整体经济布局上起着承东启西、东联西进的重要地位。同时，西安市也是我国开展西部大开发建设和落实国家“一带一路”倡议的重要前沿基地和支点，对我国开发建设整个西部地区和对外实施“一带一路”倡议有着重要的意义和作用。西安经济和社会发展水平的不断提升，同样也促使西安对医疗卫生领域的投入逐年增大，居民对医疗卫生服务的需求度和满意度标准也随之增强。但是，如何提高和改善医疗卫生领域的服务效率和服务水平，满足全社会居民对基本医疗卫生服务的需求，提高全社会民众的健康水平和生活质量一直是西安市政府及相关管理部门的职责所在和目标。

从现实角度来看，西安市的经济和社会发展水平较改革开放之初有明显的增长，但西安市作为西部城市中的二线城市，经济和社会发展水平相对于全国其他大中型城市而言还处于较低的状态；加之大力发展经济建设会使地方政府偏重于对经济发展建设的财政投入，而忽视对医疗卫生领域的财政投入，这就导致医疗卫生领域因缺乏必要的政府财政投入而造成医疗卫生领域的发展水平、服务效率和服务质量整体不高。而从另一个角度来看，医疗卫生领域发展的状况又是反映民生问题的重要环节，医疗卫生领域的发展程度不仅仅是一个地区居民健康和生活质量的直接体现，同时也是一个地区经济发展水平的客观反映。更为重要的是，医疗卫生领域的发展程度同样也是评价和考核一个地区经济增长的长效平台。因此，对政府财政投入医疗卫生领域进行研究分析，不仅能够落实地方政府科学发展观的指导思想，转变传统经济发展的观念，为地方经济增长建立一个长效的增长平台，而且还能够促使地方政府重视医疗卫生领域的发展和建设投入，提高医疗卫生的服务效率和服务水平，改善居民的健康水平和生活质量。

一、研究的内容

本书的主旨在于探讨财政补偿投入与城市公立医疗卫生服务机构的医疗服务效率影响研究。其中，为了更为真实地反映现实问题，以西安市的实际卫生发展状况和现阶段政府财政补偿投入政策为依据，同时立足于国家医疗卫生体制改革这一大背景，理论和现实相结合，以西安市的财政补偿投入与公立医疗卫生服务机构的影响关系为实证分析对象，以期为提高和改进公立医疗卫生服务机构的医疗服务效率提供理论依据和借鉴。本书共分为九章：

第一章为问题导论。主要是对医疗卫生服务问题的提出及所要研究的问题。目的在于使读者能够更好地了解和掌握本书要研究的内容。

第二章为医疗卫生服务的研究回顾。主要是对国内外医疗卫生服务重要文献和学者的研究成果进行梳理和述评，包括对医疗卫生服务机构的改革、卫生筹资与费用控制、财政补偿投入以及医疗卫生机构服务效率、医疗卫生服务机构现状、国内医疗卫生筹资与卫生总费用、国内医疗卫生服务机构效率测评方法等予以回顾。目的在于进一步对探讨和分析研究的问题找寻切入点和重点。

第三章为医疗卫生概念界定。主要是对医疗卫生相关概念进行界定和诠释明晰，包括对医疗卫生概念和城市公立医疗卫生服务机构的定义解释和扩展。目的在于为下一步的研究分析提供基础的理论铺垫。

第四章为财政补偿医疗卫生的理论分析。主要是对政府财政补偿投入医疗卫生作进一步的理论分析，包括对财政卫生支出的理论基础分析、政府对医疗卫生进行财政补偿投入的原因分析、政府应该采取怎样的方式和模式来对医疗卫生服务予以财政补偿投入。

第五章为国外医疗卫生补偿机制的模式与发展分析。主要是对国外医疗卫生补偿机制及医疗卫生补偿的三种模式进行分析，从国外医疗卫生补偿机制的发展趋势提出对我国医疗卫生补偿的相关经验和启示。

第六章为财政补偿医疗卫生的历史沿革。主要从历史沿革的角度展现政府财政补偿投入医疗卫生领域所取得的成就和存在的问题。目的是以在大的历史背景为研究前提，为之后具体分析当下政府财政补偿投入医疗卫生领域做铺垫。

第七章为财政补偿与城市公立医疗卫生服务现状。以西安市的财政补偿投入与城市公立医疗卫生服务的现状为研究切入点，对西安市城市公立医疗卫生服务的供给主体及财政补偿投入进行剖析。其中，西安市城市公立医疗卫生服务的供给主体又包括西安市城市公立医院和西安市城市社区卫生服务机构两部分，分别对这两部分供给主体进行财政补偿投入分析。目的在于反映城市公立医疗卫生服务的真实现状。

第八章为财政补偿对城市公立医疗卫生服务机构效率的影响。本章为实证分析部分。首先，采用DEA数据包络分析法对西安市的卫生数据进行效率测评。其中，包括对西安市城市公立医院和西安市城市社区卫生服务机构的测评分析，并且根据测评的结果分别分析了财政补偿投入对城市公立医院和城市社区卫生服务机构的服务效率影响。其次，根据DEA效率的测算数据对财政补偿投入与城市公立医院和城市社区卫生服务机构之间存在的关联性进行验证。再次，采用OLS回归分析法对财政补偿投入与城市公立医院和城市社区卫生服务机构之间的关联性和影响性进行回归性分析和问题总结。

第九章为结论与建议。通过前述研究对所提出的问题进行总结并提出建议。目的在于根据实证分析得出的主要研究结论提出相应的政策建议，同时还包括研究中的不足之处及进一步的研究展望。

二、研究方法

（一）资料来源

本书所采用的资料来源主要包括：文献资料、常规报表以及样本机构提供的相关资料和数据。文献资料部分主要包括：《陕西统计年鉴》《西安统计年鉴》《陕西卫生统计年鉴》《西安市卫生统计年鉴》以及相关文献材料等。常规报表主要包括从西安市财政局、西安市卫生与计划生育委员会以及西安市各区县财政局、各区县卫生局的常规报表中查阅获取的相关卫生数据。为了保障对选取的样本机构涉及的相关数据进行准确性的分析研究，笔者还专门对选取的样本机构进行实地考察和调研，与相关机构人员、卫生服务人员以及周边居民等进行实地访谈，以考察获得的数据和信息与文献查阅和常规报表获得的信息相比对，剔除虚假和不完整的数据信息，进而保障分析研究数据的真实性和准确性。

（二）研究方法

1. 文献研究

根据分析研究的需要，在全面搜集查阅国内、国外文献过程中，不断对相关内容进行归纳、整理和分析。在此基础上，进一步了解所要研究的问题所在，学习新的研究方式。

2. 比较研究

主要是从横向比较和纵向比较两个方面进行的。通过横向比较分析了政府财政补偿投入分别对城市公立医院和城市社区卫生服务机构产生的不同影响和效果；通过纵向比较来观测财政补偿投入对城市公立医院和城市社区卫生服务机构产生的时效性和发展趋势。

3. 定性和定量分析

本书采用理论分析和实证分析相结合的方式。首先，采用定性分析对城市公立医疗卫生服务机构的相关观点和概念进行界定和诠释。其次，通过采用计量经济学的分析方法来选取模型和构建回归分析，运用定量分析法对相关的卫生数据，运用DEA数据包络分析方法和OLS回归分析方法进行实证检验，据此分析需要研究解决的问题，进而得出分析结论并提出政策建议。

第三节　本书特点

本书最大的特点在于以财政补偿投入对城市公立医疗卫生服务机构的医疗服务效率影响为研究切入点。首先，对医疗卫生的诸多相关概念进行了界定和诠释。其次，对政府财政补偿投入医疗卫生进行了理论分析，为后续的医疗卫生体制改革研究提供理论支撑。再次，对政府财政补偿医疗卫生进行了历史沿革的展示，从中发现问题和反映问题。在这一大背景下，再具体分析西安市城市医疗卫生服务的现状和财政补偿投入。在结合西安市医疗卫生政策与卫生数据，采用实证分析研究方法对需要解决的问题进行分析、研究和总结。最后，根据分析研究的结论得出适宜的政策建议。

本书与之前和现有的研究相比，还有以下几个方面的特点：

第一，在研究观点上。本书探讨了政府财政补偿投入与城市公立医疗卫生服务机构之间的影响关系，发现了政府财政补偿投入与公立医疗卫生服务机构的医疗服务效率之间存在怎样的关系，以及存在怎样的关联性；进一步论证了是否增加政府财政补偿的投入力度就一定能够促使两者之间达到相互协调；政府财政补偿投入是否促进了医疗卫生服务机构提高医疗服务效率；增加政府财政补偿的投入力度是否是造成医疗卫生服务机构医疗服务效率低下的原因。从此观点上进行分析研究的前人并不多，因此本书的分析研究能够对后续医疗卫生体制改革起到一定的启示作用。

第二，在研究理论上。本书假设政府财政补偿投入对城市公立医疗卫生服务机构的医疗服务效率是有影响的，并且这种影响具有决定性因素。假如政府增加对公立医疗卫生服务机构的财政补偿投入，会使公立医疗卫生服务机构的医疗服务效率一定能够提高，并且能够解决“看病难、看病贵以及医疗服务效率低下”的原因，为了验证和论证这种假设性的准确性，本书以西安市的相关卫生数据为实证研究分析资料，研究范围覆盖了城市公立医院和社区卫生服务机构，能够反映西安市城市公立医疗卫生服务机构的医疗服务整体效率及状况，能够验证政府财政补偿投入对城市公立医疗卫生服务机构的医疗服务效率是否具有影响，并且这种影响是否具有决定性因素的假设。

第三，在研究方法上。本书采用了DEA数据包络分析法对城市公立医疗卫生服务机构的供给主体，即公立医院和社区卫生服务机构分别进行医疗服务效率的测算，并且使用OLS回归分析法在控制其他能够影响医疗服务效率变量的情况下，观测财政补偿投入对公立医疗卫生服务机构医疗服务效率的影响关系。同时，作为稳健性研究，本书还依据现有的指标和测算数据，采用产出变量与投入变量分别相除得到单位投入下的每个产出效率水平，以此来作为对公立医疗卫生服务机构产出效率的另一种衡量，并使用这些指标分别对财政补偿和其他控制变量进行回归分析，进而验证上述分析结果的准确性。

第二章　医疗卫生服务研究回顾

第一节　医疗卫生服务的国外研究

一、国外医疗卫生服务机构的改革

国外医疗卫生服务机构的改革最早始于20世纪初，自新西兰和英国分别在1947年和1948年先后将原先的医疗卫生体制改为国民卫生服务体系后，便开始向全国民众提供广泛的免费医疗保险服务。这一改革做法不仅得到了广大民众的支持，获得了一致的好评，更是对当时的市场失灵问题做出的及时反应，产生了积极的影响效果并且促使其他国家也竞相效仿，建立了以国家税收为基础的公立性的国民卫生服务体系，进而开始提供免费的医疗卫生服务。英国经济学家普里克和汉丁·帕瑞克在2013年发表的关于《国民卫生服务调查研究》的文章中认为，到20世纪70年代，改革后的公立国民卫生服务体系，不论是在建立上还是发展上均已达到顶峰。公立的国民卫生服务体系在建立和发展上，不仅提高了当时医疗卫生服务的公平性和可及性，同时还保障了医疗卫生服务的效率，提高并且增进了当时广大民众的健康水平。

瑞典学者杰克·瑞博在2014年的《公立卫生服务是否有利于大众健康》

一文中却认为，虽然公立的国民卫生服务体系在当时起到了积极的作用，但公立的国民卫生服务体系特别是它的供给主体公立医院，却存在着同其他公共部门一样的弊端，诸如资源浪费、信息不对称以及医疗服务效率低下等问题。因此，在20世纪80年代后期，对公立的国民卫生服务体系将如何发展以及怎样进行改革，一直是国外医疗卫生领域讨论的重点。归纳其主要的发展趋势和改革方向，主要有以下几种观点：

第一种观点，是由英国学者麦丽丝在2010年提出的通过对医疗卫生服务体系引入企业现代化的管理方式来增强国民卫生服务的内在化管理，通过改变和增加内在的管理项目和流程来提高作为国民卫生服务供给主体的服务绩效。同时，麦丽丝还认为，作为国民卫生服务供给主体的公立医院所提供的医疗卫生服务，与公共生产一样具有公共性和企业性，但不同点却在于公立医院提供的医疗卫生服务公共性和公益性更强一些。假如能够像企业生产一样将企业化管理的方式引入医疗卫生服务的供给主体公立医院，那么对医疗卫生服务的效率将会明显提升。

美国学者安迪·艾顿在2011年发表的文章中却认为，如果将医疗卫生服务行业按照企业化管理方式进行管理，那么公立医院提供的医疗卫生服务虽然会像企业提供生产那样产生一定的绩效，但问题就在于这样就会使公立医院提供的医疗卫生服务更加偏向逐利行为，以利益的多少作为提供医疗卫生服务的主要目标，从而失去公立医院提供公益性服务的性质。

第二种观点，是由德国经济学家艾伦·柯乐德博士在2014年发表的《国民公共卫生属性的归属》一文中提出的，在保持国民卫生服务公共筹资体制以及公有制性质不变的前提下，对医疗卫生服务供给主体引入适度的自主治理权来增加供给主体间的相互竞争，以此来提高医疗卫生服务的质量与效率。艾伦·柯乐德认为，医疗卫生服务并非是标准化的产品，医疗卫生服务属于一种高度专业化的技术服务，对于这种特殊服务其本身不仅受服务内容和服务模式的限制，同时还受外部环境不断变化的影响。这就要求提供医疗卫生服务的机构及其人员在这种特性下要具有一定的自主治理权，以此来应对外部环境的变化，并且随着变化及时做出决策调整和服务改变。但是，假如医疗卫生服务缺乏一定的自主治理权，那么就很难在激励的变化中实现既要合理又具有效率的管理和服务。

对于艾伦·柯乐德的观点，英国学者苏·德伦在2014年的论文中认为，艾伦·柯乐德提出的该观点有一定的正确性和可实施性，但关键在于对提供医疗卫生服务供给的管理者是否具有足够的能力胜任更大的自主管理权，以及能否在外部环境的变化过程中做出正确的判断和决策。假如管理者具有这种管理能力，能够胜任自主治理管理，那么对医疗卫生服务的供给主体引入适度的自主治理权，就能够提高医疗卫生服务的质量与效率；假如管理者不能够在外部环境变化的过程中做出正确的判断和决策，而且没有足够的能力胜任更大的自主管理权，那么对医疗卫生服务的供给主体引入适度的自主治理权就不是一个明智的选择，只会使问题更加严重。

第三种观点，是由芬兰学者马修·柴达尔在其2015年的著作《卫生市场与公共服务》中提出的。他们认为政府应该从医疗卫生服务领域退出，将医疗卫生服务完全交由市场来指导，并且通过产权转移和私有化，使医疗卫生服务的供给主体公立医院转制为营利性与非营利性机构，使之完全脱离科层官僚体系的控制和公共规则，利用经济诱导效应来提高和改善医疗卫生服务的效率。但是，尽管马修·柴达尔提出的产权转移和私有化方案是一种可选择的方案，但采用的国家却很少。究其原因主要还在于，首先，这样的做法违背了政府为人民提供公共服务的初衷，使政府无法履行其应尽的职责和义务。其次，虽然政府对医疗卫生服务领域的介入会产生一定的影响。但从经济学角度来看，市场失灵和公平性才是政府必须介入医疗卫生服务领域最直接的原因。因为完全市场化下的医疗卫生服务领域将面临市场的全面失灵，进而会导致医疗卫生服务领域彻底失去管制。

第四种观点，是由美国经济学家格莱瑞德博士在2015年发表的著作《全民参与下的卫生服务》中提出的，对医疗卫生服务应该采取公众参与制，以设立委员会制的方式鼓励公民和社区民众共同参与医疗卫生服务的政策意见及制定，进而协调不同利益相关者之间的利益诉求和利益实现，最终形成统一的医疗卫生服务目标和服务内容。格莱瑞德认为，对医疗卫生服务采取公众参与制的方式，不仅是一种对公民民主权利的实施，同时也是公民参与公共治理，通过诉求来反映服务需求最直接的表述途径。公众参与医疗卫生服务的制定能够有效地提高医疗卫生服务的针对性和服务的质量及水平，同时还能够对医疗卫生服务中的行为进行有效的规制和监管，减少权职的滥用现象。但格莱瑞德同时还提出，要实现这种公众参与医疗卫生服务的制度方式就必须考虑并且处理好政府与社会、中央与地方间的关系，假如这种上级和下级、中央和地方的关系处理不好就容易造成政策不稳定、层级关系无法协调以及政府与社会矛盾对立的严重问题。

从上述国外医疗卫生服务机构的改革思路来看，由于各国所处的环境不同，其改革考虑的思路与方式也有所不同，进而所要解决的问题也有所差异。但是从改革的本质上看，虽然各国学者对医疗卫生服务改革的方式和思路有差异，但都是将医疗卫生服务置于公共生产的位置进行思考建议，目的还是将政府是否应该介入医疗卫生领域，以及怎样提高医疗卫生领域的服务效率作为思考和改革的重点。

二、国外卫生筹资机制与卫生费用控制

卫生筹资机制对医疗成本和健康产出有着重要的影响。国外对卫生筹资的研究主要是基于确保医疗卫生服务的公平性与可及性，保护民众不会因为遭受疾病的痛苦而陷入无钱救治的困境，避免因为医疗费用过高而导致返贫的现象产生。而卫生总费用一般是指一国或地区的卫生领域，在一定时期内开展卫生服务所筹集的卫生资源。国外学者对卫生费用的研究通常是从卫生资金的来源和使用上进行研究和评价的。从资金来源上看，卫生总费用能够反映卫生领域在一定时期内从全社会筹集的资金总额。从资金的使用上看，卫生总费用反映的是卫生领域在一定时期内开展卫生服务所支付的资金总额或全体居民得到各种卫生服务所花费的资金总额①。可见，世界各国都将卫生筹资作为卫生事业的头等大事，不断地进行改革和完善，以期提高卫生筹资的公平性和可及性。

当前从世界各国的卫生筹资机制来看，主要包括以下几种典型的筹资机制。

---

① 饶克勤. 国际医疗卫生体制改革与中国[M]. 北京：中国协和医科大学出版社，2007.

（一）政府通过税收来进行卫生筹资

这种筹资方式以英国、丹麦、加拿大、新西兰等国家为主，这些国家70%以上的卫生费用是通过国家或地方的税收来对卫生资金进行筹资。这些国家或地区通过立法确定卫生筹资的税种，对不同职业和不同收入的人群进行不同的比例纳税，将征收的税费作为医疗卫生服务支出的主要来源。加拿大卫生经济学者菲兰德尔在其著作《社会健康与保险》一书中提出，由于社会健康保险和自愿保险存在一定技术和管理上的问题，许多低收入的国家相比较高收入的国家更加依赖于政府税收作为卫生筹资的主要来源。因为对于低收入水平的国家而言，税收比例的高低意味着对医疗卫生服务支出能力的强弱，一些低收入的国家例如巴西政府，专门设定了指定的税种专门用于卫生领域的筹资，以此来保障本国医疗卫生服务的正常供给。

（二）通过社会健康保险来对卫生筹资

这种方式以德国、荷兰和法国等国家为主，这些国家65%以上的卫生费用是通过国家或社会健康保险来筹集。在这些以社会健康保险为主的卫生筹资国家中，政府税收只占其中很小的一部分。例如，在德国的卫生总费用中，首先，政府税收用于卫生筹资的费用只占总费用的8.2%，而社会法定的医疗保险税却占卫生筹资总费用的70%；其次，自愿医疗保险费和消费者自行付费各占卫生筹资总费用的7.1%和6.9%。又如，荷兰政府税收用于卫生筹资的费用只占总费用的5.3%，而社会法定医疗保险税却占卫生筹资总费用的65%，自愿医疗保险费和消费者自行付费各占卫生筹资总费用的17.5%和9%。德国学者史麦斯在对健康保险的研究中认为，采用社会健康保险进行卫生筹资的国家，其社会健康保险税多半都是强制性的，符合条件的每个公民都必须参与并且缴纳相应的保险税，但是缴纳的保险税是根据收入的比例进行征收的。社会保险税是通过法定的社会契约规定好的，保险税的征收只与公民的收入有关，而与公民所拥有的财富和储蓄并不相关，要想对金额或是收益进行修改就必须通过司法程序批准才能够进行。

（三）通过自愿健康保险来对卫生筹资

美国是实行自愿健康保险最典型的国家。Medicare是美国社会健康保险中最主要的组成部分，主要分为医院保险和补充医疗保险资金两部分。其中医院保险来源于老年救助计划的社会保障健康保险税，一般存放在Medicare的医院信托基金中，其筹资水平相当于个人总收入的2.9%。补充医疗保险资金的来源主要是通过税收筹集，其中25%来自受益人的保险金。美国研究者凯瑞德在对美国社会健康保险的研究中认为，自愿健康保险的优点在于，民众可以自主选择最适合自己的保险服务以实现自身利益的最大化，但自愿健康保险存在的一个最大问题就是民众同样存在负向选择。也就是说，不健康的人比健康的人更愿意购买保险服务，其原因是因为保险金额是以单身和家庭这两大群体为基础计算的。就单身群体保险而言，保险金额是依据购买的危险性来确定的，危险性越高，支付的保险金额就越高；反之，危险性越低，支付的保险金额就越低。就群体保险而言，保险金额是按照群体的平均年龄、性别、环境和健康等状况综合进行评估计算的，具有明显的从低危人群向高危人群收入转移的特点，例如从年轻工人向老年工人转移的特点。

（四）通过集体医疗筹资来对卫生筹资

集体医疗筹资最成功的典范是印度尼西亚的Dana Shat系统、泰国的健康卡片系统以及中国的合作医疗体系。印度尼西亚学者瑟兹卡璐德在对本国的集体医疗筹资研究中认为，集体医疗筹资的基础在于集体合作、自我信任和预付三个原则。集体医疗筹资不同于保险筹资，集体筹资是将基本医疗卫生的提供和筹资结合在一起，集体中的成员要想获得一定的基本收益和保障，就必须向集体组织交纳一定的资金作为预先支付的交换；集体组织会在其成员需要服务的时候及时提供基本的医疗卫生服务和预防性服务，并且还会对一些住院的病人提供一定的金融保护。

印尼健康学博士瑟兹卡璐德认为，集体医疗筹资的优点就在于能够及时保障低收入群体以及没有固定组织的人群及时参加医疗筹资，通过一定的投保形式来获得对疾病风险的分担，使低收入和无组织的这类人群最大限度地获得医疗卫生服务的可及性。但集体医疗筹资的主要问题乃在于集体医疗筹资的水平相对较低，除非政府部门能够提供一定程度的资金补偿，不然很难确定所有公民都能够享受到基本的医疗卫生保障。因此，新加坡学者波卡德在其论文《集体医疗筹资是否有助于公平》一文中认为，集体医疗筹资只能作为卫生筹资的一种补充形式，而不能作为卫生筹资的主要方式。政府可以通过加强和改进集体筹资来防止医疗费用增长对低收入人群带来的医疗保障风险，并且可以通过购买更多的保险来加大对风险的分担。

三、国外医疗卫生服务机构的效率

国外学者对医疗卫生服务机构的医疗服务效率评价和分析主要集中在考察医疗卫生服务机构所提供的卫生服务能否有效地改善医疗卫生服务的可及性、服务的质量和水平，能否提高民众整体的健康水平以及对医疗卫生服务的满意程度上。美国经济学家梅瑞文博士和赛瑟尔博士在合著的《美国大众的整体健康与服务》一文中提出，医疗卫生服务效率的低下会造成群体的整体健康状况低下，尤其是对弱势群体来说，医疗卫生服务效率的低下所造成的影响更加严重，不仅会使弱势群体的健康权益无法得到保障，还会对整个国民经济的发展产生负面的影响。美国卫生学者德古·帕德乌在研究美国民众的健康问题中曾认为，对人民健康福利负责是每一个政府管理者应具备的最根本的职责，人民的健康始终是一个国家发展最基本的保障。因此，对于每一个国家和管理者而言，必须持久地、永久地对人民的健康负责。而提高人民健康最根本的就是通过改革和完善卫生服务的机构数量、服务质量以及服务态度和高效的产出方法来改善医疗卫生服务的整体效率；同时，提高医疗卫生服务的公平可及性，使弱势群体能够获得最基本的医疗卫生服务，缩小弱势群体在健康权益方面与大众的差距。

法国卫生学者艾利斯贝尔、迈克·盖如特、安纳达尔在合著的《卫生资源如何高效利用和配置》一书中认为，要提高医疗卫生服务的整体效率，首先要做的就是改进卫生资源的配置，有效和均等地为卫生服务进行融资；将卫生服务资源配置的重点从特殊服务和高端服务向预防服务和大众服务转变；将卫生服务资源的配置对象，从大型医院和综合医院向社区卫生机构和专科医疗机构转变，鼓励人民群众采取和获得健康的基本权益和健康的生活方式。其次，还要有效地做到对卫生服务的融资，对所融资的卫生资金要做到均等地比例分配和使用，提高卫生服务系统对各类人群的服务需求反应度，增加群众对卫生服务的满意度，以高效率的卫生服务方式带动卫生服务的发展。

美国耶鲁大学在2014年曾委托专业医疗卫生机构组织做过一项名为“全民卫生服务满意度评价”的课题，其中作为子课题的“如何提高对医疗卫生服务效率”的子研究课题专项对美国、秘鲁和英国等国家的医疗卫生效率进行研究，得出结论显示，要想更好地利用有限的卫生资源来提高医疗卫生服务的效率，使更多的人群能够享受医疗卫生服务的待遇，假如只是一味地按照其他国家的医疗卫生体制进行改革，亦或是以扩大医疗保健覆盖面这种单一的方式来提高医疗卫生服务效率，这些方式不可行甚至是低效的。因此，要提高医疗卫生服务的效率，就必须依据本国的卫生环境，加之政治、经济和文化等综合因素来对医疗卫生服务体系进行改革和完善，将各类改革方式做到统一性和规划性，形成由卫生服务需求带动卫生服务供给的体制，这样才能真正有效地改变以往低效率的服务，从本质上提高卫生服务的整体效率。

这项课题的负责人美国卫生经济学家威霍艾伟德教授以及他的博士王璐在对美国的卫生服务效率研究中发现，美国提高医疗卫生服务效率的核心点就在于利用市场机制来达到资源的有效配置，在扩大医疗卫生保险覆盖率的同时，减少其他卫生服务的管理程序（包括精简医疗保险体系和医疗援助体系的官僚机构），进而大幅降低卫生服务的成本。另外，建立符合一定标准和要求的数据网络体系来提高医疗卫生服务效率的监察。秘鲁学者Dr. Bidani 和 Dr. Deolalikar 在对秘鲁的卫生服务效率研究中发现，通过改善和变革卫生管理机构，以及按照卫生需要方进行卫生服务设置，会使医疗卫生服务效率显著提高。英国经济学家威廉斯和他的搭档麦谢尔在对英国的卫生服务效率研究中发现，英国医疗卫生服务效率低下的主要原因是，各医院之间对卫生服务过度竞争导致医院之间高精设备的竞争，致使相同的医疗设备不断地重复购置，这不仅浪费了卫生资源，还使国家卫生服务的基本原则得到破坏，在降低卫生服务效率的同时还增长了追求利润的市场风气。对此，英国就国家卫生服务体制进行了结构性改革，以机构间的合作和协调代替了原来内部市场之间的竞争；同时，撤销了原有的地方卫生局，将医院转换为自主管理的国家卫生服务托管机构，提高管理的集中度，以如何提高卫生服务效率为主要目标。

尽管各国在如何提高本国的医疗卫生服务效率的实践中都做了不少改革，使民众的健康水平得到了改善和提高，但瑞典学者 Barmum、Kutzin 和 Saxenian 认为，医疗卫生服务的效率还受医疗卫生服务公平性的影响。Kutzin 认为，效率就是产生效果的程度，实质就是投入与产出的比较，效率高就意味着投入少，产出高；效率低则意味着投入多，产出少。所以，医疗卫生服务的效率高低表现为医疗卫生资源如何合理配置和有效使用的过程和结果，只有实现卫生资源的合理配置和有效使用，利用市场机制完成医疗卫生服务的有效配置，就能实现医疗卫生服务的高效率。但是，Saxenian 的研究观点却认为，虽然利用市场机制可以提高卫生服务的效率，促进卫生资源得到合理的配置。但是，卫生服务的资源分配更多地是属于社会伦理范畴的，而并不完全是理性的，实现一定意义的公平性是市场机制所无能为力的。因此，绝对意义上的公平是以降低效率为代价的，即公平性在一定程度上会影响医疗卫生服务的效率，任何不公平的途径所产生出的效率都将是低下的，同样没有效率的公平也只能是低水平的公平。

瑞典学者 Gauteng 和 Gilson 对于此问题认为，要想解决医疗卫生服务效率与公平的问题，首先，要制定具有保障性的卫生服务制度。因为只有明确的制度才能够确保卫生服务的提供方式和执行机制，虽然不能完全达到公平与效率的平衡，但能够最大限度地提高公平与效率的整体水平。其次，强化卫生资源配置中的政府作用。市场机制虽然有效但还是存在市场失灵的风险，这时就需要政府及时地适当调节，对卫生资源的布局、规模以及结构做到合理配置，最大程度地达到卫生资源配置的公平可及性。同时，依据市场主导和实际的需求，在卫生领域将医疗卫生服务划分为三类提供：第一类为政府主导，并且由政府提供投入的卫生服务，如公共卫生服务等；第二类为政府投入，由市场提供的卫生服务；第三类为完全由市场提供、社会投入的卫生服务。这样，通过不同的配置和不同的服务方式使卫生服务达到公平和效率的有效实现。

第二节　医疗卫生服务的国内研究

一、国内医疗卫生服务机构现状

医疗卫生服务机构是保障和实现全体公民享受基本医疗卫生服务的重要载体，也是维护基本医疗卫生公平和人人可及的重要保障。近年来，随着医疗卫生体系改革的不断深入，越来越多的学者开始对国内的医疗卫生服务机构进行研究，研究点集中在对公立医院和基层社区卫生服务机构这两个层面。

樊冬玲(2012)在研究新医改形式下的公立医院时提出，虽然公立医院在医疗卫生体制改革下取得了一些成就，例如建立了公益性管理体制以及竞争性人事制度和激励性分配制度；在药品供给上实施了统一采购并且建立了新型的医疗方式；在服务和经营理念上改变了以往的价值观，逐步回归了公益性服务；但是，新医改后的公立医院仍然存在着诸多问题：首先，政府在管理职能上还模糊不清。政府作为公立医院的兴办者，既有管辖权又有管理权、既"管"又"办"的管理形式严重干预了医院的协调机制，造成了医院在管理上的无序和混乱，导致医疗服务效率低下；其次，公立医院还存在产权不清的问题和公立医院内部管理方式落后、医疗风险意识淡薄等问题。

张静、王盛名(2013)从研究政府在医疗卫生服务机构中的作用角度提出，政府对医疗卫生服务机构的财政补偿机制和补偿办法还未完全落实；虽然政府对药品统一招标、采购和配送，实现了药品零差价销售，但是假如缺失对医疗卫生服务机构的监管，难免财政补偿缺失或是财政补偿不到位，医疗卫生服务机构的医疗服务效率依旧处于低下的服务水平。张静认为，财政补偿结构的不合理主要表现在大城市，大医院的卫生资源要明显高于农村城镇和小医院的卫生资源，城市的财政卫生支出费用一直高于农村的卫生支出费用。同样，在财政补偿的标准上，对公立医疗卫生机构的政府财政补偿并未结合经济发展的水平、人口环境状况以及地方生活习惯等外界因素，进而导致对公立医疗卫生服务机构的财政补偿缺乏科学合理的资金支付标准和支付方式;加之政府缺失对财政补偿资金的监管,在财政补偿资金的使用效率与生产效益之间未形成科学合理的评价方法,导致政府虽然对医疗卫生服务机构不断地进行财政补偿,但仍然无法提高医疗卫生服务的效率。

赵清、刘洋(2012)从公平性的角度对医疗卫生服务机构进行研究,提出我国的医疗卫生服务机构在公平性上还存在较大的差异,主要表现在政府对医疗卫生公共政策的制定上缺失公平性,包括在政策的整体规划和布局上缺乏公平性,严重影响了医疗卫生服务市场的公平竞争。刘洋认为,医疗卫生服务的性质决定了其具有很强的公益性。因此,政府在对医疗卫生政策的制定上就必须采取适度公平的分配原则,政策的制定应该以如何维护弱势群体的利益为根本的出发点,这对维护社会的稳定发展具有重要作用。但是,当前我国政府在制定卫生政策时,尤其是在对公立医疗卫生机构的政策制定上,往往是以经济发展为参照目标,而忽略了公益性的服务特征,进而导致公立医疗卫生机构盲目以追求经济利益为主要目标,将卫生资源的投入重点倾向于能够带来直观经济效益的大型公立医疗卫生机构上,忽略了对基层医疗卫生服务系统的建设。但大型公立医疗卫生机构的卫生资源毕竟是有限的且不能满足所有公民,尤其是低收入群体和弱势群体这样的医疗卫生服务需求方,这就导致了公立医疗卫生机构在公平可及性和服务效率问题上的双重降低。

罗中勤、苏文泽、张凤文(2013)从市场化的角度对医疗卫生服务机构进行研究,认为市场竞争虽然可以提高医疗卫生服务的效率,但同时也会使医疗卫生服务供给出现结构性失调。其主要原因在于:首先,医疗卫生服务市场存在垄断现象,尤其是公立性医院的垄断。其次,过度的市场化还会使医疗卫生服务的供给主体之间存在难以协调的困难,尤其表现在公立医院与社区卫生服务机构之间,不仅在卫生制度的制定上存在差异,还在相互的协调上存在竞争。同样,市场化还会造成市场供给主体间的利益竞争,致使区域间的医疗卫生服务供给因相互竞争和比较而造成医疗服务效率低下。

康佳横、张益华(2014)从非公立非营利组织对医疗卫生服务机构的影响角度提出,当今的医疗卫生服务机构中非营利组织同样发挥着重要作用。公立医院和基层社区卫生服务机构在某种程度上会获得一定的政府财政补偿，而非公立非营利性的医疗卫生服务机构往往没有任何财政补偿。但是，这种非公立非营利性的医疗卫生服务机构却是整个医疗卫生服务市场中不可缺少的一部分，同样为卫生服务的需求者提供一定的卫生服务供给。但当前，它们面临着诸多困难，例如，民办的非营利组织，资金来源多数是自筹、个人或企业捐赠而来，这些捐赠缺少长期性和稳定性，进而造成资金来源的不稳定性，而资金来源不稳定势必会造成对医疗服务供给的不稳定性；又如，非营利组织在监管上还缺乏相关的制度约束，对于资金的来源缺少规范的审计，容易在资金的管理上产生漏洞，出现诸如慈善腐败或是私自挪用捐赠资金等现象。

张琍、王文宏(2013)在对医疗卫生服务机构的治理研究中发现，对医疗卫生服务机构的治理可以分为内部治理和外部治理。内部治理是指对医疗卫生服务机构的内部进行程序控制和制度安排，以有效的管理方式来促使卫生服务机构从内部进行有效的变革。外部治理是指在竞争激烈的外部环境下使医疗卫生服务机构能够依照外部环境和形势做出及时的服务变更和调整，以适应竞争的市场机制。但是，当前我国的医疗卫生服务机构在治理中，不论是内部治理还是外部治理都存在严重的问题。具体表现在：一方面在对内部治理机制进行建设和完善的同时，往往会忽略外部治理的重要性，以至于没有同外部治理相联系达到有效的结合；另一方面，在外部治理的同时也忽略了外部环境还存在一定的竞争性，导致医疗卫生服务机构之间往往因为利益得失而产生激烈的竞争。

二、国内医疗卫生筹资与卫生总费用

医疗卫生筹资的方式不仅是关乎如何向卫生服务系统提供资金保障的问题，更重要的是解决如何通过对卫生资金的激励和约束来影响卫生服务供方的行为和利益机制，从而促使卫生服务的供给方能够高效地提供具有成本效益的卫生服务。

邱鸿钟(2014)对卫生资金和卫生费用的研究认为，虽然卫生资金和卫生费用都是向卫生服务提供资金保障的货币表现，但卫生资金是指在一定时期内卫生领域所占用的社会劳动，表现为货币的存量；而卫生费用则是指在一定时期内消耗的社会劳动，表现为货币的流量。资金在卫生领域的流入与流出共同形成了卫生资金的循环，从时间序列上经历了资金的筹集、分配、使用与补偿这样一个连续不断的循环过程。因此，卫生筹资作为卫生资金循环的第一环节，不仅体现的是公平有效的卫生服务，更是推动医疗卫生服务改革和服务模式最重要的突破口。科学合理的卫生筹资系统会有效地降低卫生费用在宏观和微观上的负担，同时还会提高医疗卫生服务的整体效率和服务质量，促进整个卫生服务系统的健康发展。

刘明霞(2015)对医疗卫生筹资的研究发现，从20世纪80年代以来，我国的医疗卫生筹资随着经济的发展和社会文化的进步发生了巨大的变化。在筹资模式上，由原先的集中筹资模式变为现在的多元化筹资模式，在筹资形式上也由原先的政府筹资为主的单一形式发展为现在的多元化筹资形式。王晨坤(2013)对卫生筹资的研究也认为，虽然多元化的筹资形式提高了我国的卫生资金比例，但是随着社会主义市场经济的建立和社会卫生服务供给需求矛盾的突出，我国卫生资金的缺口依然比较大。因此，适当地增加个人对医疗卫生费用的负担比例，不仅能够起到卫生筹资多元化的形式，同时还能够控制个人在卫生经费使用上的浪费行为。因此，虽然我国的卫生筹资形式随着经济和社会的发展不断地变化，但就现阶段而言，我国的卫生筹资主要还是来自以下四个方面：

一是政府的卫生资金投入。张天慧(2013)提出，我国政府在卫生资金上的投入主要是中央政府和地方政府对公共卫生事业和医疗卫生保健的支出，其中包括对各级卫生服务机构的经费补偿、专项拨款、卫生事业建设以及医疗保健经费等。政府通过财政拨款的形式对卫生总费用进行筹资，主要目的还是为了干预和控制医疗卫生领域存在的市场失灵。因为卫生服务市场的特殊性使得市场机制无法有效地实现卫生总费用的筹集和合理配置，因此无法满足社会所要求的公平和效率。政府以财政投入的方式进行卫生筹资就是为了解决市场机制无法满足的特殊卫生服务需求，例如：对贫困居民提供免费的医疗救治救助和费用补偿，或是对某些公共卫生提供预防和特殊补偿等，进而使得社会全体居民都能够享受到基本的医疗卫生服务。

二是来自社会的筹资。王亚君(2014)对卫生总费用筹资的研究中认为，社会对卫生总费用的筹资是卫生筹资多元化的重要体现之一。目前，我国的社会筹资主要来自三部分：(1)国有企业、集体经济单位以及合营企业等经济单位提供的卫生资金投入，主要用于医院、门诊和养老院等卫生服务机构的设施建设和企业对职工实行的劳保医疗以及统筹医疗等费用。(2)国家机关和事业单位负担的职工公费医疗经费的超出部分、职工家属的统筹医疗基金以及非卫生部门行政事业单位兴办的门诊维持经费。(3)乡镇的卫生投入，包括乡镇企业职工的统筹基金和医疗保健费用，乡镇集体经济资助的合作医疗基金和提留基金中用于卫生服务的支出资金。

三是来自个人付费的筹资。张举鹏(2014)认为，在国家财政力量有限、政府不能全部承担所有医疗卫生筹资经费的情况下，个人付费不仅可以缓解医疗卫生资金紧张的局面，还可以增加卫生费用使用者的费用意识，抑制不合理的医疗资金浪费，提高卫生资金使用和配置的效率。目前我国用于个人付费筹资的资金包括未享受医疗保健待遇的居民中个人支付的医疗费用，以及参加合作医疗、统筹医疗和各种医疗保险的居民所缴纳的合作医疗基金、统筹医疗基金和医疗保险金或预付金。随着我国医疗制度的改革和不断深化，个人卫生筹资的多元化形式还将逐步增加。

四是来自保险机构的健康保险资金。汪洋(2014)指出，保险机构以健康保险的方式和途径，向企业或个人筹集资金以解决投保人或者保险人的医疗保险费用筹资。健康保险一般分为政府雇员医疗卫生保险、企业职工医疗保险以及社会商业医疗保险三种形式。汪洋认为，以保险机构提供健康保险作为卫生筹资的方式，一方面会使居民的疾病风险分散化，个人或家庭不会因为疾病而造成大的风险损失；另一方面，这种方式也是卫生筹资形式多样化的重要表现，是一种全社会共同参与的卫生筹集行为，同时也是卫生资金投入的重要来源之一。

虽然多元化的卫生筹资形式对我国的卫生资金起到了一定的积极作用，但戴明洲(2013)认为：

首先，我国的人均卫生费用虽然不高，但占同期国内生产总值的比例却增长较快。同时，卫生总费用的增长速度也远远高于同期国内生产总值的增长速度。从卫生保健的功能上看，卫生总费用中的医疗费用、妇幼保健费用、公共卫生防治防疫费用以及医疗卫生机构固定资产和其他卫生服务费用在卫生总费用中的比例是相对合理的，显示了中央和地方建立完善的卫生服务系统的客观要求。但是，我国的卫生总费用还存在缺乏统一规划、分布不均等严重问题，造成一些地区对卫生资源的重复投入甚至是空白投入，尤其在一些预防性领域的卫生资金投入上出现明显的失衡，对公共卫生的预防性投入明显不足，进而造成卫生服务效率低下和卫生资源浪费严重的问题。

其次，不同的人群对医疗费用的消耗也存在明显的差异，疾病谱的改变更是消耗了大量的医疗卫生资源。加之我国现行的医疗保障制度尚未完善，城乡之间不同的人群所享受的医疗保障也相差过大，因而消耗的医疗费用也存在明显的差异。享受公费医疗和高收入的群体能够接受到较高较好的卫生服务需求，因而卫生费用可以得到充分的利用；而对于没有医疗保障的人群或是自费医疗及低收入家庭、农村贫困家庭而言，他们的卫生服务需求普遍不能达到满足甚至严重缺乏。近年来出现的新传染病以及各种慢性疾病已经成为消耗卫生资源的重要部分。

再次，卫生总费用在城乡间的差距十分明显，基层医院和大医院的卫生资源配置相差过大。长期以来，我国的卫生总费用主要集中在城市，虽然农村居民的人均卫生费用增长幅度要快于城镇居民，但农村居民的人均费用水平却依然明显低于城镇居民。在卫生资源的配置上，大医院的卫生资源配置要明显高于基层医疗卫生机构的卫生资源配置，社区卫生服务机构和基层医院往往在配置上与大医院的医疗卫生资源配置相差过大，致使社会群众在观念上对基层医疗卫生机构产生不信任和怀疑感，造成社区卫生服务机构和基层医院的医疗资源闲置和病源不足的现象，导致卫生资源的大量浪费。

三、国内医疗卫生服务机构的效率

当前，不论是在国际上还是在国内对医疗卫生服务机构的效率研究都已经有诸多成熟的分析方法。其中最为常用且具有代表性的方法是：数据包络分析法（DEA 分析法）、随机前沿分析法（SFA 分析法）、秩和比分析法

(RSR分析法)、TOPSIS法、综合评价指数法等。

(一) 数据包络分析法

数据包络分析法(Date Envelopment Aanlysis, DEA)是近年来对效率进行综合评价最为常用的分析方法。它是由美国运筹学家Charnes、Rhodes、Cooper共同创立的,主要是对医疗卫生服务机构的资源配置和服务产出进行分析。DEA对生产前沿面的非参数进行估计,将医疗卫生服务机构的投入与产出通过数据建立起线性规划模型,以此来测算有效的生产前沿面,进而对医疗卫生服务机构的效率进行有效评价。常用的模型包括C^2R模型和C^2GS^2模型两种。C^2R模型主要用于测算不同医疗卫生服务机构间的技术有效和规模有效是否同时存在;C^2GS^2模型则主要用于测算不同医疗卫生服务机构在现有规模下的技术有效性,通过对技术有效性的测定来判断医疗卫生服务机构是否存在效率有效性。在国外,Sherman是第一个将DEA应用于卫生领域进行研究的,对医疗卫生服务机构的多产出变量进行测算并且对效率进行了评价。Dr. Magnusen通过DEA对13家医疗卫生服务机构的数据进行分析,发现影响医疗卫生服务机构的医疗服务效率得分的最主要的因素来自对医疗卫生服务机构产出指标的选取,产出指标选取的高低直接会影响被评价医疗卫生服务机构的医疗服务效率的得分,这对评价医疗卫生服务机构是否有效有着重要的影响。Dr. Ozcan选取了美国东西部地区3 000家城区医疗卫生服务机构,通过DEA研究发现,政府举办的医疗卫生服务机构的医疗服务效率要明显高于营利性医疗卫生服务机构的医疗服务效率,并且医疗卫生服务机构的规模也与效率的高低具有明显的关系,规模越大则效率越高,规模越小则效率越低。Dr. Ersoy对国内573家综合医院运用DEA进行了效率的测算研究,发现医院的规模收益与医院的效率具有正相关的联系性。假如医院的效率能够达到完全有效,那么每年的规模收益将能够使卫生资源的配置达到更加合理有效。Dr. Tambour通过对国内26个政府性质的医疗卫生服务机构进行医疗服务效率测算研究,发现基于市场环境下的卫生资源配置所产生的效率,要明显高于政府规制下的资源配置效率。这一研究结果显示,对卫生资源配置的分配要考虑到市场环境因素的影响,不能一味地依靠政府规制和政策执行来对效率进行评价。

在国内,学者魏权龄早在1987年首次将DEA引入国内的卫生研究领域,以一种新的非参数测算方法对国内医疗卫生服务机构进行医疗服务效率测算和评价。陈志兴在1994年应用DEA对上海的10所综合性医院进行了效率测评,得出不同的指标评价和数据能够对医院的医疗服务效率评价造成相异的结果。因此,要达到公正合理的效率评价就必须对效率评价指标的选取和数据的收集做到公正、精准。刘艳红、张明富和张小燕分别在2008年采用DEA,对全国68家公立性综合医院进行了医疗卫生服务测评,研究得出全国的医疗卫生服务效率存在“东高西低,城镇高、农村低”的态势。东部沿海地区由于经济发达、卫生资源配置高,因此医疗卫生服务的效率要明显高于西部经济欠发达地区以及卫生资源配置低的地区。崔铁鹤(2010)通过DEA对西北地区的59家综合性公立医院的医疗服务效率进行测评;王铁强(2010)也引用DEA对黑龙江的三级医院进行了效率的综合测评;何钦成(2011)应用DEA对沈阳市11家医院,通过多指标测评的方式综合分析其医疗服务效率的得分是否有效。刘文华(2013)基于7个卫生测算指标,运用DEA对北京市的三甲综合医院进行了运营效率的测评,分析了不同指标对科室效率的影响关系。王薇(2015)运用DEA对成都市城区医疗卫生社区进行了医疗服务效率综合测评。由此可见,用DEA评价医疗卫生机构的医疗服务效率,其应用程度不仅已经非常广泛,而且得出的分析结果同样具有较强的实用性,并且在测评方法上还具有一定的优越性。

(二)随机前沿分析法

随机前沿分析法(Stochastic Frontier Analysis, SFA)是和DEA一同发展起来对效率进行评价的研究方法。SFA主要是运用随机前沿面的成本和产出函数,对医疗卫生服务机构的医疗服务效率进行分析,采用随机前沿成本模型来构建模型和进行效率计算。SFA最早是由Dr. Farrel于1977年提出,之后通过Dr. Aigner等人进行逐步修改和完善,最终形成采用一组组合误差模型来测算实际成本与前沿成本的差距,进行多项投入与产出系统的效率测量方法。在国外,SFA与DEA一样已经广泛地应用于医疗卫生服务机构的医疗服务效率评价领域。Hannasan(2008)、Willlion(2008)等人应用SFA对欧洲467家医疗卫生服务机构进行医疗服务效率测评，发现市场化因素以及行业竞争会迫使医疗卫生服务机构进行改革。其中，营利性机构由于存在利益的需求，会通过调整内部财政来控制医疗机构的成本和支出，进而提高医疗卫生服务机构的效率；而非营利性机构则相反，由于其存在一定的财政补偿和资金支持，服务效率明显低于营利性机构的服务效率。Minane(2009)利用随机前沿成本模型，通过对数据分析法的测算来分析医疗卫生改革与医疗卫生服务机构的医疗服务效率变化影响，研究得出正的改革政策对医疗卫生服务机构的医疗服务效率具有明显的推动作用，而负的改革政策则会影响医疗卫生服务机构的医疗服务效率。Kuinan(2012)将多元线性回归测算引入随机前沿成本模型，对加拿大的95所医疗卫生服务机构进行了财政影响效率的测算分析，发现财政的高低与医疗卫生的效率存在正的相关性，财政投入的资金越高，则医疗卫生服务效率的测算得分就越高；财政投入的资金越低，则医疗卫生服务效率的测算得分就越低。同样，Herdtham(2012)也采用随机前沿面产出函数对荷兰的财政补偿与医疗卫生服务机构产出效率影响进行了分析测算，发现财政补偿对医疗卫生服务机构的产出效率具有明显的作用效果。基于产出效果的财政补偿能够使医疗卫生服务机构以技术效率的提供为主要目标，进而增加医疗卫生机构的技术效率，从而提高医疗卫生机构的整体服务效率。

在国内，由于SFA相对较新，应用其研究医疗卫生服务机构医疗服务效率的研究并不多。从已有的研究文献来看，主要包括：吴明(2005)应用SFA对威海市的16所医疗卫生服务机构进行医疗服务效率测评研究，发现影响医疗卫生服务机构医疗服务效率的主要原因是由医疗机构成本结构的不合理造成的，并且提出优化和改进医疗卫生服务机构的成本结构，将有利于医疗卫生服务机构医疗服务效率的提升；王庆福(2010)以广州市三甲综合医院的投入要素以及产出要素为依据，运用SFA对医院的医疗服务效率影响进行研究，发现投入要素和产出要素的构成对医疗服务效率的评价影响会产生直接的关联性。

（三）秩和比分析法

秩和比分析法(Rank Sum Ratio，RSR)是采用统计信息进行测算分析，将古典的参数统计与近代的非参数统计有效地融合起来，是数量方法研究中一种广泛和普遍的研究方法。该方法是由我国预防医学科学院田凤调研员于1988年创立的。该方法能够在计量单位与测定指标存在不同的情况下，客观合理地测算医疗卫生服务机构在一定时期内的工作效率情况，不仅能够以数据准确反映医疗卫生服务机构的工作效率以及对工作效率做出的综合评价，还能够从多个角度测算医疗卫生服务机构多个指标的平均水平，从而改变以往以单项指标测算工作效率的分析方法。RSR作为我国自行研究创立的医疗卫生服务机构效率与质量的评价方法，在我国的卫生领域研究中得到了广泛应用。田俊、孙昌盛在1992年首次用RSR对福建省22家公立综合医院进行医疗服务效率测试分析，从工作量、管理量、资金量、服务量四个指标对公立综合医疗服务的产出效率进行了分析评价。肖艾华(1995)采用RSR，对湖南省25家综合医院进行医疗服务效率评价，并通过不同的指标测算，结合不同的权重综合评价医院的效益及效率影响。王明生、张增添(2008)对长沙市的33家综合医院以RSR进行效率测算，得出医疗服务质量、医院名声度以及医院人事改革制度等权重指标对医院服务效率的高低存在明显的影响因素。李明翰(2010)采用通州市公立医院10年的卫生数据，通过RSR进行测算，得出测算指标的不同，对测算结果的影响也不相同。因此，在选用RSR对医疗服务效率进行测算时，必须基于不同的权重和不同层级的综合指标进行分析测算，以此达到公正合理的测算评价。因此，用RSR对医疗卫生服务机构的医疗服务效率进行测评，不仅能够从纵向和横向对医疗卫生服务机构医疗服务效率进行比较，而且还能够对医疗卫生服务机构做出综合性评价分析，有利于提高管理者制定卫生政策的水准，并对提高医疗卫生服务效率有着重要的现实意义。

（四）TOPSIS分析法

TOPSIS分析法是一种常用的决策方法，是指对系统工程中的有限多目标决策方案进行分析，通过对原始数据的归一化整理，测评出有限方案中的最优和最差方案，通过测算最优和最差方案的距离与接近程度得出最终的测评结果。运用TOPSIS分析法能够简单准确并且直观地测算出医疗卫生服务的效率及管理状况。在国内，运用TOPSIS分析法对医疗卫生服务机构进行测评的研究已经较为广泛。林天换、屈存进(2008)以TOPSIS分析法对青岛市二级医院的医疗卫生服务效率进行评价，提出对医疗卫生服务效率的提升，必须首先对医疗服务机构的投入水平和产出水平进行界定，以提高医疗卫生服务的质量来间接促进医疗卫生服务医疗服务效率的整体提升。张文兵(2010)对河北省的12家三甲医院用TOPSIS分析法进行效率测评，研究得出与医疗卫生服务机构的医疗服务效率好坏最直接的影响因素来自规模、政策与经济三个评价指标。鄢云江(2011)应用TOPSIS分析法对汉中市中心医院10年的卫生数据进行服务效率测评分析，发现医院的内部政策和外部激励对医院的医疗卫生服务效率有着直接影响，尤其是对医疗内部员工的激励上，对医疗服务效率的影响呈正相关性。因此，应用TOPSIS分析法对医疗卫生服务机构的医疗服务效率进行测评是一种应用灵活、计算简易并且结果合理的效率评价方法。

（五）综合评价指数法

综合评价指数法是指运用运筹学和数学方法对多种测算指标进行归总得出一个综合性的评价指标。综合评价指数法在对效率的测评中能够简捷明了，不需要应用统计工具，仅按照公式计算就能相对全面地反映医疗卫生服务机构的医疗服务效率和管理水平，因此在国内被众多学者和研究人员所运用。江小舟(2008)采用综合评价指数法对江苏南通市中心医院的32个科室的医疗卫生服务效率进行了效率测评分析，结果显示，各科室间的医疗卫生服务效率根据指标的不同，效率差异也较大，内科科室的医疗效率要明显高于外科科室的医疗效率。李杰、杨兴(2012)运用综合评价指数法对深圳市妇幼保健院的新生儿科的工作效率进行了测试分析，结果显示，随着内部因素的调整和外部因素的转变，工作效率也同样会随之改变并且呈现增长的态势。王文泰(2013)对保定市附属医院的工作效率进行了综合评价指数分析，结果发现，医院规模的变化以及专业技术人才的增减，对医院的工作效率有着直接影响；提高医疗卫生服务效率的最好办法，就是加快对专业技术人才的培养以及高技能人才的引进。

（六）其他方法

对于医疗卫生服务机构的医疗服务效率评价还有其他一些测算方法，诸如：汪黎(2008)采用模糊法对攀枝花市的22家医院进行了工作效率的测算；李伟明(2012)采用综合分析法对深圳市二级甲等医院5年的工作效率进行了测算，得出机构规模庞大、人员增长过快以及专业技术人员构成比例高低都是影响医疗工作效率的主要因素；李锋、卜爱文(2012)用交差积差(CPD)分析法对某部队医院进行了工作效率测评，并且提出如何解决医疗服务效率低下的问题及对策建议；苏华(2013)采用静态床位利用模型(SBM)，对山东大学医院进行了医疗服务效率测评研究，得出病人来源与医院资源配置、床位比例与病人等待时间、病种项目与患者满意度是构成医疗服务效率分析的重要影响因素。

总体而言，尽管对医疗卫生服务机构的医疗服务效率评价有多种研究测算方法，但核心目标都是为了能够客观准确地反映医疗卫生服务机构的实际医疗服务效率及存在问题，以期得到更好的完善和处理，达到提高医疗卫生服务机构医疗服务效率的目的。

第三节　国内外医疗卫生服务研究评述

从国内外研究来看，学者对医疗卫生服务的研究主要集中在以下三个方面。

一、对医疗卫生服务机构的改革

国外学者对医疗卫生服务机构改革的研究目的，主要是通过对医疗卫生机构进行改革来改善卫生服务的可及性、公平性以及增强医疗卫生服务的质量和效率，进而分担疾病带来的风险，提高居民的健康水平。对于一个国家而言，保护和促进国民健康是国家为实现恢复、维护和促进国民健康的主要目标。任何一个国家的医疗卫生服务机构都是社会安全体制的重要组成部分，对于保护民众的生命安全和身体健康，增加国家人力资源储备，促进社会协调发展有着重要的作用。因此，国外学者对医疗卫生服务机构的改革研究主要是基于全面医疗保险、费用控制以及服务效率三方面的改革研究上。国外学者的大量研究以及改革的实践经验表明，在对医疗卫生服务机构的改革上，单纯的市场机制和单纯的计划管理机制都无法实现医疗卫生机构改革的良性发展。在改革的经验总结上，对医疗卫生机构的改革，要么像英国一样在计划管理的基础上引进市场机制；要么像美国一样在市场机制的基础上逐步引入计划管理。因此，归纳国外医疗卫生机构的改革研究成果，可以发现将市场机制与计划管理相结合，势必成为国外医疗卫生机构改革的大趋势。

在国内，学者对医疗卫生服务机构的改革也同样进行了大量研究，我国对医疗卫生服务机构的改革同样经历了计划管理阶段和市场化的过程。但是，我国的医疗卫生服务机构在改革中仍然面临许多严重的问题：

第一，政府卫生投入不足造成供方市场化的自主补偿，导致医疗卫生服务机构的公益性淡化。由于政府投入的有限性，导致医疗卫生服务机构越来越倚重于依靠服务收费和药品差价收入，以此形成在经济上的自主补偿。这种经济上的自主补偿，改变了医疗卫生服务机构原有的公益性特征，使得医疗卫生服务机构从原来的公益性服务机构转变为医疗服务市场的积极参与者，将追求效益和利润最大化变为医疗卫生服务机构的主要目标；加之政府对医疗卫生服务机构监管的不到位、第三方购买者的缺失以及医疗卫生服务机构内部机制存在的诸多问题等，导致医疗卫生服务机构越来越以经济效益为当前发展的主要方向。

第二，医疗卫生服务机构改革中，支付体系的不合理导致医疗卫生服务机构的费用增长速度加快。在医疗卫生服务机构改革中，有限的卫生投入往往没有与服务的需求直接相关联，因此政府部门并没有起到一个强大的卫生支付者的作用。鉴于我国在医疗卫生保障体系中还存在制度和体系不完善的地方，因此对于大多数卫生需求者而言，是作为单个购买者购买医疗消费服务的。这种分散的医疗卫生支付方式尽管人数众多，但却仍然处于劣势，无法对供方提供的诱导性需求行为做出正确的判断，因而不可避免地导致卫生费用的高增长。

第三，医疗卫生服务机构改革中，财政投入方式的落后造成医疗卫生服务机构改革的困难。长期以来，我国在对医疗卫生服务机构的财政投入上，一直遵循以补供方为主的补偿原则，即政府将财政补偿直接拨付给各类医疗卫生服务机构，但这些补偿资金大多数被用于对医疗卫生服务机构的改造、设备购置以及人员薪酬福利的补偿。在计划经济体制时期，国家对医疗卫生服务机构是以财政补偿的政策形式要求医疗卫生服务机构降低医疗价格并且以成本价格向群众提供医疗卫生服务。政府通过差额补偿的形式对医疗卫生服务机构进行资金补偿，目的就是对医疗卫生服务机构进行政策性亏损补偿，通过医疗卫生服务机构这一载体向全体居民提供医疗保健福利。但是，随着市场经济的发展和卫生政策的调整，政府财政补偿在医疗卫生服务机构中的比例逐步下降，提供公益服务载体的功能也日益弱化。这就使得医疗卫生服务机构在改革中必须明确政府财政补偿投入的目标，确定政府财政补偿资金使用的改革方向，使其市场失灵的领域是否发挥改革的引领作用，是否是以提高政府财政补偿资金的使用率。

第四，医疗卫生服务机构改革中政府间的卫生投入体制不畅导致医疗卫生服务机构改革缓慢。我国在分税制改革后，中央政府的财权逐步上移，地方政府的财权被削弱；但是财政支出的责任却逐步下移，政府间的财权与事权出现不对称的情况。在这种情况下，“分级自筹”的卫生体制更使得中央财政在卫生投入上的责任十分有限，大部分的卫生投入主要依靠地方财政的投入来实现。这意味着地方政府的财政投入水平决定了地方的卫生事业发展。在一些经济困难的地区，由于经济发展水平不高，政府财政收入有限，进而难以承担公共卫生服务的职责。在这种情况下，对于医疗卫生服务机构的改革，要么是减少财政资金补偿，要么是强行将医疗卫生服务机构推入市场，迫使医疗卫生机构采取自主补偿的形式。虽然中央财政会对这些贫困地区提供一定的专项财政补偿资金，但专项财政补偿资金毕竟数量有限，不能解决根本性问题。因此，对于我国的医疗卫生服务机构改革还需要政府在医疗卫生体制改革中起到主导的作用，加强卫生财政的投入力度，建立稳定且长效的改革机制。

二、对医疗卫生筹资的研究

从国内外学者对卫生筹资的研究中可以发现，卫生筹资不论是在国内还是国外，对医疗成本和健康的产出都有着重要的影响。集中统一型的卫生筹资模式对于卫生资源的合理使用和总费用的控制有着重要的影响，好处在于政府可以从顶层设计对卫生资源的配置进行统一的规划和运作，直接控制预算的总额并且对相关的费用进行约束。但问题在于，这种模式很难解决低费用下产生的低效率、低质量和低服务的问题，进而会对宏观的医疗服务效率产生影响。因此，对卫生筹资而言，不只是一个关于如何向卫生服务机构提供资金供给和保障的问题，更重要的是如何通过对卫生资金及财务的约束和经济激励，来影响卫生服务机构供方的利用机制和行为约束。好的筹资制度能够主动地实现相关利益主体间的相互激励，不论是通过政治激励还是经济激励都能鼓励各级政府和社会各界积极加入卫生投入，从而激励卫生服务机构充分发挥其积极性，提高服务的有效性和高效性。

综观目前我国学者对卫生筹资的研究，发现我国的卫生筹资在和政府支出的关系上还存在政府卫生领域的资金投入不足、卫生总费用配置不合理的现象。由于新中国成立初期的卫生体制和政策制定上存在的偏差，致使我国在全社会的卫生总费用结构中政府投入所占的比重持续下降，政府对卫生领域的资金投入不足和医疗卫生资源配置偏差，导致出现“重医治轻防范”“重城市偏乡村”“趋高薄基”以及“利富弃贫”等现象。在财政投入的方式上也出现越来越多的财政支出被用于医疗卫生服务机构的改革和设备的更新（或是重复购置），以及人员配置等供方的补偿，而真正用于对需求方的财政补偿相比较实际补偿到位的要少。这就意味着政府对财政投入的多少，其改变的只是群众就医看病的医疗条件和环境，而不是真正意义上使卫生需求者从中受益。相反，医疗卫生条件和环境的改善以及医疗设备的更新，势必会增加医疗卫生服务机构的运营成本，抬高医疗卫生服务的价格底线，进而再次将低收入群体和弱势群体限制在医疗卫生服务范围之外，减低医疗卫生服务对低收入群体的卫生需求可及性。因此，制定科学合理的卫生筹资制度和政策，才是实现公平有效的卫生服务体系的基础。我国对医疗卫生体制的改革首先就要对卫生筹资模式和卫生费用的配置进行改革和完善,推动医疗卫生服务模式与居民就医模式的转变。以提高医疗卫生服务质量和效率为主要目标,降低卫生费用在宏观和微观上的负担,改善卫生服务体系的整体服务质量和服务效率。

三、对医疗卫生服务效率的方法研究

尽管国内外学者对医疗卫生服务效率的研究运用了多种测算方法,但是这些测算方法由于测算的指标和目的不同,所测算出的结果也不尽相同,加之任何一种测算方法都有自身的长处和不足,因此在对医疗卫生服务效率的研究方法测算上采用哪种分析方法更为适宜,就必须根据实际的研究情况并且在对各种测算方法的长处与不足有全面了解的基础上加以选择。

DEA 作为一种相对成熟的测算方法,优点在于它是一种非参数方法,对测评对象不需要特定的函数形式,也不需要对数据的随机特征做出假设,只需要对被测评的单元在投入与产出中的相对位置进行比较,来确定每个测评单元的前沿是否有效即可。并且,运用 DEA 进行测算所需要的指标量相对较少,对无法价格化的指标数据或是难以确定权重的指标可以通过对效率指标的优化,来确定各向量对应的权重,避免人为的主观因素。但是,DEA 也存在不足的地方,其虽然对数据的要求不严,但是却对假设的条件要求比较严格,决策单元的个数必须要同投入和产出的指标个数保持一定的比例,才能够测算出满意的结果。另外,DEA 对数据的缺失和误差十分敏感,它所测评出的是医疗卫生服务机构的医疗服务效率属于相对效率而非绝对效率。因此,DEA 并未能体现出效率低下的实际原因,缺乏对效率提升措施的明确性。至于如何对效率的影响因素进行科学的分析和解释,还必须结合回归的分析方法才能更具准确性。

运用 SFA 对效率进行测算的优点在于,该其能够通过一组投入与产出的数据来测算样本机构的效率总值,并且通过各个机构的效率值将测评单元与前沿面的偏离程度作对比,将随机误差从效率高低值中分离出来,以此来观测衡量指标的高低,进而确定效率的高低。此方法对效率测算结果的准确性具有重要意义。但是,从不足的角度来看,SFA 的主要难度还在于对生产函数的建立上。假如生产函数的设置在数值上缺乏标准或是设置不合理，测算出的结果偏差就比较大。另外，SFA 在对医疗机构进行效率测算时需要设定部分隐含的假设。假如这些假设与实际不符，那么对于效率的测算将会产生误差。因此，此方法在应用上还是受到一定的条件限制。

RSR 在测算医疗服务机构效率方法上的优点在于操作简单便捷，可以和许多统计方法结合应用，测算结果也相对直观明了。但此方法的不足在于，其测算出的效率结果往往数值不呈正态的形式分布。因此，无法和其他效率测评方法做相互比较，这就使得运用 RSR 测算出的效率结果只能是一次性的观测结果，并不能作为长期效率是否有效的直接判断。

运用 TOPSIS 分析法进行效率测算的优点在于该方法对数据、指标以及样本的要求并无具体的限制，测算结果具有直观性强和测算效果好的特点。运用该方法进行效率测算，通常利用现有的数据、指标和样本先计算出一个理想的方案，之后再用测算出的理想方案与每一个现实方案进行比较，查看理想方案与现实方案之间的距离差，再根据距离差来对效率的优劣做出判断。但其不足之处在于，这种方法在评价单个效率时效果显著，但在面对测算总体效率时，结果会受到诸如指标权重、距离公式和数据收集的影响而对最终的测算结果产生影响。因此，该方法要想得到测算结果的全面性和准确性就必须加入其他测算方法共同分析才能得出合理的解释和分析结果。

综合评价指数法作为对医疗服务机构的医疗服务效率测算的方法，最大的优点在于简单方便，易操作，是近年来国内医疗卫生机构常用的一种效率测算评价方法。该法能够在不用借助任何统计工具或是测算模型的情况下，仅靠一些基本的计算方式就能够客观地罗列出测算机构的效率排名以及效率排名的高低程度，进而得出医疗卫生服务机构测算的医疗服务效率结果。但是，综合评价指数法的不足之处在于，其测算只能得出测算机构的医疗服务效率排名，对医疗服务效率高低以及是否能够有效地反映出影响因素都无法给出合理的解释。因此，综合评价指数法同样需要结合其他测算方法，才能得出医疗服务效率测算的最佳结果。

综上所述，尽管各种对医疗服务效率研究的测算分析方法都具有各自的优缺点，但由于研究问题的不同因而所选取和采用的研究测评方法也并不相同，要想使医疗服务效率的测算结果能够到达准确和理想的评价效果，最好是根据需要研究测评的具体对象将几种研究测评方法结合起来运用，才能保证测算结果的准确性和相关结论的合理性。

第三章　医疗卫生概念界定

第一节　卫生概念的相关界定

一、公共卫生

公共卫生一词随着时代的变化以及观念和认识的差异，存在着各种不同的解释。对于不了解公共卫生的人来说，最多的解释为“公共卫生就是由政府部门办理的，对人民卫生负责的卫生工作，被视为政府部门应尽的职责”或是“公共卫生就是预防重大疾病和灾害的卫生防御工作，确保大众的健康”。这些说法有一定道理，但其实都是对公共卫生的一种狭义解释。从广义的角度来看，公共卫生是处于医学、管理学、社会学和经济学各交叉之间，汇集各类学科为综合的一门学科，目的在于保障民众的身体健康以及提高和改善民众的生活健康。随着社会的进步和医学的发展，越来越多的人开始关注公共卫生，公共卫生的解释范围也在不停地扩大。

最早对公共卫生一词做出完整定义的是美国耶鲁大学的 Winslow 教授，他被称为美国公共卫生的先驱。Winslow 教授于 1920 年首次提出：“The science and the art of preventing disease，prolonging life，and promoting physical health and efficiency through organized community efforts for the sanitation of the environment, the control of communicable infections, the education of the individual in principles of personal hygiene, the organization of medical and nursing services for the early diagnosis and preventive treatment of disease, and the development of the social machinery which will ensure to every individual in the community a standard of living adequate for the maintenance of health. 。"[①]Winslow 教授对公共卫生的本质界定为:"通过组织个人、社区以及服务机构来建立一套社会体制,在此体制中的每一位成员都有职责,通过努力改善和提高自身周围的卫生环境,来预防疾病的传播和控制传染病的流行,同时教育每一个成员养成好的卫生习惯,使每一个公民都可以拥有维持身体健康的生活水平和长寿的权利。"

到 20 世纪 60 年代,担任英国医学研究委员会主席的英国学者维寇提出了"维寇定义",即:"The landmarks of political, economic and social history are the moments when some condition passed from the category of the given into the category of the intolerable. I believe that the history of public health might well be written as a record of successive redefinings of the unacceptable. 。"[②]"维寇定义"强调了公共卫生的问题和健康生存的问题,在不同的环境和状况下社会对这些问题会做出何种反应。这种反应表现在科学和社会价值观之间是微妙的、动态的关系,而重点则取决于这种反应所造成的程度是否存在于可容忍的范畴。假如这种状态存在于可容忍的范畴内,那么通过适当的调整就能得到解决。但是,假如这种状态产生出不可容忍的范畴,那么就会迫使集体产生行动来对这种不可容忍的状态进行反击和改革,促使公共卫生做出适当的改变和调整。

美国医学研究所(Institute of Medicine, IOM),在 1988 年发表的《TheFuture of Public Health》(《公共卫生的未来》)中,将公共卫生定义为:"The mission of public health is the fulfillment of society interest in

① 范春.公共卫生学[M].厦门:厦门大学出版社.2009:2.

② 范春.公共卫生学[M].厦门大学出版社.2009:4.

assuring the conditions in which people can be health。”[①]该定义表明经济和社会的发展水平以及所处的医疗环境对公共卫生的发展具有重要的影响作用。公共卫生的首要目标就是，维护和保障公民拥有健康的生活环境。在此观点下，公共卫生所处的环境实际上无处不在。公共卫生建设的核心，就是确保每一位社会成员都能拥有和享受健康。此外，在《公共卫生的未来》一书中，还对公共卫生的核心功能做出了明确的界定，分别是 policy development、assessment、assurance。同年，Dr. Acheson 对公共卫生的定义也做出了解释，即“Efforts to prevent disease，prolong life，promote the science and art of health through the organized society”[②]。这一观点强调了公共卫生与健康生活之间的重要关系和影响，将公共卫生融为一门艺术，而该艺术的最终造诣就是促进健康、预防疾病和延长生命。

英国学者 John Last 在 1995 年也对公共卫生做出了详尽的定义，即：“Public health is to protect，promote，restore people's health. Through collective or social activities，maintain and promote public health science，skills and faith. Public health programs，services and agencies emphasize the whole crowd of disease prevention and health needs。”[③]John Last 认为，公共卫生的进步和发展是与社会进步和科学技术发展相伴随的。虽然公共卫生被定义为带有制度性、科学性和实践性的综合学科。但不论怎样被定义，公共卫生最实际的本质目的并未发生过改变，依然是为全社会公众提供健康和生命保护。Forsetlund 和 Bjomdal 作为研究公共卫生的学者，同样认为公共卫生的发展和进步与医学信息的收集和分析有着重要联系，并且能够促进居民身心健康。之后，学者 R. Fhelle 也对公共卫生进行了定义。他认为，公共卫生的着重点应该落实在“公共”一词上，应该以循证为基础对公共卫生加以定义。将人口科学运用于公共卫生建设和政策制定中，通过不断获得的经验总结、理论分析以及实际证据等来满足人民对公共卫生服务的需求。

---

① 范春. 公共卫生学[M]. 厦门：厦门大学出版社. 2009：4.

② 范春. 公共卫生学[M]. 厦门：厦门大学出版社. 2009：5.

③ 同②。

在中国学界，也有诸多学者对公共卫生进行研究分析。但是，能对公共卫生做出完整而准确定义的研究却很少，尤其是政府部门对于公共卫生并未给出明确的界定。现用的公共卫生定义，还是国家原副总理兼卫生部部长吴仪在2003年全国公共卫生会议上对公共卫生做的定义，即“公共卫生就是组织社会共同努力，改善环境卫生条件，预防控制传染病和其他疾病流行，培养良好卫生习惯和文明生活方式，提供医疗服务，达到预防疾病，促进人民身体健康的目的。因此，公共卫生建设需要政府、社会、团体和民众的广泛参与，共同努力。其中，政府主要通过制定相关法律、法规和政策，促进公共卫生事业发展；对社会、民众和医疗卫生服务机构执行公共卫生法律法规实施监督检查，维护公共卫生秩序；组织社会各界和广大民众共同应对突发公共卫生事件和传染病流行；教育民众养成良好卫生习惯和健康文明的生活方式；培养高素质的公共卫生管理和技术人才，为促进人民健康服务”。之后，雷海潮等人于2005年在国务院发展研究中心课题组的报告中也对公共卫生提出定义，即“公共卫生主要是以促进群体健康和公众健康为主要目的，与之相关的卫生服务内容、项目和政策法规一般具有比较高的投入产出比，相比较临床医疗服务更能提高群体健康和社会健康的水平，公共卫生服务所产生的成效是惠及大众的并非个人受益”。因此，公共卫生可以被看作是社会共同的卫生，是个人、社会集体以及生产卫生的总和。2009年，在北京召开的中华医学会首届全国公共卫生学术会议将中国公共卫生进行了新的定义，即“公共卫生是以保障和促进公众健康为宗旨的公共事业，通过国家与社会共同努力，防控疾病与伤残，改善与健康相关的自然和社会环境，提供基本医疗卫生服务，培养公众健康素养，实现全社会的健康促进，创建人人享有健康的社会”。

综上所述，对公共卫生的每个定义所表达的观点有所不同，但核心都强调了公共卫生是通过社会和集体不断努力发展而共同努力得到的。Winslow的定义，不仅明确了每一个公民对公共卫生享有的责任和权利，同时还明确了公共卫生的范围以及建设的目的。Acheson定义的核心在于，强调了社会或集体参与对公共卫生建设的重要性，要将公共卫生建设当作一门艺术表现形式来对待，只有尊重公共卫生才能获得健康的生活，预防疾病并且延长寿命。John Last的定义，则以一种综合性表达出公共卫生不仅是一种带有制度性、实践性和学科性的综合学科，同时还强调了这种综合性同样需要全社会或是集体的共同努力才能达到促进和维护健康的目的。吴仪对公共卫生的定义，则强调公共卫生必须注意环境卫生、健康教育、传染病控制以及卫生保健。总之，不论是国外学者还是国内学者，对公共卫生的界定都具有一致的相同性，并且这种相同性都表现在疾病预防、延长寿命以及促进健康这三个方面。从根本上讲，公共卫生就是强调政府在卫生事业中的核心地位，并且能够使用所有资源来增强和满足人民生活健康，使人群远离疾病，提高民众的健康生活和卫生水平。因此，归纳公共卫生的界定可以得出，公共卫生实际上是通过有组织、有目标的社会活动来共同实现的；公共卫生服务的对象具有群体性，这一群体不仅包括患病人群还包括健康人群，是以确保社会所有人群都可以拥有并且享受基本的生存权和健康权的活动；公共卫生致力于消除一切危害人类健康的不利因素，使服务从医疗扩大到预防，从生理扩大到心理，从技术扩大到社会服务。

二、医疗卫生

医疗卫生与公共卫生是两个不同的概念。公共卫生偏向于“公共”，是指可以同时供许多人使用，包括患病人群和健康人群，面向的对象是整个社会人群，具有非排他性，属于纯公共物品。而医疗卫生则偏向于“医疗”，面对的对象多是指患病人群和需要疾病救治的人群，多为个体服务。因此，其具有一定的排他性，属于准公共物品。对于医疗的解释，《医院管理词典》将医疗分为狭义医疗和广义医疗。所谓狭义的医疗，是指具有专业医疗技术的人员通过医学科技或是医学理论对疾病进行诊治的行为和过程，局限于诊疗的范畴。广义的医疗，则是指具有专业医疗技术的人员通过不断进步的医学科技和医学知识，以全社会人类的健康为努力奋斗目标，过程不仅要诊治各类疾病，更要确保对各类疾病的咨询、预防、康复、保健和诊治。

随着社会的发展和进步，现代医疗更多地被解释为一种“大卫生”的概念，即被直接解释为医疗卫生服务，是指具有专业医疗技术的人员通过各类医疗卫生机构向全社区群众提供的健康服务。医疗卫生和公共卫生具有一定的差别，这些差别表现在以下几个方面：

（一）从服务的对象上看

公共卫生主要是由医院、专业的卫生防疫机构以及社区卫生诊所来承办，面向的是整个社会群体、团体及个人，服务的范围包括健康人群和患病人群，具有公共品性质；而医疗卫生则是由医院、门诊和专业的诊治机构来承接，仅仅针对的是患病的群体和个人，具有针对性，有准公共品的性质。

（二）从服务的内容上看

公共卫生主要是以健康体检、卫生监督检查、卫生宣传等为主，目的是为了改善环境，提高疾病预防的能力；医疗卫生则是以诊断、治疗、康复为主，目的是治愈疾病，恢复健康。

（三）从服务的要求上看

公共卫生的受益者多属于被动接受服务，服务的效果需要进行长期观察，是一种持久性的行为；而医疗卫生的受益者多是主动要求服务，服务的效果明显，周期短。

（四）从服务的形式上看

公共卫生属于有组织的集体行为，但是受益的对象缺乏积极的参与性，因此必须由专业的卫生机构及防御机构予以组织和宣传；而医疗卫生属于个体的单独行动或个人的零散行为，一般由医院或诊所负责治疗，受益对象对医疗卫生的需求性很高，受益者十分关心、主动，一般不需宣传组织。

（五）从服务的性质上看

公共卫生实质上属于公益性服务，带有明显的福利性，公共服务的提供从不以商品的性质为表现并且在市场竞争机制中不能随便引进；而医疗卫生实质是属于准公共物品的性质，但却能够体现出商品性，在市场竞争机制中能够被引进和竞争。

（六）从服务的职能特点上看

公共卫生的职能特点在于宣传教导、促进健康和预防疾病；而医疗卫生的职能特点在于对症下药、治疗疾病和恢复健康。

综上，医疗卫生可以定义为本质属于一种准公共物品的服务行业，主要是以医学技术和医学知识不断发展来实现的，医疗卫生能够提供满足全社区群众诊治疾病和恢复健康的需求，为全社会群众提供具有实际意义的健康生活保障。

三、基本公共卫生服务

公共卫生服务在本质上与医疗卫生服务是存在一定差异的。所谓公共卫生服务，实质上是由政府出资并协同各级医疗卫生部门，以医疗卫生服务机构为实施单位，通过相互的共同努力对全社会群众提供以保护健康为目的的卫生产品和服务，其中包括对疾病的控制与预防、对妇幼保健和计划生育的技术指导以及对健康宣传和老年保健等，是维护全社会群体基本卫生保障的重要方式。而医疗卫生服务的实质，则是通过专业的医疗技术和设备对疾病或是疑难杂症的治疗和诊治达到恢复健康的目的；医疗卫生服务不仅以诊治疾病为基本，同时还对诊治后的康复进行后续恢复直至康复。因此，公共卫生服务和医疗卫生服务虽然在大的卫生方面是相通的，但是在具体的实施过程中却又不同。然而，不论是公共卫生服务还是医疗卫生服务，都是侧重于以政府的指导为主进行的，政府对公共卫生服务的提供有着重要的影响。因此，基本公共卫生服务是一种社会效益回报周期较长的服务，虽然公共卫生服务相对比其他的服务具有成本低、回报慢和效果好的特点，但这种服务却是市场竞争领域无法引进，只能依靠政府的干预才能实现价值体现。政府通过有效组织为民众提供基本的卫生产品和卫生服务，并在卫生提供的过程中制定明确的责任与规范来实现政府应尽的责任和义务。

公共卫生服务根据服务口径的不同分为广义和狭义之分。广义的公共卫生服务，是指在政府和各级卫生部门的共同领导下通过改善卫生环境，预防控制疾病传播，宣传和培养健康的生活方式及卫生习惯等，达到预防疾病、恢复健康和延长寿命的目的。狭义的公共卫生服务，是指卫生机构制定出具体的公共卫生服务计划，之后再由各级卫生服务部门联合专业卫生服务机构即各类医院、社区卫生服务机构以及各级疾病预防控制机构等共同实施执行的行为，其中包括对妇幼保健的计划减免、对疾病的监测与疫情的控制、对公共卫生的健康教育以及对计划生育和围产保健的体检等一系列具体的卫生行为。这些卫生行为具有很强的公共性，主要起到疾病预防控制的作用。

我国的公共卫生服务自2009年卫生部颁布《国家基本公共卫生服务规范(2009年版)》以来，在城乡基层医疗卫生机构得到了广泛的普及和开展，并且取得了巨大的成效。为城乡居民提供公共卫生服务不仅是一项以人为本，促进基本公共卫生服务均等化，深化医药卫生体制改革的重要举措，同时也是我国公共卫生领域发展的一项长期的政策。为了进一步落实卫生防御工作以及对城乡居民健康问题进行更加有效的干预，减少危害健康的不利因素，卫生部在《国家基本公共卫生服务规范(2009年版)》的基础上对公共卫生服务的内容进行了修订和完善，重新制定了《国家基本公共卫生服务规范(2011年版)》(简称《规范(2011年版)》)。《规范(2011年版)》将基本公共卫生服务归纳成11项内容：

(1) 居民健康档案管理。包括对辖区内居民以及辖区内居住半年以上的非户籍居民。服务的重点主要是以老年人、孕产妇以及6岁以下的儿童为主，同时包括对辖区内具有慢性疾病和精神疾病的患者进行定期护理检查，建立相应的档案进行归纳、整理和使用。

(2) 健康教育服务。服务的对象是辖区内居民，服务的内容包括健康教育内容和服务形式及要求。

(3) 预防接种服务。对辖区内6岁以下儿童和疾病人群提供预防接种管理、预防接种、疑似预防接种异常反应处理。

(4) 儿童健康管理服务。对辖区内6岁以下儿童以及对新生儿家庭访视、新生儿满月健康管理、婴幼儿健康管理、学龄前儿童健康管理和健康问题处理。

(5) 孕产妇健康管理服务。对辖区内居住的孕产妇和孕早期、孕中期和孕晚期孕妇的健康管理、产后访视以及产后42天健康检查。

(6) 老年人健康管理服务。服务的对象主要以65岁以上的老年人为主，服务内容包括对老年人进行定期的体检和健康评估，对不方便出行的老年人提供上门服务和健康指导。

(7) 高血压患者健康管理服务。服务的对象包括辖区内患有高血压的所有患者，对这些患者实行定期的检查登记，并对患者的病情进行即时记录和分类干预，以便进行有效控制。

(8) 2型糖尿病患者健康管理服务。服务对象同样是辖区内患有糖尿病的所有患者，对这些患者实行定期的检查登记，并对患者的病情进行即时记录和分类干预，以便进行有效控制。

(9) 重性精神疾病患者管理服务。对辖区内被确诊的重性精神疾病患者进行管理，定期进行登记和家访，对不同的患者进行分类管理和健康检查。

(10) 传染病及突发公共卫生事件报告和处理服务。对辖区内的传染病疫情和突发公共卫生事件进行管理，及时做好登记、处理的记录和报告，并且协助上级专业防疫机构做好宣传、处理、指导以及善后工作。

(11) 卫生监督协管服务规范。服务对象是辖区内所有居民，服务内容包括对所有违法行医和采血信息的规范，对食品安全以及各类卫生安全的指导和报告。

《规范(2011年版)》的颁布不仅控制和延缓了重大卫生疾病和传染病的蔓延和传播，同时还增加了居民享受公共卫生服务的可及性，缩短了地区和人群间的差距，实现城乡居民享有公共服务均等化的权利。因此，为了保障《规范(2011年版)》能够有效地实施，卫生部协调相关部门共同建立了保障措施，包括：

第一，建立健全规章制度。会同财政部门制定了基本公共卫生服务项目补助资金管理办法。在各级政府对公共卫生的职责分配上和资金管理上进行明确的规定，中央政府的主要职责是承担公共卫生任务和制定全民健康目标，在资金分配上对突发的卫生事件以及特定的区域和人群进行财政资金投入；省级政府主要是对省内发生的公共卫生问题负责，以中央的政策规定为执行标准，对地方公共卫生工作进行指导，合理分配资金并且支持公共卫生事业的建设和发展。在财政资金的投入上，中央主要承担具有全国性公共卫生防御治理的经费以及对特定地区或特殊人群提供的指定卫生经费。地方政府则在公共卫生的实施执行中负责具体的实现过程，对地区内的所有居民提供公共卫生服务，满足区域内居民的卫生服务需求，从中央到地方各级各地都能够实现公共卫生服务的健康发展。

第二，加强卫生项目的管理、检测和评估。卫生部专门成立了相关的公共卫生领导协调小组，对公共卫生服务过程中的管理和相关政策进行监督，重点发现、查处项目实施过程中的重大问题。另外，还专门成立了由公共管理、卫生专家以及基础医疗卫生机构为代表的专家组，对卫生管理项目进行检测和评估，对落实的任务进行即时统计和监测，为科学决策提供信息支持。

第三，定期开展培训和交流。为了加强公共卫生服务人员的技能和提升管理能力，卫生部门还定期举办相关的卫生培训及技能交流活动，对卫生服务中的实践经验进行交流和总结。

总之，基本公共卫生服务规范的颁布和相关政策制定执行维护了公共卫生秩序的有效进行，保护了人民群众的身心健康，促进了经济社会的协调发展，是卫生体系深化改革的重要组成部分。

四、基层医疗卫生服务

我国的基层医疗卫生服务直接关系到人民群众的身心健康，它使基层广大人民群众“人人享有基本医疗服务”，有利于促使国家公共卫生与基本医疗服务健康可持续的发展。基层医疗卫生服务主要包括相对独立的城市医疗卫生服务系统、农村卫生服务系统以及医疗卫生筹资系统。其中，城市卫生服务系统主要是由医院为主体的医疗服务系统、公共卫生服务系统和正在发展完善中的社区卫生服务系统共同组成；农村医疗卫生服务系统集医疗、保健与公共卫生于一身，形成了以新型农村合作医疗为主体的三级卫生服务网。但是，但是无论城市还是农村医疗卫生服务体系，都是以提供卫生保健服务为主，融预防、医疗、健康教育及健康康复为一体的卫生服务。其核心是“人人享有”，本质是“公平享有”，任何公民不论年龄、职业、地域或是支付能力都享有基本医疗服务的同等权利。

基层医疗卫生服务主要是保障所有社会成员享有基本的生命健康权利，是最基本的福利性照顾。2009年颁布的中共中央国务院《关于深化医药卫生体制改革的意见》中明确提出，把基层医疗卫生服务作为公共物品向全体公民提供，使全体公民享有安全、方便、优质和廉价的服务。为此，必须加快基层医疗卫生服务机构的建设，加强基层医疗卫生人员的培训，提高基层医疗卫生服务的质量和效率，从而实现深化医药卫生体制改革。为了使改革的效果达到预期，国务院在公布的医改实施方案中对基层医疗卫生服务重点提出五项实施方案：

（一）建立具有公益性的医疗卫生体系

加快对城乡医疗卫生服务体系的建设，提高基层卫生服务的质量及基本医疗服务的能力，为群众提供具有公益性的医疗服务，纠正医疗服务机构过度市场化的行为。

（二）明确政府职能，突出政府主导地位

基层医疗卫生服务体系的建立必须突出政府主导的原则，各级政府和部门要落实好相对应的职责。其中，省级政府要做好统筹组织和协调基层医疗卫生服务的工作，各市级（包括区、县级政府）要具体落实好基层医疗卫生的服务项目，包括对卫生、财政、资源、药监、物价和监察等方面的统筹组织和紧密配合。对于各级政府部门在保障基层医疗卫生服务中所需的资金配置必须由财政部门确保各项补助经费并且保证足额到位，对于产生的问题必须高度重视，发现问题及时解决。

（三）建立科学合理的财政补偿机制

对于基层医疗卫生服务机构所需要的基本建设、设备购置、人员配置经费以及业务培训等支出费用，政府必须做出相应的财政统筹规划和安排，对于所需的财政补偿按照“核对任务、核对收支、考核绩效”的方式进行财政补偿。对于基层医疗卫生服务机构医务人员的工资水平要与当地的事业单位部门相一致衔接，并由当地财政部门根据相关规定进行财政补偿。同时，允

许各地基层医疗卫生服务机构通过购买医疗卫生服务等合法创新方式，对基层医疗卫生服务机构运行进行资金筹集，结合政府财政补偿建立科学合理的财政补偿机制。

（四）定期实行绩效考核分配机制

基层医疗卫生服务的建立要以服务的质量、态度、效果和群众满意度作为评价考核的核心，并且与公共卫生服务、基本医疗卫生服务和公共卫生项目管理相挂钩，采取公开透明、便于监督的绩效考核制度，定期对医疗卫生服务人员进行工作绩效考核，对人员编制、工作任务以及岗位设置制定严格的分配管理办法，最终考核结果与绩效收入相挂钩。对基层医疗卫生的基本建设、设备购置、人员经费与项目建设进行统筹使用，考核结果与政府财政经费补偿经费相挂钩，逐步探索建立对基层医疗卫生服务机构的奖惩机制。

（五）构建基本药物保障机制，实行零差率销售

在药品销售过程中，基层医疗卫生服务机构必须严格履行卫生服务管理职责，严格实行国家规定的基本药物制度，全部配备和使用国家规定的基本药物并且取消基本药物加成，对药物的采购由省级部门采取统一招标采购，实现统一定价和统一配送的形式，使基本药物实行零差率销售。基层医疗卫生服务的机构设置和服务体系的建立将改善居民群众“看病难，看病贵”的困境，能够更加有效地提高民众的基本健康，建立适合中国国情的医疗卫生服务体系。

五、卫生服务公平

公平，从本质上讲是指关于社会成员间的各自利益进行整合调整的一种平衡理念。胡善联在其主编的著作《卫生经济学》中提出，公平与平等是两个不同的概念。公平强调的是机会平等，是指每个社会成员在需要时均有相等的机会来获得卫生服务；而平等则强调的是平均占有，是指每个社会成员能获得等量的卫生服务。因此，等量的卫生服务显然无法满足每个个体的卫生服务需求，从而导致卫生服务利用的过量性和不足性并存。可见，卫生服务的公平性很大程度上是体现了平等地利用卫生服务，这既是为了更多地保证每个社会成员获得卫生服务的机会相同，也是为了实现卫生资源高效合理的利用。从卫生经济学的角度来看，解决医疗卫生服务中的公平性问题既是政府的职责，同时也是政府公共服务和社会管理职能的具体体现。在我国的基本医疗保障制度下，全体社会成员应该以基本的卫生服务需求为导向来获得公平的卫生服务，而不是取决于社会地位、年龄和收入等特殊因素。卫生服务公平就是要努力降低社会人群中卫生服务存在的不公正和不应该有的社会差距，使每个社会成员都能达到基本的生存标准。要到达这样的标准可以从卫生服务的可及性、筹资公平性以及实际公正性三方面对卫生服务进行衡量。

（一）卫生服务的可及性公平

卫生服务的可及性是卫生政策制定的基本点，是指通过个人实际发生的卫生服务来研究潜在的促进和阻碍卫生服务利用的因素。可及性能够将卫生服务与服务人群紧密地联系在一起，这对卫生政策的理解、制定和运用具有关键作用。卫生服务的可及性公平主要表现为：是否能够保证所有人都能够得到最基本的医疗卫生服务，是否都具有相同的机会获得平等的医疗卫生服务，而不是因为通过社会特殊权利产生不同的卫生服务差异。医疗卫生服务的可及性分配主要体现在城乡、地区、各级医院、医疗设置配备、医护人员数量以及可提供医疗卫生服务的类别和覆盖面上存在多大的差异性。

在计划经济时期，我国卫生服务的可及性是具有公平性的。在那时，政府对卫生领域实施全面干预，基本承担了全部卫生总费用，而个人用于承担的卫生费用占比极小。政府对卫生服务补助的费用采用“统收统支”的政策，即医疗卫生服务机构所收的卫生费用全部上缴政府，再由政府对卫生服务机构支付财政拨款。之后，这种方式又逐步转变为政府“全额管理，差额补助”。政府之所以这样做，就是希望通过以政府财政补偿的形式对医疗卫生服务的供给方基于补偿，保证全体人民都能够享有基本的卫生服务。计划经济时期，政府财政补偿医疗卫生服务，提高了医疗卫生服务的可及性，在一定程度上确实达到了成效。在城市，劳保医疗和公费医疗基本都是由国家财政拨付给各级卫生行政部门，实现专款专用、单位统一使用。单位职工每年的公费医疗经费由国家确定的预算定额执行，超出部分由各级地方政府财政补贴。在农村，乡县村三级普遍建立了卫生保健网。尤其是在1965年左右，在当时特殊环境的趋势下，大批医学院校的学生、城市医护人员以及大量医疗器械和物资转移和下放到农村。尽管在当时来看，转移和下放造成了很多问题和矛盾，诸如现代医学和“赤脚医生”的对立、科学保健和封建迷信的斗争等。但从总体来看，卫生服务的覆盖率和普及率还是得到了提高。因此，在计划经济时期，尽管当时的经济发展水平较为落后，但由于政府在卫生服务中承担了主要责任，所以这一时期的医疗卫生在当时的环境下基本具有一定的可及性。

20世纪80年代，我国随着改革开放开始实施市场经济，社会经济发生大的变化。从1980年开始，随着经济的快速增长，社会、文化、科学教育的可及性和普及性等随之增长，而医疗卫生服务的可及性虽然增长，但却明显落后于其他，甚至在部分地区和行业里还出现了可及性下降的情况，而且越来越呈现不公平现象。尽管经济在增长，居民收入水平在提高，但由于卫生政策的变化，导致卫生服务的总体可及性下降。其具体表现为，当卫生费用主要依赖私人筹资时，居民对卫生服务的可及性主要取决于个人和家庭的收入。由是，如果卫生费用的涨幅高于个人和家庭的收入，那么卫生服务的可及性就会下降；相反，如果卫生费用的涨幅低于个人和家庭的收入，那么卫生服务的可及性就会上升和改善。同样，市场初次分配的变化会影响卫生服务的可及性。从理性角度来看，假如有一种强有力的公共筹资机制来削弱个人和家庭收入与卫生服务可及性之间的联系，那么，全体居民的卫生服务可及性就能够得到保障。但是，在现实中这种理性的模式并不存在，反而是伴随着收入分配的差距扩大而扩大，卫生总费用在公共支出的占比越来越少。

同时，中国的卫生支出还存在明显的“利富”倾向。这种倾向表现在城市拥有绝对的经济资源、政治权利和文化教育优势。同样，在卫生财政支出上也表现出明显的倾向性，这就强化了收入分配差距对卫生服务可及性造成的不公平，而这种不公平就需要政府通过调节对卫生服务的财政支出来实现资源分配的合理性和可及性。例如，继续对贫困地区和偏远地区采用更多的财政补偿支出用以支持医疗卫生的建设。但从目前政府财政支出的情况来看，由于政府财政支出在责任上的逐步下移和向下分权，政府对卫生财政支出存在巨大的地区差异和乡村差距。虽然我国政府一直试图通过卫生财政转移支付这种方式来矫正这一差距，但就目前的情况来看，卫生服务的可及性还是存在一定的差距，还需要政府在财政上进一步做出努力来完善和弥补卫生服务支出的不足，从而提高卫生服务的可及性。

（二）卫生筹资的公平性

卫生筹资定义的内容可以分为广义和狭义两种。就广义来看，卫生筹资可以表现在三个方面：一是卫生资金的筹集；二是卫生服务的支付机制；三是卫生资金在不同地区、人群和机构等中的分配额度。从狭义来看，卫生筹资仅指卫生资金的筹集。然而，无论是广义还是狭义，卫生筹资的公平性都应该包括卫生资金的筹集、分配和支付全过程。卫生服务筹资公平是指在卫生服务的筹资过程中，不同人群的经济负担应该公平。卫生服务筹资的公平还可以分为横向公平和纵向公平。横向公平是指具有同等支付能力的人应该对卫生服务支付同等的费用；纵向公平是指在支付过程中，支付费用应该与支付能力相匹配才合理。在我国，卫生筹资的公平性更多反映的是强调关注贫困人群的卫生服务问题，避免因病致贫和因病返贫。贫困人群的自费医疗无论是金额还是比例都要明显高于非贫困人群，这不仅加剧了贫困负担，还进一步拉大了贫富差距。为此，要解决卫生筹资的公平性，政府公共卫生支出就要在支出政策上倾向于贫困和弱势群体，要减小社会经济的贫富差距，在卫生支出政策上体现公平合理。

从卫生筹资的资金来源角度，筹资公平性可以分为垂直公平和纵向公平两种。垂直公平是指资金的支付能力越大，为医疗卫生支付的金额占支付能力的比例就越高；水平公平是指具有相同支付能力的家庭对医疗卫生资金作出的同等贡献。当前，对卫生筹资公平性的分析主要集中在垂直公平上，表现为卫生服务的使用家庭对各种卫生筹资渠道进行累进性分析。当收入越高的家庭支付医疗卫生费用占可支配收入比例越高时，该筹资机制被认为是先进的；反之，当收入越高的家庭支付医疗卫生费用占可支配收入比例越低时，该筹资机制则被认为是累退的；如果随着收入增加，卫生支出占可支付能力的比重不高也不低，基本保持在平均水平上，那么，这种卫生筹资的机制则认为是等比例合适的。在国际卫生筹资的研究中，一般普遍都会认为具有累进性的卫生筹资机制是适合卫生服务发展的。但是，如何判定卫生筹资应该累进到什么程度则不是一件容易的事情。

目前，我国对卫生筹资的公平性，主要还是通过对各种卫生筹资渠道获得的卫生资金做累进性分析研究来判断的。常用的卫生筹资渠道主要有四种：政府卫生财政支出、社会医疗保险支出（包含城镇职工医疗保险、城市居民医疗保险、农村新型合作医疗）、商业医疗保险支出和个人现金支出。其中，政府卫生财政支出、社会医疗保险支出和商业医疗保险支出属于预付制支出，而个人现金支出属于现付制支出。一般来说，预付制支出与家庭收入有较大关系，与个体是否利用卫生服务无关；而现付制支出则相反，除了与个体是否利用卫生服务相关外，还关系家庭收入和支付能力。

具体表现形式如下：

（1）政府卫生财政支出。政府的卫生财政支出主要来源于政府的财政收入，如国有企业上缴的利润收入、国债收入以及各种税费收入等。政府财政支出作为医疗卫生资金的主要来源，尤其是在多数发展中国家，由于商业保险和社会保险无法覆盖和满足全体人民的需求，因此，依靠政府财政补偿就显得更为重要。而作为政府的财政收入，税收也可以分为直接税和间接税两种。直接税主要是指个人所得税；而间接税是指流转税，包括增值税、消费税等。一般而言，直接税多用于调节收入分配，解决收入公平的问题，在多数国家具有累进性。而间接税如增值税和消费税则具有一定的累退性，即收入越高的人群其支出和纳税的金额占总收入的比例越低，其资产占收入的比例则越高。因此，政府卫生财政支出由于资金主要来自财政税收，所以公平性较好。通过税收来承担卫生筹资一般相对都具有累进性，而累进程度则取决于税收的累进程度，一般累进税占比越高，则累进性越强。

（2）社会医疗保险支出。社会保险一般是指由政府或社会依法举办的强制性的社会保障，只要符合条件的公民都必须参加保险，且缴费金额和收益都通过法律规范加以保障。缴纳的保险费用通常按照公民工资的一定比例来支付，因此也被称为工薪税。在大多数发展中国家，政府为了将社会医疗保险覆盖全体民众，都会利用税收为社会贫困人口缴纳保险费用。假如社会医疗保险能够覆盖全体民众，且缴费的工资没有上限和下限，所有民众都按照统一缴费标准来缴纳社会保险费用，那么，从卫生筹资的垂直公平性角度来看，这种社会保险费用属于等比例筹资。如果收入与健康相关联，那么健康状况越好，收入则越高，低收入群体缴纳的费用则越少，收益水平就会越高。反之，即便收入与健康没有关联，那么社会医疗保险这种筹资方式的收益水平公平性也显而易见，因为它起到了风险分担的作用。因此，社会医疗保险这种筹资方式的公平性较好，且有一定的累进性作用。但是，社会医疗保险支出这种方式的效果如何还取决于三个因素：一是工资收入高低的影响。二是缴纳工薪税的收入是否存在限额。假如缴纳的工薪税存在最高限额和最低限额，那么这种筹资方式对最低限额的收入者就是累进性的；反之，对最高限额的收入者就是累退性的。三是社会保险覆盖率的范围。如果社会保险覆盖率的范围只涉及部分人群，那么就会导致社会医疗保险筹资向高收入人群的倾斜，并且会随着收入的增加越来越严重化。因此，这种累进性不一定具有公平性，要实现公平性就一定要以未被覆盖的人群的医疗制度来进行判定。

(3) 商业医疗保险支出。商业医疗保险支出是指购买者自愿在相互竞争的各类营利或非营利保险机构中购买符合自身利益的一种商业医疗保险支出行为。这种商业的医疗保险支出行为可以是针对个人的，也可以是针对团体的。但是不论是个人还是团体，对于商业医疗保险而言，它只针对医疗风险的大小而定。因此，像商业医疗保险支出这种筹资方式基本是属于累退性的。假如个人的医疗服务以风险为基础而不与经济状况和健康水平相关联，那么这种保险就会致使贫困人群支付更多的卫生服务费用。同时，由于商业医疗保险中存在大量的商业行为和商业模式，还会使得私人保险市场充满逆向选择和风险评估差异的问题。假如这些问题不断地扩大和充斥卫生服务领域，那么就会使卫生服务领域面临越来越不平衡和不公正的情况。

(4) 个人现金支付。个人现金支付是指居民个人在享有医疗卫生服务的过程中以现金支付给卫生服务机构，支付形式可以采取直接向提供卫生服务的机构或个人支付医药费用。从垂直公平性的角度来看，直接支付现金的方式是具有累退性的。因为基本医疗卫生服务的价格在某种程度上是存在上限的，这就使得基本医疗卫生服务的价格弹性很小。当基本医疗卫生服务得到满足时，越是贫困的家庭其现金支出占家庭总收入的比重就越大，这就会促使贫困家庭由于卫生支出的费用过高而不得不放弃对卫生服务的利用。

综上，对于公共卫生支出而言，采用何种筹资方式来实现卫生的公平性还要具体问题具体分析。一般而言，采用政府财政卫生支出的这种筹资方式更具公平性。因为来源于税收的财政收入要较商业医疗保险和个人现金的支付方式更加稳定和具有保障性。

（三）卫生实际的公正性

卫生实际的公正性是指卫生服务在实际的服务中是否达到了公正性，一般可以从程序公正和权利公正两个角度来衡量。程序公正是指卫生服务实现公正的过程，实质是由卫生服务的筹资公平、卫生服务的提供公平和卫生服务的利用公平三个过程组成的连续性过程来衡量的。任何一个环节的不公平都是造成和影响卫生服务实现公平的关键性因素。因此，卫生服务要实现程序公正就必须从医疗卫生服务提供的过程中获得公正机会、公正资源配置和公正的筹资环节。权利公正是指医疗卫生服务在资源配置的过程中，与之相关的社会主体间的权利公正，是维持和促进健康公正的重要基础保障。通过建立相适应的医疗卫生保障机制和体制，将医疗卫生资源配置转化为合法的权利配置。同时，将医疗卫生资源配置过程中的社会主体间的权利公平转化为能够享受医疗配置公平的合法权益，进而保障所有公民在享受医疗卫生服务过程中都能够享受更多的医疗保障和实际公正。

六、卫生健康公平

卫生健康公平是研究健康公平性的重要问题。对健康公平的评价必须超越传统意义上的卫生保健服务公平的范围，要以健康产出的公平为实际的衡量点。健康产出的公平也是卫生领域是否达到公平的重要体现。世界卫生组织（WHO）早在1977年第30届世界卫生大会上就提出“人人健康”的战略发展目标，即世界各国政府和世界卫生组织的主要目标都应该在社会和经济方面达到生活富有成效的健康水平，其中包括所有人民都要享受到基本的医疗卫生保健服务；通过不懈的努力来减小和消除能够影响健康和健康公平的各种有害因素，使人们享有富有成效的卫生保健服务和健康公平义务。WHO的宣告，表明在很早的时候健康不公平就被全世界认为是一个极不公正的社会学问题，并且随着社会经济发展的不断进步，这一问题也表现出了越来越多的关注。在这种“人人享有卫生保健”的理念下，为了更好地体现健康公平的思想，WHO在1980年组织欧洲32个成员国共同采纳同一种卫生政策。其中，第一个目标就是通过改善弱势民族或人群的健康水平，使不同国家之间和同一国家不同人群之间健康状况的差异值至少下降25%左右。但是，到20世纪80年代，因为部分国家发生社会动荡和变革，一些贫穷国家面临严重的经济危机和国家安全问题，致使人们对“人人享有卫生保健”理念的普及成为一种理想，并导致WHO对卫生领域的研究逐步转向卫生改革和卫生系统绩效等方面，偏离了最初要通力实现“人人享有卫生保健”的健康公平理念。

正是由于健康公平理念的偏失，致使不论是发达国家还是发展中国家，都对健康公平的问题越来越关注；并且，健康不公平已经不再是单纯的卫生系统问题。那么，健康不公平具体是指什么呢？要解释健康不公平，首先就要知道健康公平指的是什么。健康公平是指所有社会成员都能够和有机会均等地发挥其全部健康潜能，尽可能多地获得应该享有的健康水平。在任何条件和环境下，这种应该享有的健康水平都不应该被剥夺和取消。同样，健康不平等的概念也是对不同人群健康状况的差异所进行的客观描述。健康不公平是相对健康公平而言的，即所有社会成员都能够和有机会均等地发挥其全部健康潜能，尽可能多地获得应该享有的健康水平，但假如在某种条件和环境下，这种应该享有的健康水平被剥夺和取消了，被剥夺和取消权益的这部分社会成员就被看作是健康不公正。目前，学理界广泛应用的健康不公平的概念是1992年Whitehead提出并被WHO采纳的定义，即：健康不公平是指可以避免的、不公正的健康不平等。对这一定义，Whitehead还提出了决定健康差异的7个健康指标：(1)自然和生物学的差异；(2)损害健康的行为方式；(3)当某一种健康行为被采纳时是否会高于其他健康行为;(4)对健康有影响的行为方式和程度;(5)影响健康的居住和生活环境;(6)不适合的卫生政策和环境;(7)自然选择或造成不健康的社会疾病。可见,对健康公平还是不公平的判断是建立在对多种因素综合分析基础上的,而不是从单方面或某一因素做出判断的。

为此,学者孙菊曾提出过测量健康不公平的四种方法。

一是极差测量法。这是一种常用测量健康公平与否的测量方法,是将人群按照其社会经济状况水平进行分组,比较社会经济状况最高组和最低组之间的健康状况差异,进而反映健康在不同社会经济状况人群之间分布的不平等。极差测量法的优点在于能够简单明确地反映出健康差异;但是,不足之处是忽略了对中间各阶层的健康状况变化,只反映出两个极端阶层的健康状态,而无法全面地反映整个社会阶层的健康状态。

二是劳伦斯曲线和基尼系数判定法。劳伦斯曲线是经济学上用来测量收入均衡度的重要方式。其中,基尼系数的比值对反映健康水平具有重要的影响。假如基尼系数的取值范围在 0—1。那么,当取值为 0 时则表现出健康分布完全均衡;假如比值不断地向 1 靠近,则表示所有人群的健康集中于一人,是极端不平等的状态。因此,比值越靠近 0,健康的公平性就越好。劳伦斯曲线和基尼系数判定法是目前被广泛认可的测量健康不公平的研究方法,原因是采用基尼系数可以直接进行比较,并且使用简单,能够反映出全体人群的健康状况,而不是像极差研究法那样只代表最高阶层和最低阶层的健康差异。但劳伦斯曲线和基尼系数判定法的局限性在于这种方法缺少社会分层变量,无法表明健康不公平在多大程度上是与社会经济状况相关联的。

三是差异指数法,也称为不相似指数法,是指各个阶层反映健康状况的某种变量比重和其对应的人口比重的离差和的 1/2,进而判断各个阶层的健康水平是否具有差异,同时计算出各个阶层的差异程度。差异指数法的优点在于可以了解人群健康状况在每个经济阶层上的分布差异;但缺点是不能将这种健康差异与各组之间的社会经济状况进行比较。因此,差异指数法同样不能反映社会经济状况对健康不公平的影响。

四是不平等斜率指数及其相对指数分析法。这是将人群按社会经济状况分组后,计算每一组的健康状况的平均值,然后按照其经济状况而不是健康状况排序来进行对比观察,从而反映社会经济最低组到最高组之间健康状况的变化。因此，不平等斜率指数及其相对指数分析法基本能够反映社会经济状况对健康不平等的影响，并且避免了极差法在测量上的缺陷，这种既反映了整体人群的健康状况，又按社会经济状况而不是按照健康状况分组对比，进而能够较为真实地反映出社会经济状况对健康公平性的影响。总之，对于卫生健康的定义和具体测量健康不公平的方法，当下并没有一个统一不变的最好解释和最优方式，需要通过不断的努力和总结，采用不同的测试方式来为健康公平进行合理的反映和界定，最大程度地实现世界卫生组织提出的"人人享有卫生保健"的理念，使所有社会公民都能够达到和享受卫生健康公平。

第二节　城市医疗卫生的定义及扩展

一、城市医疗卫生的定义

城市，是指涵盖一个地区政治、经济、科学技术、文化教育和医疗卫生的中心体，基本特点是具有综合性。医疗卫生是指能够治愈疾病、延长寿命以及促进健康的卫生活动。因此，城市医疗卫生可以广义地解释为，在一个包含政治、经济、科学技术、文化教育和医疗卫生的区域内能够实行治愈疾病、延长寿命和促进健康的卫生活动。而狭义的城市医疗卫生可以解释为，以提高城市居民的生活质量、环境质量和健康质量为主要目标，以预防、保健和治疗等为方式，以全体城市居民为对象，由社会各方面广泛参与、共同建立的综合城市卫生服务系统。城市医疗卫生对社会的经济发展和生活稳定起着重要的保障作用。一方面，城市医疗卫生的存在是城市居民生存所必需的基本条件，是不可或缺并且长期存在的根本事实；另一方面，城市医疗卫生的建设对城市的发展以及周边城镇和乡村卫生的建设起着稳定促进和依托带动的作用。

当前，我国的城市医疗卫生发展正处在一个重要的发展时期，所产生的诉求和需求也越来越强烈，这就要求在城市医疗卫生的建设上首先要有长远的规划，必须对城市医疗卫生的建设和发展有足够的重视。只有如此，才能避免单纯追求“经济增长”而忽视城市医疗卫生协调发展所带来的危机。其次，现代医学模式已经从传统的治疗观念转变为心理学、社会学、卫生学等多学科合作协调、相互交叉的观念，从单纯的治疗扩展到多因素的综合性预防。因此，城市医疗卫生的建立决不是一个卫生部门所能完成的，必须通过多部门的通力合作，在多学科的指导下，联合各个部门、系统和行业分工负责，各司其职，统一协调才能完成达到目的。城市医疗卫生不同于农村医疗卫生。农村医疗卫生体系主要是由县、乡、村三级卫生机构组成，以村卫生所为网底，乡镇卫生院为枢纽，县级医疗机构为中心，把预防、保健及医疗相结合为一体的医疗防御体系，主要对象是为广大农民提供医疗预防保健服务。而城市医疗卫生体系主要是以医院为主体和正在发展完善中的社区卫生服务机构共同组成，以城市居民为主要服务对象，以实现居民疾病预防及医疗康复。

二、城市医疗卫生定义的扩展

（一）城市公立医院

1. 城市公立医院的概念

城市公立医院，是指由国家或政府直接投资举办具有公益性和非营利性的医疗服务机构。公立医院将公益性放在首位，主要承担城市居民的基本医疗服务及部分公共卫生服务。从传统意义上讲，公立医院的概念主要是为了区分社会性质医院。所谓社会性质医院，是指包括个体医院、私人医院、企业医院、合资股份制医院等在内的民办医院和境外资本兴办的医院，这些医院对医疗卫生服务提供有偿服务。虽然社会性质医院是对我国医疗卫生服务的一种补充，但因为这类医院主要是以营利性为目的，因此不享受国家和政府的财政补偿，所收取的医疗服务价格按照政府规定的指导价执行。与社会性质医院不同的是，公立医院的所有资产归属国家（政府）所有。公立医院包括各地区的综合医院、中医医院、中西医结合医院、民族医院、专科疾病医院、妇幼保健院、疗养院和护理院等。这些医院是严格按照以非营利性为目的来提供医疗卫生服务的，因此享受国家和政府的财政补偿。对以非营利性为目的的公立医院按照扣除财政补助和药品差价收入后的成本，制定医疗服务价格。综上，公立医院可以理解为是由国家(政府)兴办支持，以提供基本医疗卫生服务为主要职能，承担预防诊治、救死扶伤的社会职责，实现国家(政府)对广大公民疾病预防和健康保护的基本义务。

2. 城市公立医院的分类

(1) 按公立医院的功能划分可分为三个级别的医院，即三级医院、二级医院和一级医院。其中，一级医院的职能主要是直接为辖区内居民提供基本医疗卫生服务，实行"六位一体"的医疗、预防、康复和诊治机构。同时，一级医院还包括农村乡镇卫生院、城市社区卫生服务中心和企事业单位的职工医院等。二级医院主要是以区域为医疗诊治范围，在提供医疗就诊和治疗的同时还承担部分医学教育和医学科研工作。二级医院主要包括市、县级医院以及省、直辖市的区级医院。三级医院是指面向多个地区甚至是全国范围内对疑难杂症及特殊病情进行诊治和治疗的综合性专业医疗卫生服务机构。三级医院同时还承担对各类医学科研的高水平研发和教学工作。三级医院的范围主要指中央、省、自治区、直辖市大医院及医学院校的附属医院，是我国医疗、教学和科研的中心①。

(2) 按公立医院的专业划分可分为综合性医院、专科医院和慢性病医院。综合性医院，是指不仅包括对一般性疾病的医疗诊治，同时还对重病急病进行救治，并且结合临床医疗承担医学教育和科研项目的综合性医院。专科医院，是指特定为专科疾病提供诊疗的医疗机构，一般只针对患特定疾病的病人，主要提供疾病的诊治，并结合临床开展教育、科研工作，如传染病医院、妇产科医院等。慢性病医院，是指针对一些慢性病提供治疗的护理服务，如老年护理院、康复医院等。

(3) 按医院的产权属性划分可以分为公立医院、集体所有制医院和股份制医院。公立医院，是指由国家投资兴办、所有权归全体人民的医院。公立医院担负着我国主要的医疗保健任务，拥有先进的医疗设备和仪器及大批高中级专业医务人员，是形成我国城乡三级医疗网络的主导力量。私立医院，是指由集体或个人出资兴办的医院，所有权归出资者所有。目前我国大

① 薛迪. 医院管理理论与方法[M]. 上海：复旦大学出版社，2010:4.

部分私立医院的规模一般较小，虽无法与公立医院和专科医院相比，但私立医院也能够在一定程度上弥补公立医院和专科医院等的医疗服务供给不足。集体所有制医院，是指一种公有制形式的医院，但产权是由部分劳动群众共同享有的。集体所有制医院多由集体经济兴办或在对个体医院进行改革的基础上发展起来的。我国集体所有制医院主要包括：部分城镇街道医院、集体所有制工商企业的卫生院和部分乡村卫生院等。股份制医院，是指个人或机构可通过投资入股成为医院的所有者，它的产权实行股份制。股份制医院允许本医院职工持股，使医院职工既是医院的劳动者又是所有者，将职工利益与医院的经营状况紧密联系在一起，有效地调动了工作的积极性、主动性和创造性，是我国医疗改革发展中的一种新型的医疗机构。

(4) 按公立医院的经营目标划分可以分为非营利性医院和营利性医院。非营利性医院主要是指以公益性卫生服务为主要目标，医院的运营和常规收入用于对医院建设的发展、设备的更新以及对卫生服务消耗性器材的弥补，本质是以提供服务为目标而并非以营利为目标。非营利性医院在性质上主要是以政府为主导举办的医疗卫生机构，非营利性医院享有政府的财政补偿投入。这是与营利性医疗机构最大的区别，营利性医疗机构不仅没有政府的财政补偿投入，而且医疗服务价格也必须按照政府规定的指导价格执行。这就使得营利性医院成为以利润最大化为目标经营的医院，医疗服务获得的利润用于对投资者进行经济回报以及建设发展运营。

(5) 按公立医院的归属划分可以分为卫生部属医院、省属医院、市属及县(或设市的区)属医院。卫生部属医院是指由卫生部直属设立的公立医院，多为综合性大型医院。这种类型的医院不论是在医疗人员配置或是医疗设备装备上都属于比较完善的，卫生服务和疾病诊治的水平也相对较高。省属医院是指由各省直属设立的公立医院，大部分为专科医院构成。省直属医院的管理多由各省自行管理，财政由各省级财政部分进行补偿。县(或设市的区)属医院是指在各县(或设市的区)设立的医院。这类医院多为小型单科医院或是卫生诊所整合而成，只能提供基本医疗服务。

(6) 按公立医院的规模划分可以分大型、中型和小型医院。大型医院是指医院床位设置在500张床以上，并设有内科、外科、妇产科、五官科等各种专科，以及药剂、检验、放射等医技部门，并配备相应的医务人员及完整的医疗设备，供高水平专科性医疗卫生服务以及执行高等教育、科研任务的综合性医院。中型医院是指医院床位配备在101—500张，并且具备1—2个特长的重点专科医院，如收治急性法定传染病的传染病医院、收治结核病的结核病医院、收治精神病的精神病医院，以及妇产科医院、肿瘤医院、口腔医院等，并且承担一定的医学科研和教学活动的地区性综合医院。小型医院是指医院病床配备在100张以内，主要面向辖区内居民提供的以诊治预防以及保健康复为主的社区医院和街道卫生院。

(7) 按公立医院的等级划分可以分为甲、乙、丙三个等级和三级特等医院。依据各个医院的技术水平、设备配置、人员数量及科研水平等划分为三级十等。其中，依据《医院分级管理标准》的标准，甲等医院的评定需要医院建设成绩显著，综合考核检查分值要达900分以上才能评为甲等；乙等医院的评定需要建设成绩尚好，综合考核检查分值要达750—899分才能评为乙等；丙等医院的评定指医院建设有一定成绩，基本标准考核合格，但还存在较大差距，综合考核检查在749分以下。此外，依据《医院分级管理标准》的标准，对医院的评定还有一个特等级别，这个特等级别是在三级甲等医院之上评定的，因此叫做三级医院增设特。这类医院为数不多，但同三级甲等医院一样都是等级医院中最具有权威的医院，如北京的首都医院之类的特大医院。

表3-1　公立医院的分类

划　分	类　型
功能	一级医院、二级医院和三级医院
专业	综合性医院、专科医院、慢性病医院
产权	公立医院、私立医院、集体所有制医院、股份制医院
经营目的	非营利性医院、营利性医院
归属	卫生部属医院、省属医院、市属及县(或设市的区)属医院
规模	大型医院、中型医院、小型医院
等级	甲等、乙等、丙等、特等医院

3. 城市公立医院的性质

公立医院作为卫生服务体系的一个重要组成部分，体现了公益性、生产性和非营利性。

(1) 公益性。公立医院作为卫生服务体系的实体机构，最基本的社会责任就是满足公民的医疗保健需求，为公民提供安全、便利和优质的医疗卫生服务。同时，公立医院还承担救死扶伤，支边、支农和对口支援基层卫生机构，培训医务人员，开展医学教育和研究等公益性活动。

(2) 服务性。公立医院本质上属于服务行业，是指医院运用医疗设备和医学技术，以病人为中心，对需要帮助的患者或是特定人群进行生理和心理上的医疗、预防及康复服务。将以疾病为中心的医疗观念转变为以关注病人、为病人服务为中心的整体医疗观念，通过良好的医德医风、精湛的医疗技术、热情的服务态度和优美舒适的就医环境使患者恢复健康、增强体质，促进社会发展。

(3) 公平性。公平性是公立医院重要的本质。公立医院的公平性强调对每一位社会成员都具有相同的医疗服务环境，保障社会中每一位成员都能够获得均等的医疗保健机会。因此，公立医院的公平性首先是要达到医疗卫生服务可及性的公平，即社会每一位成员都应该拥有平等的机会获得应得的医疗卫生服务，不会因为身体条件或是社会经济地位等客观因素丧失公平的医疗卫生服务。其次，是要在医疗服务资源的分配上达到公平，在城乡之间、地区之间和各级医院之间对医疗设备的分配、可提供医疗卫生服务的项目、医疗服务的类别以及医护人员的配备等做到公平公正。

(4) 非营利性。中央发布的《关于城镇医药卫生体制改革的指导意见》中明确指出，要改革原有的医疗机构分类管理制度，对新的医疗机构分类要严格按照营利性和非营利性进行区分。为使非营利性医疗机构在整体医疗卫生服务体系中占据主导位置，必须加大对非营利性医疗机构的财政支持。我国的公立医院大部分属于非营利性医院。因此，我国公立医院的收支和结余不能用于投资或者回报，所得利润只能投入机构用于医疗设备装备、医护人员培训、医疗技术提升和医疗服务项目开发等非营利性公共卫生项目。

4. 城市公立医院的服务职责

公立医院是国民经济整体运行的重要组成部分，在国民经济和社会发展中发挥着不可替代的作用。公立医院作为公共卫生服务提供的主体机构肩负着救死扶伤和防病治病的社会职责，是实现保护居民健康、维护社会稳定的重要基础。公立医院的职责主要表现为以下几方面：

（1）公立医院以保障基本医疗服务为主体。公立医院一方面通过政府财政补偿和制定低于服务成本的医疗服务价格使广大群众能够获得费用低、性价比高的基本医疗卫生服务，保证广大群众对基本医疗服务获得公平性；另一方面公立医院对基本医疗服务的保障具有公益性，即公立医院不仅要担负一定的服务职能，同时还承担医学教育、科研预防和康复保健等多方面的职能。这些目标都是公立医院公益性的体现，通过提高居民的防病意识和培养健康的生活方式来保障基本医疗卫生服务。

（2）公立医院是医学科研发展的重要基地。现代医学技术的不断进步和新项目、新设备在医疗卫生服务中的应用都离不开公立医院这一服务平台，公立医院作为我国医疗卫生发展的主要力量，不仅承担了大量的医学教育和医护培养任务，同时还担负着医学科学研究等重要项目。我国的公立医院拥有相对先进的医疗设备、大量的医学资料和研究信息以及完善的医学实验室，这些为培养大量医学科研人员提供了良好的平台，在临床教学理论、临床实习、医师规范培养以及医学实践上都具有重要的作用和影响。公立医院已经成为我国医学科技发展的重要基地和摇篮。

（3）公立医院在社会医疗服务体系中扮演着重要角色。公立医院在承担医疗预防保健的同时，还对下级医院和基础卫生机构提供技术支持。在承担城市社区卫生服务双向诊疗的同时，还在农村开展对县医院、镇医院的对口支援。公立医院的发展不仅提升了医院的医疗机构水平，还达到了优化医疗卫生服务的目的，更重要的是保障了群众对健康需求的满足。公立医院作为医疗服务市场的主体力量，已经成为国民经济和社会发展的重要组成部分。

（4）公立医院是调控医疗卫生改革的重心。我国医疗卫生改革的调控之一就是对公立医院进行改革，公立医院改革直接关系到医疗卫生改革的成败。因此，公立医院在医疗卫生改革中必须坚持公益性，把维护群众生命及健康放在第一位，将医院管理与诊治分开、行医与开药分开、营利与非营利分开；坚持按照适度规模、合理布局、提高效率与优化配置相结合的原则有序进行，把公立医院调控当做医疗卫生改革的重点，坚持医疗卫生改革的总体意愿，立足我国的基本国情，切实满足群众对基本医疗服务的需求。

（二）城市社区卫生服务机构

1. 城市社区卫生服务机构的定义

社区是指固定居住在同一地理区域范围内，具有共同意识、共同利益和共同兴趣的社会群体，并且群体间的成员能够相互往来，彼此交流，共同达成一种规范从而形成特定的价值观念和社会习俗。社区卫生主要是指以政府参与建设为主导，以基层医疗卫生服务机构为提供主体，以专业医疗技术人员和全科医生为骨干共同提供的医疗卫生服务。社区卫生服务主要是以解决社区内的卫生问题以及满足社区内居民的卫生需求为主要目标，以提供预防保健、诊疗护理以及康复教育等为主导的“六位一体”服务。2006年，国务院颁布《关于发展城市社区卫生服务的指导意见》，提出我国的社区卫生服务工作是整个城市卫生服务体系建设的重中之重，不仅要加大对社区卫生服务的支持力度，合理配置和使用社区卫生资源，同时还要实现社区内“人人享有基本医疗卫生服务”的权益。卫生部和国家中医药管理局编制的《城市社区卫生服务机构管理办法（试行）》也明确提出，社区卫生服务机构要重点以老弱病残以及贫困人群为主要服务对象，具有明确的社会公益性质，不以营利为目的，属于非营利性医疗服务。由于社区卫生机构服务的对象多为辖区内的常住居民和暂住居民，提供的基本服务也多为一般的常见病、多发病以及慢性疾病治疗，因此，社区卫生服务机构也常被看作是对公立医院医疗服务的一种补充服务，是面向贫困人群和弱势群体提供的可替代某些昂贵医院服务的基本医疗服务。通过构建以社区卫生服务为基础，与公立医院相配合协助，来满足城乡居民健康需要和医疗保健的可及性，减轻群众的医疗费用负担，对缓解“看病难、看病贵”具有重要作用。

2. 城市社区卫生服务机构的特征

城市社区卫生服务机构相比专科医疗机构具有不同的特征，主要表现在以下四个方面：

(1) 城市社区卫生服务机构是以城市居民健康为中心，向城市居民提供基本医疗卫生服务，预防疾病和维护健康。社区卫生服务通过走进社区和家庭的方式，动员每个社区居民主动地改变社会环境和不良的生活方式。而专科医疗机构则是以治愈疾病为中心，目的是恢复健康。

（2）城市社区卫生服务机构的对象是社区内整个人群的健康，而专科医疗机构服务的对象是单个就诊的疾病患者。从服务人群的特征来看，城市社区卫生服务机构是从社区的整个人群的利益和健康为出发点的，关注的重点主要集中在对社区疾病防御和健康保健上。通过对社区健康状况和生活习惯的调研来制定社区卫生的个体和整体防御计划，针对问题改善卫生环境和居住条件，消除不安全因素。

（3）家庭是社区卫生服务机构的基本单位。社区卫生服务的重要内容就是维护并且改善社区内以家庭为单位的人群健康，帮助每个家庭养成健康的行为，创造安全的环境，支持健康的生活方式，使每个家庭免受有害环境和疾病的困扰。这不仅是保护当代人的健康，同时也是为了下一代的健康做准备条件。

（4）城市社区卫生服务机构同时提供综合性卫生服务。这种综合性服务表现为融预防、医疗、保健、康复、健康教育和促进、计划生育技术服务为一体的综合性服务（简称“六位一体”）。社区作为一个载体去实现这种服务，社区卫生主要依靠社区自身的力量来确定本社区的卫生需求，制定适合本社区的卫生计划。但是，解决社区的任何一个问题都需要各个部门之间的合作，尤其是同妇联、计生、民政、公安等部门之间的合作，各部门的协调合作能够更好地保障社区卫生综合性服务，能够更有效地改进和提高人群健康。这是符合中国国情的医疗卫生服务新体系。

3. 城市社区卫生机构的服务方式

城市社区卫生服务的模式突出了以服务对象为中心，改变了过去简单的、单向的医患关系。社区卫生服务不再仅仅是医院工作的下放，而是一种全新的以健康为中心的服务模式，这种新型模式实行主动提供医疗卫生服务的方式，集中体现在：

（1）主动性服务。主动性服务改变了以往卫生服务的被动关系。原来的卫生服务都是等待病患自己寻求医疗救助，而现在的社区卫生服务则是提供一种主动性服务，即社区卫生服务机构主动接待寻求帮助的病患，更多地是主动提供家庭上门服务。这是与以往医疗服务最明显的区别。

（2）约定式服务。约定式服务是由社区卫生诊所或卫生机构对本社区的居民建立健康档案并与其签订卫生服务协议，根据协议内容提供定期和持续的健康卫生服务。

(3) 家庭式服务。家庭式服务是我国当前社区卫生服务正在创建的一种主动性新型服务方式,是集家庭巡诊、家庭护理和家庭病床服务为一体的服务。社区卫生机构向辖区内居民提供紧急呼叫号码,并为社区诊所和医疗机构配备通信工具,实行 24 小时随叫随到服务。这种服务对于居民患者是一种既方便又经济的服务方式,可以使居民患者不出门就可以及时享受到必要的卫生服务。

4. 城市社区卫生机构的服务内容

社区卫生服务是集预防保健、医疗诊治、健康教育及计划生育指导“六位一体”的综合性卫生服务,是一种新型的可及性服务模式。其基本服务内容及延伸服务主要有以下几个方面:

(1) 社区疾病治疗。社区疾病治疗是社区卫生服务最基本的切入点,也是为社区内居民提供良好疾病治疗服务的先决条件。社区疾病治疗的主要服务内容包括:①简易门诊。检查治疗常见病、多发病和慢性非传染性疾病的门诊应诊、家庭出诊及建立家庭病床。②医疗服务。对急性危重症的院外急救、门诊抢救会诊、双向转诊或陪同就医。③护理病房。负责长期卧床病人的医院内护理、家庭护理和社区护理。④疾病筛查。对社区内的传染病进行诊断、治疗和管理,对慢性非传染病的人群进行筛查和行为干预。⑤特殊病种护理。对卧床不起病患者,提供家庭生活护理,以及临终关怀。⑥建立健全以问题为中心、以病人或家庭为单元的健康档案。

(2) 社区预防保健。社区预防保健在社区卫生服务工作中占有举足轻重的地位,它涉及的人群广泛、服务内容繁多、服务时间漫长,在社区卫生服务工作中是一项任务重、周期长、不易短期见到效益的基础性工作。社区预防保健具体工作内容包括:①健康促进。针对当前主要卫生问题进行健康教育和健康促进,通过纠正社区内居民的不良生活方式、改善环境条件和调节心理状态来预防和控制非传染性疾病和精神心理障碍。②预防疾病。定期开展计划免疫,按免疫程序进行预防接种并且认真执行疫情报告制度,做好传染病监督管理;加强对环境卫生、食品卫生、劳动卫生和服务行业的卫生监督,加强对慢性非传染性疾病的预防和监控。③合理治疗。主要是对传染病的预防治疗提供基本药物,对常见病和外伤进行基本的合理治疗。

④保健康复。对社区居民定期进行健康体检和心理咨询，评价人群健康状况；加强对妇幼保健和计划生育技术的服务，做好身心疾病防治工作。

（3）社区健康教育。社区健康教育是指通过健康教育讲座、社区宣传栏、健康知识宣传资料等方式引导个人、家庭、单位、社区乃至全社会共同参与社区卫生服务。通过传授和教育的方式将卫生健康知识传授至社会人群，促使人们自觉采用有利于健康的行为，建立良好的生活习惯，达到促进健康的目的。健康教育工作的实施，对整个社区建设和社区卫生服务工作的全面开展起到强有力的推动作用。

（4）社区计划生育技术服务。其主要内容包括：①开展计划生育政策、法规、技术和咨询服务，做好优生优育的指导工作。②开展婚前体检和孕育知识教育。③组织开展或协助上级医疗卫生机构对未婚女青年、新婚夫妇、孕妇及更年期妇女进行检查和诊断，提供力所能及的医疗服务。

（5）建立和管理家庭健康档案。在辖区范围内按照以家庭为单位统一建立健康档案，对各类管理对象分别进行周期性检查和相关疾病筛查，对档案内发现的各类疾病要分门别类，进行有效的管理。

第四章　财政补偿医疗卫生的理论分析

第一节　财政补偿医疗卫生的理论基础

一、公共产品理论

公共产品是指在受益上不仅具有非排他性，同时还在消费上又具有非竞争性的产品。非竞争性是指在物品消费的过程中，任何人对该物品的消费和受益不会影响其他人对该产品的同时消费或受益，即当一件物品增加一个使用者时，新的使用者不会对原有使用者产生妨碍，同时该物品消费者的增加不会引起边际成本的任何增加。非排他性是指产品在消费过程中所产生的利益不能为某个人或者某些人所专有。非排他性具有不可拒绝的性质，即当某种公共物品投入使用后，要将一些人排斥在消费过程之外不让他们享受这一产品的利益是很难做到的。公共产品的非竞争性和非排他性主要源自公共物品不可分割的属性。公共物品的效益是面向整个社会提供的产品，因此公共物品具有共有性和共享性的特征。这种特征不是谁付费就能谁拥有的，而是全体社会群众共同拥有的。因此，公共物品相比较私人物品就具有更多的公益性特征。而私人物品则表现出具有可分割性的属性，这种可分割性就是私人物品拥有者可将产品分割成若干个不同的个体进行交易，因此私人物品具有谁付费谁拥有的特性，而这种特性能够造成对产品拥有者的相互竞争，从而使得某一产品在一定的范围内受到限制并且产生利益的内在化倾向。

按照公共物品在受益上的非排他性和在消费上的非竞争性这两个特征，公共物品还能够再细分为纯公共物品和准公共物品两类。萨缪尔森对纯公共物品的定义是，当一个人在消费一种物品的同时不会造成他人对该物品消费的减少。这种同时满足非竞争性和非排他性的公共物品并不多，除了像国防、灯塔一类的极少数公共物品。在现实生活中，纯公共物品并不多见，大多数产品都只是具有或者非排他性或者非竞争性这两个特征之一，或者在消费上属于非竞争性，要不就是在受益上处于非排他性。因此，这类产品属于一种混合性的公共物品。为了将这类混合性的公共物品与纯公共物品相区分，这类物品也被称为准公共物品。准公共物品在现实生活中又分为三类：

第一类是称为拥挤性公共物品或是俱乐部产品的准公共物品。准公共物品具有一定程度的竞争性，但是却能够进行排他性。准公共物品的使用在不过分拥挤的情况下并不影响其他人的使用，边际成本为零。但是，当使用的数量达到一定的程度后，该物品的边际成本就会增加，转变成拥挤性公共物品，这时就会产生竞争性。要解决这种竞争性就需要设立一个结点来起到排他的作用。正是由于这种形式的准公共物品和人们印象中的俱乐部形式较相像，所以也形象地称为“俱乐部”产品，例如桥梁、公共游泳池、电影院、图书馆等都属于俱乐部产品。

第二类是在消费上具有竞争性，但效用无法分割并且无法排他的准公共物品。也就是说，对于这种公共物品不具有一定的排他性。假如每一个参与者都有自己的行为标准，那么，当遇到公共资源消费时就会产生不一致的状况。在公共资源总量既定的情况下，不具排他性地向任何人开放，公共资源就会被过度使用，这种结果便会产生“共有的悲剧”。在对公共资源过度消费后会出现“拥挤”的问题，从而带来公共资源的竞争性。这种竞争性意味着个体消费的增加会给其他人带来负的外部效应。但“拥挤”的问题在于使用者本身也要承担其行为的边际成本，而负的外部性则是使用者本身不承担其行为成本。

第三类是布坎南提出的利益外溢的准公共物品。这类公共物品所提供的利益一部分由其所有者享用,从而可在技术上实现价格排他,使其在表现形式上带有部分私人物品的性质;另一部分利益则由所有者之外的其他人共同享用,具有部分公共物品的性质,这种物品便被称为利益外溢的准公共物品。一般这种物品多数由政府提供,同时对于费用的收取采取一定意义的收益排他性。例如,公立医院等,名义上是属于整个社会成员所共有的医疗卫生资源,全体公民都有享受医疗卫生服务的权利,同时这一服务也会给社会带来正的外部性效应。但与此同时,公立医院采取收费制,居民要想获得医院提供的医疗卫生服务就要为此付费。这就使得一些不愿意付费或是付不起费用的人享受不到应获得的服务权利。因此,对于这类准公共物品政府要充分发挥其公益性特征,采用先由政府"兜底",超出部分由个人或是家庭承担的方式来提高此类准公共物品供给的可及性。

城市公共物品也是属于公共物品的一种表现形式,城市公共物品的概念是相对于农村公共物品提出的。农村公共物品是指在农村地域范围内提供的具有消费上的非竞争性、效用上的不可分割性以及受益上的非排他性的公益物品。而城市公共物品的受益范围基本上是在城市区域范围内,具有俱乐部性质的准公共产品。城市公共物品的受益范围在空间分布上具有高度紧密性。城市是政治、经济、人口以及消费的集中场所,这种高度集中必定需要大量的公共产品在城市聚集;这种公共物品聚集在城市会产生大量的外在效益,使得城市公共物品的使用频率高过农村及其他区域。因此,城市公共物品在使用上具有高效性,这种高效性同时也为城市公共物品的发展和提供创造了条件。

二、公共选择理论

公共选择是指选民可以按照自身的愿望和利益,通过投票来选择最能表达自身偏好的政府,并由这个政府来提供公共物品,通过集体行动和政治过程来决定资源在公共物品之间如何分配,从而履行公共经济的职能。公共选择是与个人选择相对立的一种集体选择。由于个人选择存在不同的偏好,个人在追求利益最大化的同时会尽可能多地享受公共物品,而不是以公共利益最大化为目的。因此，需要制定规则来协调人们的行为，通过投票等方式来实现公平理性的政策抉择。

公共选择理论认为："社会是由经济市场和政治市场两大市场构成的。"消费者属于经济市场的主体，消费者通过货币来选择能带给他们利益最大化的产品。选民、利益集体和政治家属于政治市场的主体，他们通过政治选票来选择符合利益的政策法律。不论是经济市场上的主体行为还是政治市场上的运行规律，公共选择理论旨在分析通过什么样的途径才能从不同的需求中决定出对公共物品的社会需求。由于公共物品的生产和提供存在一定的政治行为性，所以它的生产和提供是由供给和需求共同决定的。一方面，公共物品的需求在全社会并不是统一的，不同的人对需求的表达是不相同的；另一方面，公共物品的特性决定了公共物品具有非排他性，不论个人是否对公共物品具有需求，都会被一视同仁地提供公共物品。因此，对于公共物品的社会需求如何做出合理判断和提供，就需要借助公共选择理论，使政治程序转换为集体活动来实现。

公共选择理论在对公共物品的需求提供及偏好分析上，主要是运用投票机制来决定公共物品的需求及其他公共选择。公共选择理论的投票机制主要包括直接民主制和代议民主制两种形式。

直接民主制是指每个公民都具有相同的投票权，所选择的民主决策机制是由全体选民直接投票表决的。直接民主制的投票规则包括一致同意规则和多数投票规则两种形式。一致同意规则是指全体成员对于某一项决策必须做到达成一致才能通过，做出的公共决策必须满足所有投票人的偏好才行，并且实行一票否决制。在一致同意规则下做出的公共决策都是符合帕累托改进的，即没有任何一个社会成员因为方案的通过而遭受损失。在对于公共物品的提供上，一致同意规则可以照顾到每个投票人的利益，因为每一个投票人都要为集体决策负担成本。因此，每个投票人都会慎重考虑选择对自己有利的方案，这样就可以有效地避免"搭便车"的问题。虽然一致同意规则对于一项决策的达成要经过反复讨论、修改和表决，不仅会占用大量的时间和成本，同时还会忽略当事人的策略行为，无法分辨投票的真实偏好，在投票的过程中存在一定的不现实性，但是，一致投票原则可以提高政府机制的运行和社会的公平，保障社会中的每一位成员对于公共物品的选择拥有平等的权利。多数投票规则是指一项决策或议案的通过必须经过半数以上的投票才能通过。这是一种最常用的公共决策规则,因为它可以解决一致同意规则中的不现实性。多数投票规则的决策成本较低,因此对于公共物品在生产和提供的速度和效率上较快。多数投票规则在具体的实行中还分为简单多数规则和绝大多数规则。简单多数规则是指对于某一项方案只要一半以上的投票者同意就算通过。绝大多数规则是指某一方案的实现和通过至少要有 2/3 以上的投票者同意才算通过。

代议民主制是指投票人通过某种方式选出他们的利益代理人,再由代理人去代表选民对公共决策行进表决。代议民主制也有集中决策机制和间接民主决策机制两种形式。集中决策机制是由一个人或由少数人集体独立做出的政府决策,方式是以单一的偏好来对公共决策做出合适的选择。这种决策机制可以快速独立地对公共项目或是公共物品的提供做出抉择,是一种效率很高的决策方式。集中决策机制不仅可以用较低的成本快速获得较高的决策结果,同时还能够避免直接民主机制下投票循环的问题。间接民主决策机制是指公民对最终决策的表现为间接参与,而决策机制是由公民选出少数人作为利益代表,由利益代表决定公共物品提供的方式和规则,整个过程由利益代表进行决策。间接民主决策一方面能够减少决策过程中的复杂性和成本效益;另一方面公众能够选举出代表自己利益的代表参加决策的选择和制定。这一行为本身就显示出这一机制具有民主性,这是与集中决策机制最明显的区别。

公共选择理论的运用对于公共物品的选择提供了重要的理论依据,并且在市场经济这一大环境中,政府必须通过公共财政来对公共物品提供生产和供给来弥补市场的失灵。但是,政府怎样做出合理的抉择以及怎样制定这些抉择,就必须依靠公共选择理论来做出合理的判断。不论是通过直接民主制中的一致同意规则或是多数投票规则,还是通过代议民主制中的集中决策机制和间接民主决策机制,公共选择理论的核心都是通过投票来直接或间接反映公民对公共物品的偏好,运用相关决策程序将个人偏好转化为社会集体偏好,对政府提供公共物品的种类、方式、规模及成本做出反应,使所有公民都能实现真实的意愿并且感受到利益实现的最大化。

三、财政公共卫生支出理论

对于财政公共卫生支出这一概念，国外研究多用政府卫生支出及财政公共卫生支出来诠释。但在我国的研究中，对于政府公共卫生支出并没有严格标准的定义，现有文献的叫法多种多样，如“政府卫生支出”“卫生财政支出”“财政公共卫生支出”等。“政府卫生支出”所表达的含义是政府对所有卫生事业的支出，不只是对公共卫生的财政支出，其范围远远大于财政对公共卫生的支出。“卫生财政支出”所表达的含义在于不仅包括政府对公共卫生的支出，同时还包括个人在公共卫生方面的支出。尽管在公共卫生支出中个人的公共卫生支出占比规模较小，资金投入量不大，但同样属于卫生财政支出的一部分。因此，“卫生财政支出”这一定义的范围相对较广，无法确切地表述是由政府财政专项提供公共物品的支出。本书对于政府对公共卫生支出的界定偏向于“财政公共卫生支出”这一叫法，它能更准确地体现财政对于公共卫生支出的含义。“财政公共卫生支出”可以定义为是中央政府或地方政府通过宪法或单项法律制度规定，从财政预算中专项用于公共卫生支出的财政政策，是由政府部门通过财政支付、补偿等方式对公共物品提供需求的资金总和，以保障社会公众获得必需的公共卫生物品需求。

我国的财政公共卫生支出在2006年以前是按照财政预算支出的部门进行分类支出的，由上级财政部门和本级财政部门进行财政预算拨款。根据政府预算支出的经济用途将财政公共卫生支出分为公共卫生服务经费和医疗保障补助经费两类。公共卫生服务经费是指由各级政府财政预算向全社会成员提供的卫生服务经费，主要用于预防疾病和保障健康，其中包括：卫生事业费、中医事业费、计划生育事业费、食品和药品监督管理费、预算内基本建设费、医疗科研经费和卫生行政管理费等。医疗保障补助经费是指由各级政府对部分居民提供的医疗保障资金，包括基本医疗保险基金补助、行政事业单位职工医疗经费和新型农村合作医疗补偿经费。其中，基本医疗保险基金补助是指政府用于对基本医疗保险基金的政策性补贴，主要针对的对象是城镇参与基本医疗保险的职工；行政事业单位职工医疗经费是指由政府财政对符合政策的行政事业单位职工进行医疗补助的专项经费，包括已参加社会基本医疗保险的职工和未参加社会医疗保险但属于行政事业单位的职工、符合国家规定的企事业离退休职工、二等乙级以上的伤残军人和老革命红军以及国家对大中专院校学生的医疗保险补助经费；新型农村合作医疗补偿经费是指财政对实行新型农村合作医疗制度的地区实行的专项补偿经费，主要用于对城镇农村居民的医疗补助。

财政公共卫生支出按照财政预算拨款的费用分类可以看作是一种“宽口径”的财政公共卫生支出方式。相比之下，还有按照预算拨款机构分类的支出方式可以成为“窄口径”的财政公共卫生支出。“窄口径”的财政公共卫生支出是根据卫生费用向卫生机构的流向来测算的。这种卫生机构主要是由公共卫生项目的管理和提供机构组成，具体包括：卫生防治防疫机构、妇幼保健机构、干部培训机构、卫生监督机构和其他卫生服务机构。事实上，对于财政公共卫生支出的统计，不论是“宽口径”的支出还是“窄口径”的支出，这两种统计方式都存在一定的误差。“窄口径”的财政公共卫生支出主要是从卫生机构的角度来统计财政卫生支出的，但社区卫生服务中心、卫生所等卫生服务机构也提供一定的公共卫生服务项目，这类机构的财政补助却未纳入相应的测算口径中。

相比之下，“宽口径”统计中的卫生事业费和中医药费用等是指各级政府对卫生部门所属的医疗卫生机构进行的财政补助。但从严格意义上讲，其中医院补助经费中的医疗保健项目、新型合作医疗中的医疗欠费等并不属于公共卫生物品的内容和范畴，而是属于医疗保险的范畴。但这类财政补助却包含在“宽口径”统计的测算中，这就使宽口径的财政公共卫生支出统计过于扩大。因此，针对此类问题，政府在2007年对财政卫生支出收支科目进行了改革，政府财政对公共卫生的投入不再仅仅是表现在对卫生部门的投入，而是转变为以社会全部卫生服务活动为主体的财政投入，将原来以政府财政投入卫生支出的小口径向财政卫生支出的大口径转变，在原基础上对政府财政卫生支出做出了新的调整，将政府支出分为类、款、项三级。其中，在医疗服务支出大类下又分为医疗卫生管理实务、社区卫生服务、疾病预防控制、卫生监督和妇幼保健五款16项。新的财政公共卫生支出测算口径是一种更加详细的财政预算支出口径，其测算方式将能够更加准确地对我国财政公共卫生支出做出合理的判断，更好地改善和提高财政公共卫生支出的方式和效率。

表3-2　　财政卫生支出科目和测算口径分类

科目分类	科目名称
类	医疗卫生
款	医疗卫生管理实务、社区卫生服务、疾病预防控制、卫生监督、妇幼保健
项	行政运行、一般行政管理实务、机关服务、其他医疗卫生管理事务、社区公共卫生服务、疾病预防控制机构、突发公共卫生事件应急处理、重大疫病预防控制、其他疾病预防控制专项、其他疾病预防控制支出、卫生监督机构、卫生监督专项、其他卫生监督支出、妇幼保健机构、妇幼保健专项、其他妇幼保健支出

第二节　财政补偿医疗卫生的原因分析

一、避免外部性造成的市场失灵

医疗卫生属于准公共产品的范畴。依据公共产品的含义，公共产品是私人不愿意生产或是无法全部生产而必须由政府来提供的物品。市场不能向社会提供公共产品，因为在现实的生活中根本不存在所谓的公共产品市场。由于公共产品不能在市场上被自发而有效地生产，同时也不能按市场机制的方式进行有效地资源配置，因此公共产品在提供上存在外部性。所谓外部性，是指某个经济主体的行为影响了其他经济主体，但没有因为有利的影响而得到利益补偿，也没有因为有害的行为而付出代价。外部性可以是正的，也可以是负的。当外部性是正外部性时，意味着应该得到的利益而没有得到，那么就会出现产量不足或是消费不足的状况；假如外部性是负外部性时，意味着应该承受的负担没有被承受，会出现产量过大或是消费过量的状况。因此，公共物品的提供不论是存在正外部性还是存在负外部性，产生的行为都会使资源配置的边际社会效益偏离边际社会成本。

换言之，在正外部性效应下的资源配置的结果会产生边际社会收益大于边际社会成本的状况，在负外部性效应下的资源配置的结果会产生边际社会收益小于边际社会成本的状况。因此，在对公共卫生的提供上，不论是存在正的外部效应还是存在负的外部效应，公共卫生在市场提供方面都会出现资源配置不等的状况，从而产生市场失灵。如果要避免公共卫生在提供中因为外部性造成的市场失灵，就必须纠正公共卫生存在的外部性。这时就需要政府介入公共卫生提供的市场，采用管制与指导、税收与补助、制定规则或明确产权等方式来承担政府的责任，进而纠正由外部性造成市场失灵的情况下资源配置失衡的状况。

二、医疗卫生市场中存在信息不对称

医疗卫生市场中的信息不对称主要是指医疗卫生市场中存在的“信息不完全”和“信息不对称”现象。这就意味着在现实生活中，医疗卫生的资源配置与理想状态中信息完全充分的资源配置是不同的。由此，在医疗卫生市场中必定会存在效率的损失。这种损失首先体现为医疗卫生提供者信息不充分导致的效率损失。在医疗卫生市场中，医疗卫生服务的提供主要是受市场需求和市场价格信号的引导。这说明医疗卫生服务的提供必须明确对市场需求以及需要什么样的需求做出明确的判断。

首先，价格引导的市场需求是具有效率的。但市场价格引导资源配置会产生价格传递信息的盲目性、自发性和滞后性等缺陷，进而影响对市场需求的判断，导致市场供需的失衡。虽然价格的变动会对需求的结构产生影响，但由于市场中的“信息不完全”和“信息不对称”现象依然存在，所以变动的结果并不能消除供求关系的失衡。因此，信息不对称导致的效率损失是必然的。

其次，医疗卫生市场中的信息不对称同样会对消费者产生效率损失。在医疗卫生服务的消费市场中，服务价格是消费者掌握信息的重要途径。但消费者要想获得真实的消费信息就要花费一定的成本，这就会导致消费者在获取信息的同时边际成本在增加，相对应的边际收益却在递减。就算消费者采取某种办法或者运用某种手段使消费信息达到边际成本与边际收益的对等，获取的信息量达到均衡，但这种均衡仍然表现为不充分的。因为，当医疗卫生服务的提供主体本身存在信息不充分时，获取信息的消费者也不可能获得完全充分的信息。在这种情况下，消费者无论获得的消费信息是多还是少都会导致效率的损失。

最后，医疗卫生市场中的信息不对称还会导致医疗卫生服务中提供者与消费者之间的信息不对称。医疗卫生服务的提供者相对于医疗卫生服务的消费者而言，所拥有的信息量要充分得多。因为作为医疗卫生服务的提供者对于提供怎样的服务以及消费者需要什么类型的服务，在信息掌控上相对比较全面，而消费者对于提供者所提供服务的信息并不充分了解。在这种提供者和消费者信息不对称的情况下，提供者往往会利用信息优势对消费者的既得利益产生侵犯，从而导致市场失灵。而相对于消费者而言，由于对于所要消费的服务信息不完全了解，因此在消费中会产生逆向选择或是道德风险。所以，对于医疗卫生市场中信息不对称的问题，就需要政府对医疗卫生市场进行干预来加以弥补和解决。

三、控制卫生市场垄断性带来的福利减损

医疗卫生服务市场由于供需双方存在信息不对称的状况，会产生竞争机制从而造成福利的减损。一定范围内的市场竞争对于效率的提高是有帮助的，但假如竞争超过一定的程度便会产生垄断。其原因在于，某种生产物品的水平会使市场主体在竞争中处于有利地位；这种竞争会通过联合、合并以及兼并等手段形成规模效益，进而对市场产生垄断；这种垄断不仅会影响市场的竞争机制，干扰市场自发的调节功能进而引起垄断性失灵，同时还会使市场的均衡作用失衡，损害消费者的利益并且减低资源配置的效率水平。市场本身解决不了垄断性失灵，更解决不了自然垄断的问题，因为自然垄断往往具有地域性，即在某一区域内存在其他地域内无法提供的物品。例如，在医疗卫生服务市场中，对于一些重要的医疗设备只有三级医院和三级甲等医院或是专业性较强的医院才具备，当需求者需要检查或是服务时就必须到这类具有专业设备的医院才能进行检查和享受服务。这时，具备这些设备的医院在某种程度上就表现出自然垄断，因为其他医院没有具备这些设备而无法与之展开竞争。相反之，存在自然垄断的行业往往固定投入的

成本极大,因而生产成本就会呈无限下降的趋势。这同样意味着当由某个部门从事一种产品的生产时其生产的平均成本将会降低,效率是有效的;但当多个部门同时从事一种产品时反而会使产品的平均成本提高,这样产生的效率又是无效的。但问题在于,假如真由一个部门来进行生产,结果又会产生为了达到利益最大化而进行的产量控制、价格空高、超额利润的垄断性生产,这样同样会损害消费者的利益,降低资源配置的公平性。因此,在市场机制无法控制医疗卫生市场垄断性带来的福利减损的情况下,就必须通过政府的介入来打破这种垄断,恢复消费者的利益和资源配置的公平性。

四、确保医疗卫生服务市场的公平性

在市场经济中,市场调节会产生收入分配不公平的现象,进而产生资源分配的不公平。在市场机制下,分配遵循的是按要素分配,这就意味着生产要素在社会成员间的分配格局本身就具有不均衡性。其表现为有些社会成员能获得要素的分配而有些社会成员则无法获得要素的分配。这种公平性的失衡如果单纯依靠市场机制自发调节是不会实现公平性的。医疗卫生服务市场是以公平原则为主的特殊领域,倡导的就是"人人享有基本健康与生命保障"的权利,政府干预卫生服务市场的出发点就是要让医疗卫生服务具有公平性和效率性,让社会所有居民都能享受到应享受的权利。

从经济层面来看,政府主要的职责就是制定公平的规则,防范市场失灵,并提供有效的公共产品和医疗卫生服务。当市场机制无法解决公平性时,就需要政府介入建立高效、规范和平等的卫生服务机制来引导和调控卫生服务市场。通过公共财政支出来主动向群众提供最直接的医疗卫生服务,提高群众对基本医疗卫生服务的可及性,缩小因贫富不均引起的健康差异和享受基本公共卫生服务的水平差距。

从政治层面来看,政府的权力来自人民,政府应尽的职责就是要为社会各阶层提供一个安全、平等和民主的制度环境,并在此环境中实现有效的治理,包括:组织和完善基本公共卫生服务和基本医疗卫生服务;规范医疗卫生服务市场的准入制度,对进入卫生服务市场的医疗资源和卫生服务机构要确保服务的质量和消费者的利益；对于医疗卫生服务信息要及时公开发布，定期向社会成员公布医院或社区卫生服务机构的医疗质量、费用水平以及医疗缺陷等信息，减少医疗卫生服务市场中信息不对称问题。

从社会层面来看，政府要从长远的角度出发，防范并制止医疗卫生服务市场上的价格垄断、服务垄断等不正当竞争行为，依法保护群众享有正当健康权益。只有这样，才能确保政府对医疗卫生服务市场公平性的保障。

第三节　财政对医疗卫生服务的综合补偿分析

所谓补偿，是指一个主体为了特定的目的，对另一主体进行一定的经济支持和投入，以对损失方弥补因经济损失造成的成本亏损或产生的资金风险。政府财政补偿，是指政府以财政支出的方式对公共物品或是公共医疗产品及服务过程中具有损耗性或是亏损性的责任主体，通过补偿资金、要素、资源等方式来保证服务供给的有效进行以及满足社会发展的生产需求。医疗卫生服务具有准公共物品的性质，容易导致需求与供给的失衡。因此，政府财政投入对于医疗卫生服务中产生的消耗或是亏损具有不可推卸的补偿责任。虽然政府对于医疗卫生服务的补偿是通过财政支出进行的，但是在政府财政补偿的过程中，由于补偿的对象不同，财政补偿必须考虑到对于医疗卫生服务的财政补偿是补偿服务的供给方还是补偿服务需求方哪个更为有效。对于医疗卫生服务的补偿渠道、补偿范围以及补偿模式也要做到具体问题具体分析，从而保证政府财政补偿对医疗卫生服务的公正性、合理性和有效性。

一、政府财政补偿医疗卫生服务的对象

政府财政补偿医疗卫生服务的对象是补偿卫生服务的需求方还是补偿卫生服务的供给方，一直是卫生经济学界一个长期争论的问题。主张补偿卫生服务的供给方认为，对医疗卫生服务的财政补偿主要是为了促使医疗卫生服务机构能够回归公益性服务，摒弃以创收为目标而提供的医疗卫生

服务，在真正意义上为卫生服务需求者提供和创造公平公正，优质价廉的医疗卫生服务。我国目前已经建立起相对完善的财政补偿机制和相应的制约机制，可以对医疗卫生服务的真实需求做到准确的衡量和有效的补偿。主张补偿卫生服务的需求方则认为，政府的财政补偿应该面向卫生服务的需求方进行补偿。因为对需求方的补偿可以对卫生服务机构提供的医疗行为产生一定的制约作用，通过市场化的竞争方式还可以提高卫生服务机构自身的运行效率，并且减低医疗卫生服务的价格。同时，政府对需求方的补偿还可实现最基本的医疗卫生筹资公平，可以有效地提高卫生领域的公平可及性。由此可见，补偿卫生服务的供给方与补偿卫生服务的需求方，争论的观点不同，财政补偿的支付方式也不同。

（一）对卫生服务供给方的财政补偿方式

对卫生服务供给方的财政补偿方式一般分为两种：

1. 预付制方式

所谓预付制方式，是指卫生服务的需求者在接受医疗卫生服务之前，政府财政或是医疗保险机构已经预先按照一定的标准，将卫生服务需求者的医疗费用提前支付或是补偿给医疗卫生服务机构。卫生服务的需求者只需要支付少量或是自愿的费用便可享受到应有的医疗卫生服务项目。预付制补偿方式主要包括总额预算制方式、人头付费制方式以及病种付费制方式。

（1）总额预付制是指对医疗卫生服务供给方提供一定限额的财政补偿方式，是政府或医疗保险机构依据每年医疗服务供给方提供的服务数据，对下一年度的医疗卫生费用进行总额预付。这种总额预付存在一定的支出上限，由此限定了医疗服务提供方必须在预算总额范围内使用资金并且完成设定的目标。在总额预付制的方式中，卫生服务的供给方由于预先知道全年的预算总额，因此可以减少以量计酬的诱因、将医疗服务费用控制在合理的范围内，并且减少财政补偿的数量。但是，假如总额预算方式缺少完整的事前监控机制，那么总额预算的费用将会偏离实际的需求费用而产生虚假性支出，具体表现为卫生服务的供给方会虚报每年度的卫生服务数量而抬高总额预算的补偿费用。这样，不仅会造成医疗服务质量的下降，还会使卫生服务需求者的权益受到损害。

（2）人头付费制方式是属于比较强的一种定额支付方式，具有一定的约束性。这种方式同样是对卫生服务费用预先偿付，之后卫生服务供给方按照约定的价格，对卫生服务需求者的人数和服务项目采用定额收费。这种方式可以促使卫生服务供给方，主动采取费用控制措施来最大限度地减少卫生服务费用的开支，进而控制医疗费用的上涨。但由于这种定额支付方式存在一定的限度，后期对财政补偿的依赖性较大。因此，假如财政补偿的资金费用降低，那么卫生服务的供给方将会主动降低提供医疗卫生服务所需要的成本，限制对卫生服务需求者提供的服务项目和服务数量，致使医疗卫生服务的质量整体下降，卫生服务需求者的费用上升，引发医患矛盾的加深。

（3）病种付费制方式是目前国际上比较常用的一种理想的病例组合模式，是一种相对合理的医疗卫生费用管理方法和相对客观的医疗质量评价方法。病种付费制方式能够根据病种的严重程度、治疗难度、服务强度以及资源消耗程度做出综合反映，服务需求者在获得服务的过程中一次性向服务供给机构支付指定的价格费用。在这种方式下的医疗卫生服务费用能够较为合理地得到医疗资源的消耗性补偿，这种补偿对提高服务效率和质量、加强服务机构内部管理、自觉降低成本控制费用有着重要的作用，可使复杂的医疗卫生服务支付方式标准化，改变医疗保险机构作为财政补偿支付第三方的被动局面。

2. 后付制方式

所谓后付制方式，是指卫生服务的需求者在接受医疗卫生服务之后，政府财政或是医疗保险机构按照卫生服务需求者实际发生的医疗卫生服务费用，向卫生服务的供给者进行支付或是补偿。主要有项目付费制方式和服务单元制方式。

（1）项目付费制方式是我国运用最广泛的一种费用结算方式，是在卫生服务过程中对每一项服务项目制定具体的价格，之后根据卫生服务机构提供的项目和数量来对卫生服务费用进行支付或是补偿。但这种方式在卫生费用支出方面由于服务项目庞大复杂，对服务项目费用的支出和补偿在审核上存在很大的难度。由此，在实务中会导致卫生服务机构对服务需求者重复使用，或是迫使服务需求者接受不必要的卫生服务项目，以此来获得更多的补偿。

(2) 服务单元制方式也称为平均费用标准付费方式。这种方式类似于项目付费制和病种付费制之间的一种支付方式，区别在于，服务单元制的支付方式是通过抽查一定比例的卫生服务及服务项目，扣除其中不合理的卫生服务费用后统计出来的，对合理的卫生服务费用以单元为基础对其进行支付或是补偿。该方式在卫生费用支出和补偿方面程序简便易结算；但缺点是，假如对单元服务的总量未进行控制的话，会出现服务量过大或是不足的情况，这会导致卫生费用总额的失衡，进而产生看病贵的现象。

（二）对卫生服务需求方的财政补偿方式

对卫生服务需求方的财政补偿方式分为以下四种：

1. 起付方式

所谓起付方式，是指在卫生服务的需求方产生卫生服务费用后首先由需求方自付一定额度的费用，对超出额度的费用按照标准由财政或是第三方医疗保险经办机构进行补偿。其中，需求方自付费用的额度标准被称为“起付线”。起付方式的支付类型也可以分为年度起付法、单次就诊起付法以及单项目费用起付法三种。年度起付法是指对卫生费用采取年度累计计算。在一个年度内累计的费用在一定额度内由服务需求者自付，超出额度的费用由医疗保险经办机构进行补偿。单次就诊起付法是指服务需求者每次服务就诊需要自付一定额度的费用，超出此额度的费用由医疗保险经办机构进行补偿。单项目费用起付法是指对某些特殊的服务项目每享受一次服务，所产生的费用由服务需求者自付一部分，剩余的则由医疗保险经办机构补偿。

2. 共付方式

所谓共付方式也称按比例分担法，是指服务的供给方和需求方按照一定的约定共同支付卫生服务费用。无论卫生服务的费用产生多少都由服务供给方与需求方各自按照一定的比例共同负担。共付方式分为固定比例分担与变动比例分担两种类型。固定比例分担是指无论卫生服务费用产生多少，对卫生费用的偿付比和自付比都是一定的。变动比例分担是指卫生服务费用的增减是随着总费用变动而按比例变化的，总费用越低，自付比就越高，偿付比就越低；总费用越高，自付比就越低，偿付比就越高。

3. 封顶方式

所谓封顶方式又称最高限额法，是指对卫生服务需求方的费用补偿规定一个最高限度，财政或是医疗保险经办机构对卫生服务需求者的补偿只按照规定内的最高限度进行一次性或是年内补偿，如果卫生服务需求方的服务费用超出了规定的费用额度则需要需求方自付。

4. 混合方式

所谓混合方式是指将上述几种费用偿付方式综合在一起应用的支付方式。在当前的实际应用中，其实并不存在采用某种固定的补偿方式，都是根据实际情况的需求而不停变化选择的，依据不同的发展阶段选择不同的支付方式，这样才能有所侧重地着眼于社会整体最优的目标。

二、政府财政补偿的渠道和范围

政府对于财政补偿的渠道和范围在《医药卫生体制改革近期重点实施方案（2009—2011年）》中有明确的规定，其中对政府举办的基层医疗卫生服务机构，包括公立医院、城市社区卫生服务中心、乡镇卫生院以及卫生服务站，按照国家规定的方式进行财政补偿投入，其中用于探索基层医疗卫生服务机构的应建立相应的补充机制，明确补充的范围和标准，实行核定任务、核定收支、绩效考核补偿的管理；并且加大力度探索对基层医疗卫生服务机构实行收支两条线的管理办法，将原有的服务收费、药品加成收入和财政补助三个渠道改为由服务收费和财政补偿两个渠道。基层医疗卫生服务机构根据每年所在地方预算编制统一的年度预算，并将预算经费纳入本级财政预算，逐步推进医药分开，取消药品加成收入与接收药品折扣；由此产生的收入减少或是形成的亏损，由增加政府财政补偿、调整部分技术服务收费标准或增设药事服务费等途径解决，并且将药事服务费纳入医疗保险报销的范畴。

政府财政补偿的渠道主要来自政府的财政拨款。政府对医疗卫生服务的财政补偿投入可以分为经常性补偿、专项补偿和政府购买三种渠道。

（一）经常性补偿

经常性补偿可以看成是一种政策性补偿。这种政策性补偿主要是对公立医院和社区卫生服务机构等由政府及卫生部门举办的医疗卫生机构实行的，其中包括医疗卫生服务机构的人员经费（包括符合国家规定的离退休人员）以及所承担的业务经费按定额定项或是购买服务等方式进行补偿。经常性补偿的资金水平设定一般是根据每一年的核定任务、核定收支来确定的。当年的补偿资金会根据上年的收入水平和平均增长幅度来综合分析确定，包括对政策环境（基本公共卫生服务、基本药物制度、绩效考核等）、机构人员规模、物价变动等综合因素的综合考核来决定医疗卫生的补偿金额。对医疗卫生机构的人员经费按照定员定额的方式进行核定和补偿。核定的标准要与地区内事业单位工作人员的平均工资和标准相衔接，并且将绩效考核与工资收入相挂钩，实行绩效工资方式。对业务经费按照基本公共卫生服务和基层医疗卫生服务的分项核定支出预算额度，对其服务人口和提供医疗卫生服务的数量、质量以及综合服务成本实行核定支出补偿。对承担的突发公共卫生事件处置任务由政府按照服务成本核定补偿，其中对核定后经常性收入与支出所产生的差额费用，由政府财政进行足额补偿和投入来进行弥补。

经常性补偿还包括政府财政对医疗卫生服务机构“以奖代补”式的鼓励性支出。鼓励性支出是指政府对公立医院或是医疗卫生服务机构定期进行考核和抽检，对服务效果好、效率高，并且具有突出贡献的卫生服务机构进行的奖励性支出。鼓励性支出不同于经常性补偿和专项补偿，后两种财政补偿是由国家财政直接支付的财政性补偿，而鼓励性支出都是由地方政府财政对具有贡献性的地方医疗卫生服务机构进行支出补偿，其目的主要在于鼓励医疗卫生服务机构提高服务的质量和效率，改善卫生服务的公平性和公益性。

（二）专项补偿

专项补偿是一种直接补偿形式，是指政府财政对医疗卫生机构的基本建设、设备购置、学科专业发展等提供的专项财政拨款，用于补偿医疗卫生机构的建设发展，保障政府对支农、支边、援外以及紧急救治的必要经费。《医药卫生体制改革近期重点实施方案（2009—2011年）》特别指出，专项补偿还要对中医院（民族医院）、传染病医院、职业病防治院、精神病医院、妇产医院和儿童医院等在投入政策上予以倾斜，对政策性亏损要及时补偿。

（三）政府购买

政府购买是指政府财政全额对医疗卫生服务的支出进行购买以及对所需费用进行补偿。政府直接购买这种方式与经常性补偿和专项补偿的不同在于，政府直接购买多适用于城市社区卫生服务机构的财政补偿，而经常性补偿和专项补偿多用于公立医疗和公共卫生医疗服务机构。社区卫生服务机构按照该区域内的居民数量和疾病特征，提供一定内容的对应服务项目，这些服务项目又按照一定的卫生服务标准由政府出资对社区卫生服务机构进行直接支付的财政补偿。这通常有两种购买方式：一是社区卫生服务机构直接依据本社区内的人口数量和卫生特征将卫生服务项目打包成社区公共卫生服务包，政府直接对社区卫生服务包进行核定购买；二是对未建立社区公共卫生服务包的社区，政府依据社区卫生服务机构提供的人口数量、服务项目、服务内容以及服务数量等制定相应的服务费用标准，政府对这些标准进行核实后直接支付购买。政府直接购买社区公共卫生服务主要是一种功能性补偿，但同时也是政府职能的体现。

医疗服务收费作为另一种财政补偿渠道，主要是因为实行药品零差率销售后，药品收入不再作为基层医疗卫生服务机构经费的补充渠道。基层医疗卫生服务机构提供的医疗服务价格按照扣除政府补偿后的成本制定，对此减少的收入或是形成的亏损再由政府补偿或是调整医疗技术服务的价格，适当提高部分药事服务费用。将现有的挂号费、诊查费、注射费以及药事服务费合并为一般诊疗费，不再单独设立药事服务费，合并后的项目内容和价格制定由国家价格主管部门会同财政、卫生、人力资源社会保障等部门共同制定。其中对一般诊疗费的收费标准可依据当地基层医疗卫生服务机构的实际情况和能力，确定合理的支付标准和补偿比例。

三、政府财政补偿的模式

政府财政补偿的模式依据补偿的主体不同所选择的补偿模式也不同。城市医疗卫生服务机构按照主体分类可以分为公立医院和城市社区卫生服务机构两类。公立医院和城市社区卫生服务机构的财政补偿模式受卫生服务筹资和财政供给的影响，可以分为财政直接补偿模式和双重补偿模式两种类型。

（一）财政直接补偿模式

财政直接补偿模式是指政府财政以税收为补偿资金，对政府举办的公立医院和城市社区卫生服务机构采取全包全揽或是以服务购买的形式实施的补偿模式。这种模式多为国民卫生体制国家或者地区采用。在这种模式下的卫生服务需求者几乎不用承担医疗卫生费用或是只承担极少的自费项目，其全部或是多数费用由国家财政支出补偿。这种模式的优点是能够保障人人享有公平的卫生资源服务，能够使卫生总费用降低；问题在于政府财政的全额包揽会使卫生服务的效率低下，政府财政补偿的开支巨大。

（二）双重补偿模式

双重补偿模式是在社会医疗保险体制和商业医疗保险体制国家及地区采用的模式，这种模式的补偿资金主要来自政府财政和医疗保险经办机构。其中政府财政补偿只占较小的部分，主要用于对一些基础设施建设、器械设备购买以及部分功能性服务支出的补偿；而医疗保险经办机构则通过医疗保险基金对经常性运营支出进行补偿，包括人事管理成本以及日常性经营开支的费用补偿等。双重补偿模式的优点是可以保障卫生服务的效率，使服务需求者获得高质量的卫生服务以及舒适的医疗服务环境；但缺点是这种较高的效率是以高额的卫生费用以及某种程度的不平等为代价的。

我国在财政补偿的模式选择上，不论是财政直接补偿还是双重补偿模式，都应该根据实际情况做选择而不是照搬硬套。一方面，政府对医疗卫生服务大包大揽的直接补偿会产生效率低下、资源浪费和财政开支巨大的问题;另一方面,医疗卫生服务全面市场化也将引发与市场效率相背离的结果。这里的医疗卫生服务市场化,是指将医疗卫生领域全面开放,所有问题由市场决定,实行竞争自由化。这样的市场是不能解决公平和效率问题的。实践表明,并不是开放市场化就能解决所有的问题,无序的市场竞争势必使医药费用不断上涨,最终导致社会保险负担不起、整个社会医疗保险体系陷入崩溃的危机。我国在财政补偿模式的选择上,应该以维护广大人民群众的健康需求为根本出发点和落脚点,将财政直接补偿与市场机制下的双重补偿相结合,同时调动政府和市场的积极性。在政府制定政策、增加投入和严格监管的主导下,积极发挥引导市场机制的双重补偿模式,建立适合我国基本国情和体制的"政府为主导,市场作补充"的补偿模式。

四、政府财政补偿的目的

（一）履行政府职能,回归公益服务

政府在医疗卫生体系中最重要的职能就是确保医疗卫生服务的公平性,使其回归公益服务的性质。基层医疗卫生服务机构是我国医疗卫生服务体系的薄弱环节,其能力强弱直接关系到人民群众的切实需求利益。因此,政府必须履行其基本的职能职责,在基层医疗卫生服务中起到主导作用。对政府举办的基层医疗卫生服务机构,要切实保障对各项卫生服务资金及补偿资金的足额到位,将政府财政补偿资金以财政预算和基建资金的形式支出,并及时调整医疗卫生服务收费项目和医保支付政策。同时,明确地方各级财政的分担比例和具体补偿办法,保障各级医疗卫生服务机构的正常运行以及在规划和发展上的完善,切实建立起具有稳定性和长效性的基层医疗卫生服务补偿机制。

（二）提高服务效率,改善服务质量

政府对医疗卫生服务机构的财政补偿目的在于提高服务的效率以及对服务质量进行改善。要达到服务效率的提高和服务质量的改善,除了政府部门在财政支持上加大投入力度外,还必须引导医疗卫生服务机构从内部

深化改革，加强内部管理。在管理体制的分工上，政府部门、卫生行政部门以及卫生服务机构要合理区分三者的管理权限。政府部门要重点解决财政投入多少及补偿程度的问题；卫生行政部门要重点解决卫生服务监督问题，保障卫生服务管理流畅优化，节约成本，提高效率；卫生服务机构要重点提升服务的效率和质量的问题，将卫生服务的工作重点放在对服务效率的提高以及服务质量的改善上，以优质的服务、合理的价格以及优良的技术为群众提供高效率、高质量的全方位服务。

（三）强化公共服务，实现健康平等

实现健康平等是政府补偿医疗卫生服务的重要目标。健康程度的高低与所获得的医疗卫生服务是呈正比的，假如群众在医疗服务水平上的差距过大，那么获得的医疗服务将会不均等，进而导致卫生服务的贫富差距直接拉大。因此，政府对医疗卫生服务进行财政补偿投入，就是为了能够保障所有公民都能够获得公正、平等的医疗卫生服务机会，消除医疗卫生服务中贫富不均和分配不公的现象。同时，政府对医疗卫生服务进行财政补偿投入，也是促使医疗卫生资源能够合理得到配置，对医疗卫生服务市场的布局和结构起到合理的调整，引导医疗卫生服务机构实现健康平等，从而通过提高广大群众对医疗卫生服务的利用能力来促进医疗卫生事业的健康发展。

第五章　国外医疗卫生补偿机制的模式与发展

第一节　国外医疗卫生补偿机制的模式

合理的卫生财政补偿机制是政府实现公共卫生服务公益性的基本保障。当前，国际上绝大多数国家都有自己的卫生补偿机制，对其进行归纳，可以总结出三种模式，分别是政府主导型模式、市场主导型模式和社会参与型模式。

一、政府主导型模式

政府主导型模式主要是指国家通过税收筹集资金，以财政预算支出的形式划拨给卫生管理部门和卫生服务机构，确保所有公民都能够获得免费的卫生服务。这种模式也可以看作是国家卫生服务体系。最具代表性的国家有英国、澳大利亚、印度等国家。因此，这种政府卫生服务体系也称为“英国模式”或者“公共集成模式”。政府主导型模式在英国称为“福利型国家体制”，主要是因为英国在 1948 年建立的国民健康服务模式 NHS（National health servicel），这是一种典型的公共集成模式。在 NHS 模式下的英国政府既是卫生服务的提供者，又是卫生服务的购买者，主要通过税收来筹集医疗资金和支付医疗费用，保障每一个在英国获得居住的公民都能享受到免费医疗的权利。这一模式被 WHO 称为是欧洲最大的公费医疗机构和世界上最好的医疗服务体系之一。英国的 NHS 模式在财政分配上实行的是分级保健制，其中：一级保健是指基础保健，这是 NHS 模式的主体，主要是由家庭诊所和社区诊所构成，由 NHS 负担的费用大致包括基础诊治费、住院医疗费、产前检查与生产医护费等，政府财政资金中的 75％用于补偿这一级；二级保健主要包括公立医院和部分私人医疗机构，主要负责重病诊治和手术治疗。尽管在英国公立医院作为 NHS 的主要补偿医疗机构为全民提供免费的医疗保障，但有时医疗资源还是不能满足民众的需求，这时就会有人考虑接受私人提供的医疗机构治疗而产生自费的状况。二级保健主要是由财政补偿和部分病人自费购买组成的。

澳大利亚的全国健康保险制度与英国的 NHS 模式具有相似之处，这种全国健康保险制度同样是政府通过普通税和强制性健康税来进行筹资，向全体公民提供公共卫生服务和医疗保健服务。与英国 NHS 不同的是，NHS 模式中的公民选择是自由参与的，而澳大利亚的全国健康保险制度是政府强制参加的。政府对购买保险的人群进行财政补偿，但对于未购买保险的人群则实施惩罚性税收来提高所有参保人抵御风险的能力。在澳大利亚，政府财政对所有满足条件的参保人群进行财政补贴，包括在公立医院享受免费的门诊服务、医疗服务、护理服务和其他服务。假如患者对公立医院的服务不满意，还可以选择私人医院或是私人医疗机构接受治疗，享受辅助性医疗卫生服务，其中所产生的医疗费用由财政进行补偿。

在医疗卫生服务方面，英国政府将医疗卫生服务的经费全部纳入政府的财政预算范围，并且对超出预算的医疗卫生服务费用进行全额财政补偿，目的就是将医疗卫生服务作为社会福利由政府向全民提供，实现以公平为基础的全民卫生服务。由此可见，首先，在政府主导型模式下的政府财政主要是由政府提供全民的公共卫生服务和医疗保健服务，政府在其中占主导地位，由政府财政进行全额预算和财政补偿；同时，以私营医疗机构作为补充，但对象主要是面向收入高、要求高的人群，因此这部分比例在整个系统中只占有极小的比例。其次，政府主导型模式下的财政支出能够更好地利用和整合卫生资源，覆盖性强的特性使英国在公共卫生管理上体现了“人人享有初级卫生保健”的公平性，降低了卫生总费用；同时，这种全民免费的模式还融入了部分“社会主义”国家的福利思想，体现了社会的公平。但政府主导型模式并非没有缺点，虽然英国政府对于NHS提供了全额的财政补偿，但其中大部分资金主要用于维护整个大的公共卫生体系，对于真正用到病人身上补偿资金的总数不到40%；加之NHS实行的全民免费制度使得公立医院和国内的医疗卫生服务机构几乎没有额外的经济效益，导致公立医院和国内的医疗卫生服务机构人员的工作积极性低下，从某种意义上反而降低了公立医院和卫生服务机构的效率。

二、市场主导型模式

市场主导型模式不同于政府主导型模式。政府主导型模式主要是靠政府的财政支持及财政补偿来实现全民免费的医疗卫生服务，而市场导向型模式主要是以市场为导向，依靠私营保险来实现医疗卫生保障，其中只有少部分为公共财政提供。市场主导型体制主要适用于市场经济高度成熟的国家，其中最典型的国家就是美国，因此这种模式也称为“美国模式”。在“美国模式”中，由于美国的医疗卫生体系具有高度市场化的特点，因此导致美国的医疗卫生体系和医疗卫生服务结构十分复杂。在整个医疗卫生服务体系中没有统一的医疗部门划分以及完整的卫生管理机构，整个医疗卫生服务体系中占据了大量的医疗保险和健康保险项目。这种模式表面上是以公立医疗卫生服务体系为主，是提供医疗保障资金的公有医疗体系，但实质却是以私人医疗机构和商业医疗保险为主的高度市场化的公私混合型体系。这种公私混合型体系主要由雇主型医疗保险、公有医疗体系和商业医疗保险三大部分构成。其中，雇主型医疗保险在这三部分中占据主导地位。雇主型医疗保险是指具有一定规模的企业为其雇员购买的医疗保险；公有医疗体系主要是由政府承担，由政府财政出资对65岁以上的老人、残障人士和低收入群体的医疗保健和救助群众进行的财政补偿；商业医疗保险是指个人在市场上自行购买的医疗保险，商业医疗保险中除了社会医疗保险是政府主导提供补偿外，其余的医疗保险形式均为私人保险。

在以市场为主导的模式中，美国政府对市场经济的运营并不进行干预。

政府的财政补偿也只是用于提供部分医疗保障资金用来确保老年人、残疾人、穷困和失业人口的就医保障，并且这种由政府和慈善机构兴办的具有非营利性公立医院和卫生机构只占美国总数的 30%，而营利性的医院和医疗机构却占到了总数的 70%。在财政补偿方面，美国模式下的财政补偿主要是由卫生保健筹资管理局来进行规划管理的，该机构对所有 65 岁以上的老年人提供完全免费的医疗卫生服务和医疗照顾，产生的所有费用由联邦政府进行财政补偿。同时，联邦政府还要求各州政府要按照联邦政府制定的卫生标准和卫生准则，并且结合各州的实际状况对低收入家庭、伤残病人以及弱势群体提供免费的医疗护理和医疗救助，其中产生的救助费用和护理费用由州政府和联邦政府依据相应的责任划分共同承担支付金额。

从整体上看，“美国模式”虽然存在一部分财政补偿政策，但主要以市场调节机制为主，以需求为导向来提供卫生服务。在这种模式下，各种医疗服务为了商业利益，互相竞争，竞相推广各类保险服务，导致整个国家缺失社会化的医疗制度和全民性公共卫生服务。另一方面，政府的责任和财政补偿只是针对老人和穷困群体，而对于年轻人而言，具有一定规模的企业会为其雇员购买医疗保险，剩余的医疗服务费用则需要自己购买保险承担。因此，这种市场化带来的医疗卫生服务和保险不平等是市场性主导模式的一大缺点。同样，以市场为导向的医院也具有营利性特征，加之政府一般不干涉市场经济的运营，所以对财政补偿的投入力度不如政府主导型模式的财政补偿投入力度大，这就造成医院对无力承担医疗费用的病人产生排斥，保险公司也会通过提高医保费进而排斥患高发病的普通人群。同时，在市场机制下的医院和医生收入是与服务量直接挂钩的，这会造成医生对患者产生过度医疗，造成患者的医疗费用增加。据 2013 年美国卫生医疗统计显示，美国的人均医疗费用每年高达 5 000 美元，占总体收入的 27%。正是因为美国的市场主导型模式存在过度市场化的缺点，因而在 2010 年通过了《医保改革法案》。该法案将使美国 3 400 万原本没有能力与资格购买医疗保险的美国公民从 2014 年开始陆续获得医保，这也是美国进入“全面医保”的时期。政府将通过调整和增大政府对医保的支出结构和财政补偿，以及削减不必要的开支来提高医保体系的运行效率，同时通过适当的行政干预来实现全民的医疗保险，体现医疗卫生服务的公平性。

三、社会参与型模式

社会参与型模式也称为全民医疗保险模式。它与市场主导型模式的区别在于，市场主导型模式是以市场医疗保障制度为主，该制度是在国家商业保险法规下由市场保险提供和生产的，由个人和企业团体实行自愿购买的制度模式。市场主导型模式中的政府对医疗机构和公共卫生服务的财政补偿，是通过医疗保险基金来完成的，而并不直接通过支付来购买服务。而社会参与型模式主要是以全民医疗保险制度为主，它是一种强制性的医疗保险制度，是以强制购买保险的方式来保护社会群体获得公平的医疗服务。这种模式下的财政补偿不仅仅是对货币的补偿，同时还包括对政策和收费项目等方面的补偿。这种以社会参与型模式为主的国家主要有日本和德国。

日本的社会保险构成形式多样，内容广泛，保险种类几乎覆盖了全体民众。但日本的保险项目大多数都是以保障健康为主的保险种类，因此也统称为社会健康保险。在日本，医疗保险是一种强制性的国家保险制度，所有日本人和有条件留居日本的外国人都必须加入不同形式的医疗保险。日本对于医疗保险的财政补偿经费主要是由个人缴纳保险费（按工资比例的8%—10%缴纳）、国家和地方政府根据不同的医疗保险组织参保的人数使用的医疗费用情况给予一次性财政补偿或是按比例进行补偿。为了促使日本全体民众加入社会健康保险，日本政府对于加入社会健康保险的人群制定优惠的补偿政策来吸引更多的民众加入。其中，对于没有收入的外国人、留学生和研修生等在缴纳保险费时可以享受减免政策，只需缴纳少量的医疗保险费就可以享受国民健康保险待遇；在看病时如果加入了社会健康保险，就只需要支付30%的费用即可，剩余的费用将由医疗保险进行补偿。日本的保险制度还规定，只要参加社会健康保险的人员，在就诊后除报销医药费外还可以领取一定数量的医疗补贴，其中包括因病缺勤补贴、分娩补贴、失业补贴和死亡送葬补贴等。参保人的家属也同样可以获得一定的财政补偿，包括报销70%的门诊费用和80%的住院费用。伤残人士加入社会健康保险后，在医疗费用超过一定额度时还可以申请超额部分财政补偿。年满70岁的参保老人以及6岁以下的参保儿童不仅可以从当地政府获得免费医疗，同时还可以获得一定的财政补偿。

相比日本的社会健康保险，德国的社会医疗保险就没有如此的强制性，而是规定除法定范围内的医疗保险必须购买外，其余的保险均由公民自行决定购买。据资料显示，德国法定医疗保险的覆盖率达到88%，其中强制性参保者及其家属占到74%，自愿参保者及其家属占到14%。在自愿参保的人数中，9%的人口自行购买了私人保险业务，2%的人口属于享受政府免费提供医疗保险范畴内的福利人员。因此在原则上，德国政府规定凡是参加法定医疗保险的公民都能享受国家的财政补偿，对于就诊所产生的费用按一定额度进行减免。

社会参与型模式的特点在于国家财政虽然承担了大部分的医疗费用，但国家并不直接对居民的医疗费用进行补偿，而是通过实施社会医疗保险制度，将医疗服务作为确保项目来实现对全体居民的医疗保障。这是一种医疗服务社会化、医疗费用国家化的医疗服务模式。其缺点在于随着医疗费用总额的上升，国家对医疗保险承担的费用也相应提高，国家的医疗负担不断加重；同时，保险费率的提高也致使被保险者负担加重，特别是以农民和低收入为主的家庭经济负担将更加严重。

表5-1　　不同模式下各国卫生费用的基本情况比较

国家	卫生总费用占GDP的比例(%)	个人卫生支出占卫生总费用的比例(%)	社会保障性卫生支出占卫生总费用的比例(%)	政府卫生投入占卫生总费用的比例(%)	政府卫生支出占总费用的比例(%)	人均卫生总费用(美元)
世界均值	6.50	39.20	25.50	60.80	11.60	496
美国	17.60	51.80	86.40	48.20	19.90	8 233
英国	9.60	16.80	—	83.20	15.90	3 433
澳大利亚	9.00	31.50	—	68.50	16.80	3 685
德国	11.50	23.20	88.60	76.80	18.50	4 342
日本	9.20	19.70	87.30	80.30	18.20	3 120
中国	5.10	45.70	64.20	54.30	12.10	373

数据来源：WHO：《World Health Statistics 2013》。

第二节 国外政府财政补偿的支付方式及特点

国外政府对医疗卫生服务的财政补偿很少会单独使用某一种方式来对医疗卫生服务进行支付，而是根据本国自身的国情和卫生体制的特点来制定相应的支付方式，以适应本国医疗卫生服务的供给及筹资的保障。通常，国外常用的支付方式有以下几种。

一、按人头补偿的支付方式

按人头补偿支付方式是目前国外一种比较常见的支付方式，主要为美国、日本和德国等社会保障制度比较完善的国家所使用。这种支付方式的特点在于支付方式是严格按照社会保障的要求和规定执行的，在财政补偿的类型上属于双重补偿的性质。在具体实施中，社会保障机构会在每一个支付周期对参加社会保障的参保人按照合同的约定，预先向需要提供服务的医疗卫生机构支付一定额度的费用。在此期间，医疗卫生服务机构会根据参保人在合同内拥有的项目进行服务支付，产出的费用不再另行收取。但假如参保人不满意合同范围内的服务项目而选择额外的服务项目，这时参保人则需要另行付费；随后，政府财政会对医疗卫生服务机构和参保人支付的费用进行一定的财政补偿，以此来鼓励医疗卫生服务机构的提供方不会因为资金问题而降低成本、滥用检查项目或是依靠提高药品价格来获取额外收入，降低参保人员的健康水平。采用人头补偿支付的优点在于，支付方式在操作起来简便易行，只需要在每个支付周期核实参保人的数量和人均标准，按照合同规定向医疗卫生服务机构预先支付一定的费用即可。这种支付方式对于提供服务的医疗卫生机构而言，不仅保证了定点服务机构的人群数量，还可以有效地控制疾病的发生，增强预防保健的作用。同时预先支付的资金还可以促使医疗卫生服务机构增强费用的控制意识，减少不必要的过度医疗行为。但是缺点在于，该支付方式规定了在一个支付周期内，参保人不能自行选择医疗卫生服务机构，因为在这种支付方式下的医疗卫生服务机构是按照参保人的覆盖数量来获得财政支付和补偿的，即使参保人在支付周期内没有获得任何卫生服务，医疗卫生服务机构仍然可以获得相应的支付金额。因此，这就使得参保人在某种程度上不能得到有效的救治，医疗卫生服务部门在选择上也会倾向于选择相对健康的人，从而降低卫生服务的控制成本，减少应提供的治疗服务。

二、按服务项目补偿的支付方式

按服务项目方式支付是指在医疗过程中所产生的项目费用，都是按照预先制定好的医疗服务价格和所拥有的服务量来决定的，对项目费用的结算也是由物价部门规定或者服务方与被服务方之间双方协议共同约定而成的。这种支付方式在财政补偿的类型上属于双重补偿的性质，采用这种方式的国家以韩国、比利时等国家为主。这种支付方式的优点在于，服务需求方能够自由对所需要的卫生服务项目做出选择，同时也能够享受到不同卫生服务机构提供的服务。这种方法有利于服务提供方之间产生竞争。服务提供方为了能够最大限度地保留住服务需求者，就必须改善医疗卫生服务水平、提高医疗卫生服务效率，增加新的医疗卫生项目以保证服务需求者能够获得满意的医疗服务。这种方式在一定程度上会激励医疗卫生体系进行全面的改革，有利于卫生事业的长久发展。但该支付方式也存在一定的缺点。首先，对于医疗卫生机构提供的服务项目无法有效地界定和判断，不能根据某一个人的满意度来当作整个群体对这项卫生服务项目的满意度，这就增加了对卫生服务项目准确定价的困难。其次，该支付方式下的医疗卫生机构还容易产生诱导需求，即服务供给方通过先进的医疗卫生设备或是精密检查仪器的使用来增加被服务方的信任感，进而产生医疗费用的过度增长。目前，绝大多数国家已经不再使用这种支付方式，或是对这种支付方式加以改进。

三、按疾病种类补偿的支付方式

按疾病种类补偿支付方式主要有美国、英国、澳大利亚和加拿大等国家使用。这种支付方式的特点在于，根据不同的病种类型，按照每个特点的病种进行定额支付，定额支付超出部分的费用由医疗卫生服务机构自行留用；实际费用超出定额费用的部分则由医疗卫生服务机构自行解决，医疗保险对此超出的费用不予补偿。目前，最常见的按病种付费的支付方式是美国的老年人医疗保险中的DRG系统，该系统将疾病分为485种，其中对每一种疾病都确定了不同的支付率。这种支付方式的优点在于对卫生费用的控制作用比较强，可以提高操作的效率和透明度，鼓励医疗卫生服务机构提高服务质量，控制对高新设备的重复使用和昂贵药物的滥用，努力降低医疗卫生服务的成本。对于医疗卫生服务中的实际消耗的费用，可由服务剩余的费用进行合理补偿，服务双方易于接受。但这种支付方式的缺点在于，首先，对医疗卫生服务疾病种类的分类和如何有效确定定额还存在一定的准确性和难度。因为疾病的变化是难以预料的，这就导致在实际过程中对病情的严重程度无法准确测定，对于一些罕见病种无法分类定价。其次，这种支付方式还抑制了高新技术和设备的利用。因为高新技术和设备的运作成本远远大于获得的超额费用。加之政府对此超出的费用不予补偿，这就导致医疗卫生服务机构为了留取更多的费用而降低服务的利用成本，以低于固定价格的费用来提供医疗卫生服务，从而间接阻碍了医疗卫生事业的长期可持续发展。

四、按定额补偿的支付方式

按定额补偿支付是指以个体为单元，以每次或每日为结算形式来进行的费用支付方式。这种方式在国外多适用于医疗保险方面，主要是以国家医疗保险为主的国家多采用这种主流支付方式。该支付方式在财政补偿的类型上同样属于双重补偿的性质，德国是采用这种支付方式的国家。按定额补偿付费支付的方式主要采用按日结算的支付形式对医疗卫生服务机构进行补偿，并且每次补偿的程度与服务的时长呈正比。换言之，医疗卫生服务的时间越久，耗费的天数越多，医疗卫生服务机构获得的补偿就越大。这就使得医疗卫生服务机构有足够的动力来延长服务的周期。从总体上看，这种定额补偿的支付方式对提高服务效率、控制疾病蔓延和维持身心健康有一定的重要作用。但这种支付方式的缺点在于，首先，对结算单元的价格确定存在困难，对医疗卫生服务提供的质量在测度方式和指标评价上难以有效界定，容易造成服务效率和支付费用之间存在不关联的弱化关系，难以体现“优质优价”的特性。其次，对于单元服务价格的界定还需要具有较高的监管能力，这就从另一个角度要求医疗卫生服务机构必须要提升相应的监管能力，不断通过内部改革来提高效率进而降低成本。

五、总额预算支付方式

总额预算支付方式是指对医疗卫生服务机构的财政支付，不论是在医疗卫生服务的质量上是否具有效率，还是在医疗卫生服务的数量上是否有提升，都要按照每年度预先确定的预算费用对医疗卫生服务机构进行支付。总额预算支付方式的支付额通常是根据每年医疗卫生服务机构所拥有的服务人群数量来确定的，但也有个别国家是根据以往的总额预算费用和医疗卫生服务的利用成本推算出来的。采用总额预算支付方式的国家主要以澳大利亚、挪威和葡萄牙等国家为主。这种支付方式在财政补偿的类型上属于国家财政支付补偿的性质。该支付方式的优点在于，提前确定了每年度的卫生服务预算额度，这就迫使医疗卫生服务机构对内部管理进行改革，在提供医疗卫生服务的过程中，迫使医疗卫生机构合理地运用医疗服务设备和改善服务方式，以优质的服务态度和高效的服务效率来吸引卫生服务需求者；同时，对卫生服务费用进行严格控制，简化支付手续以及降低管理成本，进而对有限的卫生资源高效利用。但缺点在于，首先该支付方式在总额预算的过程中，容易受到主观因素和客观因素的影响而无法做到科学、合理的总额预算，诸如遇到财政政策调整或是服务对象增减等因素都会对总额预算造成一定程度的影响。其次，总额预算支付方式是按照每年度的预算提前支付卫生服务费用，这使得医疗卫生服务机构在每年度内获得的卫生服务费用是固定有限的，这种情况下就会造成医疗卫生服务机构在服务过程中，为了尽可能多地保留资金费用而减少服务项目以及对医疗卫生设备的更新，从而间接影响卫生服务事业的可持续发展。所以，对总额预算支付方式在短期内能够快速使得医疗卫生服务成本得到控制，但在长期内无法做到成本控制而受到阻碍。因此，总额预算支付方式必须要在前期对预算制定的过程中就要做到精心设计以及建立强有力的监督机制作保障，只有这样才能使医疗卫生服务的质量不受到影响。

表 5-2　　不同支付方式的对比

支付方式	风险程度	服务的平均成本	服务效率	服务公平性	服务满意度
按人头补偿支付	承担所有风险	减少	弱	一般	差
按服务项目支付	无风险	增加	一般	弱	好
按疾病总类支付	有风险	减少	强	强	一般
按定额补偿支付	有风险	减少	一般	一般	好
按总额预算支付	承担所有风险	减少	一般	一般	一般

第三节　国外卫生服务支付制度的发展趋势

随着世界经济、文化、社会的不断发展和推动，各国都开始将医疗卫生改革看成是同政治、经济改革同等重要的组成部分。自 20 世纪以来，各国都开始采用渐进式的方式开始对原有的卫生体制进行改革，其中最主要的就是对卫生支付制度的改革。综观国外医疗卫生的支付制度，都存在一个共性的目的，就是在预算允许的范围内最大限度地降低伤病患者负担，提高医疗卫生服务的效率，改善民众的生活质量。因是，各国都对现行的卫生支付制度进行总结和完善，将不适宜的内容和环节予以改革或完善。就世界范围而言，现今主流的有以下三种卫生服务支付制度。

一、人头付费制

人头付费制是近年世界各国比较常用的一种卫生支付制度。以往常用的卫生支付制度一直是以按服务项目支付为主。这种方式的弊端在于卫生服务机构容易提高卫生服务项目的价格，以此来获取更多的医疗卫生服务费用。据 WHO 对采取按服务项目支付国家调查中发现，一些发展中国家的卫生机构曾经试图制定出一套收费标准来控制对医疗卫生服务价格的抬升。但之后又发现，就算制定出一套收费标准来对服务价格进行控制，医疗卫生服务机构仍然可以将卫生服务项目进行拆分后再重新收费，之后还能将服务项目再次进行包装升级，进而再次提高服务费用的价格来进行诱导性消费。因此，按服务项目支付的制度就算卫生机构能够控制住对卫生服务价格的抬高，但依然无法保障对卫生服务的质量和总支出的控制，因此这种制度反而造成了医疗服务费用的上涨。

为避免和制止这种情况的发生，各国卫生机构发现按人头付费制是一种比较好的替代方式。尤其是在初级卫生服务保健当中，医疗保险机构能够按照预先确定的人口数量作为对医疗卫生机构的付费标准，而不用考虑和预计实际发生的医疗服务数量。实行按人头付费制比较好的国家是英国和德国，尤其是在初级卫生保健市场中建立了“全科医生”。在英国的全民免费医疗体制中，由国家财政负责出资对全科医生进行费用支付；在德国的社会医疗保险体制中，由公立的医疗保险机构对全科医生进行费用支付。这些持有资金和费用的全科医生须承担所有的经济风险，因此这种方式便会促使全科医生在服务过程中控制成本并且加强预防医疗服务。但是有时“全科医生”也会根据参保人的年龄、健康状况等因素调整不同人群的付费标准，进而产生风险调整。所以，对于人头付费制的发展趋势来讲，最好的方式就是用人头制来覆盖综合保险，其中包括对医疗服务、医药价格以及高治疗成本疾病的再保险等。因为采取这些再保险制度可以降低那些按人头制领取报酬并且筛选高风险病人减少大病服务量的倾向。

二、病种付费制

病种付费制也称为诊断相关分类法（DRGs），这种方式也是当今世界公认的比较先进的支付方式之一。DRGs 是美国为了改变之前按服务项目付费制度造成的高额卫生费用而研制的替代方式，主要是通过统一的疾病诊断分类将传统的按项目支付制改为预定额付款制，从而达到医疗资源利用的标准化。美国自1993年开始实施DRGs后，几乎每年都要对病例的诊断类目进行修订，现行的最新版本DRGs分类主要是按照8个因素，即主要诊断、次要诊断、主要手术、重要合并伴随病、年龄、新生儿体重、昏迷时间、是否死亡进行的分类。GDRs在具体的应用中是当病人从入院开始就进入医院的GDRs系统，医院会依据病人的不同、病情的不同以及治疗手段的不同来对应各自的DRG编码相。其中病人享受的医疗质量和费用成本全部按照住院时的病情分类型管理，对各种病型实行质量、效率以及费用的指标内控制，并且以病例单元为基础对住院病例实行质量、效率和效益的综合评价。对于同种类、同病型的医疗费用在设置上进行警示提示，并由计算机提示超出警戒线的病例病案号、病例分型、诊断方式、转归过程及主治责任医师，这些控制将对病人入院后的医疗活动进行有效的监控，并且起到控制过度医疗行为的作用。GDRs系统还对于掌握单病种费用标准值及其区间值有明显的作用。对于超标医疗费、超标医药费等超额费用均纳入缺陷管理，使之能够较为客观地评价医院的费用标准以及工作效率，同时对决策者和第三支付方提供有效的决策信息，进而制定正确的卫生政策。

美国自1993年开始使用GDRs后，医疗费用从原来的16%—18%降到7%—8%，其中短期住院的比例降低了12%，治疗人数降低了1%。因此，美国的实践证明GDRs对医疗费用的快速增长能够起到一定的控制，并且提高了医院的效率和产出率；GDRs还强化了医院的经营和管理能力，在提高服务效率和服务产出的同时，还能够提高病人的满意度。

澳大利亚也在全国实行DRG(病种加权付费制度)方式，并且在全国范围内实行对医院的支付改革和费用补偿。但不同于美国的是，澳大利亚的DRG是以美国的GDRs方式为基础，并且结合本国实际医疗卫生政策进行改进，进而推行和演变出按病种加权付费制度。病种付费加权制度实际上也是一种定额付费制度，原则是根据医院的住院、门诊等其他服务予以按定额支付费用。其中，政府财政对于病种加权的拨款费用主要分为五个方面：一是按照上一年医疗卫生机构治疗的人数进行定额拨款；二是对本年度可增加的治疗人数进行预测，从而对定额支付费用进行灵活补偿；三是对医疗培训、医学教学以及医院发展等进行补助性拨款；四是对于医疗效率突出、积极收治急症病人并对其治疗的医院或是诊所实行额外补助性拨款；五是对于服务质量好、效率高、满意度评价高的医院进行奖励性拨款。这种病种加权的拨款方式给医院注入了活力和动力，促使医院对其工作质量进行重新评估，并且不断改变方式降低成本，以提高服务效率和质量。

三、混合支付机制

混合支付机制是把以成本为依据的补偿机制和预防制结合在一起的一种支付机制，在亚洲国家中使用较多，如日本和韩国。这种支付机制的优点在于，不仅能够激励医疗卫生提供者降低成本，还能够补偿医院之间由于病例组合不同所导致的费用差异问题。日本的混合支付机制主要是由政府支付、雇主缴纳税费以及雇员自行缴纳捐税来共同担负支付的费用。其中雇主缴纳的税费包括三部分：一是公司和公共部门机构员工的健康保险。员工健康保险根据雇主的类型又进一步分为三个类别：Seikan 类型，是指政府为中小企业及其员工提供的保险；Kenpo 类型，是指为较大企业员工及其家属管理健康保险事务的公共团体；Kyosai 类型，是指为国家和地方公共部门职工和私立学校教师及其家属提供的健康保险。二是 Kokuho 系统，指国家健康保险，主要为私营、退休人员及其家属提供保险。三是 Roken 系统，是指老年人保健专项共担基金。在日本，病人接受医疗卫生服务在缴纳承担费用中的自费部分之后，服务的提供者会对费用的结算出具一份医疗费用保险清单，病人需要将此清单提交给健康保险的提供方 Seikan，Kenpo 或者 Kyosai 进行申请报销偿付。在这些系统里，保险清单会根据正式的统一收费清单对偿付情况进行详细的分类，之后根据报销的额度对医疗服务费用进行清偿。

在日本的医疗服务支付制度中，最主要的步骤就是制定医疗服务收费清单。因为对医疗服务收费清单的制定，不仅是对医疗服务成本的控制，同时还是限制服务提供数量和减少药品费用的主要方式。

在韩国，混合支付机制主要是由政府与服务提供者、消费者和企业共同确定医院的经营预算和费用支付标准。在该机制中，政府负责制定整个卫生政策，包括医院、医生以及药品等价格的最终标准制定。政府同时承担国内大约 10%的最低收入阶层的医疗费用，其余的则由医疗保险协会采用雇主支付方式，对参加健康保险的每一位雇员及家属进行支付。支付金额至少包括50%左右的保险金，其余的则由雇主通过工资税来承担。这种机制在控制系统内的成本上具有一定的制约作用，因为高额的保险金控制着对第三方保健机构、医院以及医生的资金补助，这就使得这些机构必须提高医疗卫生服务的效率，并且建立有效的费用控制机制，从而有效抑制医疗费用的快速增长。

第六章　财政补偿城市医疗卫生的历史沿革

政府财政补偿医疗卫生是政府实现干预卫生市场，履行政府卫生职能的重要表现。新中国成立以来，政府对医疗卫生从最初高度集中的“统收统支”财政制度转向“划分收支、分级管理”的“分灶吃饭”财政制度，再由“分灶吃饭”的财政制度转向“分税制”的现代财政制度。其间，根据不同阶段面临的问题和任务可以将政府财政补偿医疗卫生的发展过程大致分为四个阶段，即为政府主导时期、市场主导时期、政府规制市场时期和政府回归服务时期。

第一节　政府主导时期(1949—1978)

一、体制特征

政府主导时期是指新中国建立后的1949年到改革开放前的1978年这一时期。这段时期属于计划经济体制时期，政府承担了医疗卫生建设及医疗卫生服务机构运行的主要职责。因此，这段时期政府对医疗卫生的财政投入，可以看作是以政府为主导的时期。

新中国成立初期，在百废待兴的形势下，党和政府部门制定了坚决围绕“面向工农，预防为主，团结中西医，卫生工作与群众运动相结合”的卫生工作方针，以促进医疗卫生事业管理。其间，虽然经过几次调整，但总的工作方针还是以计划经济体制为基础，以政府集中管理国有医院和集体医院为特征的制度模式不变。这种大包大揽的责任模式，主要是受当时苏联实行的“需、供、保、管”模式影响，更多地体现出国家福利的特色。

1965年，毛泽东提出“要把医疗卫生工作的重点放到农村去”的重要指示。在政府的大力支持下，大批城市医护人员深入农村基层，在农村广泛推行“合作医疗”政策，建立了广泛的基层卫生组织，并且改变了农村缺医少药、地方病和传染病肆虐的状况，使我国的医疗卫生事业在农村得到了大力发展，大大提高了农村人口的健康水平。到70年代末，在全国范围内，农村推行的“合作医疗”政策覆盖率已经达到90%以上。

在城市，政府对医疗卫生服务的投入不仅由财政予以全面包揽，同时还推行“公费医疗”和“劳保医疗”政策。其中公费医疗的经费由国家财政直接拨付给各级卫生行政部门以及政府直接管辖的医疗卫生管理机构，实现“专款专用、单位统一使用”的原则。对于城市职工每年可享受的公共医疗经费标准，按照国家确定的预算定额执行，由中央财政直接向地方财政进行专项拨付，超额支出部分由地方政府自行补贴。劳保医疗经费是指从所在企业的福利基金中提取一定比例的经费对职工医疗经费进行补助。虽然劳保医疗经费看似由企业福利支付，但在计划经济体制时期，企业都是属于国家掌控的国有企业，企业的财政资金也是由国家财政进行预算拨付的。因此，劳保医疗经费同样也属于国家财政对医疗卫生的财政补贴。

二、取得的成效

自新中国建立到改革开放前这段时期，政府在医疗卫生服务上取得的成就是有目共睹的。尤其是在对医疗卫生服务机构的财政补偿和投入上，不仅符合当时的经济发展水平，同时还满足了社会卫生服务的需求。这段时期面对当时经济萧条、营养不良、传染病和地方病严重肆虐的危机状况，党和政府面对重重压力选择了异于西方国家的医疗模式，集中精力实施由国家主导、政府财政支持的医疗卫生计划，初步建立了具有全国性、覆盖性、综合性和全面性的医疗卫生服务，使当时短缺的医疗卫生资源得到了有效的利用，极大地改善了国民身心的健康状况。

在财政方面，这段时期政府财政包揽了绝大部分的医疗卫生经费。政府对医疗卫生服务机构的财政补助从“统收统支”政策转向“全额管理、差额补助”政策，即由原来的医疗卫生服务机构收入上缴再由财政拨款，变为财政按实际收支差额补助，年终结余全部上缴的政策。

在城镇建立了“公费医疗”“劳保医疗”和“合作医疗”的卫生模式，并且通过政府主导和财政支持的方式在各地建立了大量的医院、卫生所、诊所和卫生防疫机构，并且实行公立医院全额拨款、差额补助、专项拨款和税收减免等财政补偿机制；建立了覆盖城市和乡镇范围的劳保医疗制度以及针对机关和各类事业单位的公费医疗制度。

在农村，建立了广泛的合作医疗制度并且医疗卫生经费由国家财政包揽。这段时期的经济政策通过政府的主导，使我国经济水平在整体偏低的情况下只占用了3%左右的卫生投入，就使当时全社会成员的卫生需求服务得到了基本满足，使当时比较严重的传染病和地方病得到了有效的控制，国民的健康水平快速回升，其中许多国民综合健康指标还达到了中等收入国家水平。世界卫生组织在1978年召开的阿拉木图卫生会议上将我国的卫生工作评价为“远远超出了按其所处的经济发展阶段可以预期的水平”，将中国的医疗卫生工作推崇为世界范围内基层医疗卫生推动计划的典范。

三、存在的问题

虽然这一时期的医疗卫生工作取得了极大的成效，创造了世界卫生领域的一个奇迹。但是，这一时期的医疗卫生服务在当时所处的医疗卫生制度下，还存在诸多的问题和矛盾。

在政治领域，严格的计划经济管理和过度的行政干预对医疗卫生事业的发展产生了抑制作用，致使“平均主义”和“大锅饭”思想盛行，造成医疗卫生服务的供给与需求不挂钩，“干和不干一回事，干多干少一回事”的消极思想，严重影响医疗机构和医院工作人员积极性，导致服务效率低下，后期出现看病难、住院难的现象。

在经济领域，单一的公有制医疗卫生服务体系造成国家对所有医疗卫生服务实行财政大包揽。这种计划经济体制下的包揽体制，导致医疗保障在制度上缺乏约束机制，医药卫生资源浪费严重，医疗费用上涨速度较快。虽然这一时期的医疗卫生服务体系在建设规模上得到了较快发展，但是由于基础经济薄弱，加之国家的整体经济水平偏低，大包揽的财政制度对卫生资源配置的合理性存在一定的差异，导致医学科技发展缓慢，医疗专业技术人员的水平偏低，医疗卫生的供给能力与不断上升的社会需求能力不能相适应，医疗卫生事业发展速度缓慢。

在社会领域，由于城镇的公费医疗和劳保医疗缺乏相应的约束机制，造成医疗卫生的过度需求，出现“无病拿药，小病大看”“一人公费，全家享受”等现象，加重了国家的经济负担。

第二节　市场主导时期(1979—1993)

一、体制特征

从1978年召开的党的十一届三中全会到1994年的分税制前，这一时期可以看作是市场主导时期。在政策制定上，十一届三中全会将我国的计划经济体制逐步转向市场经济体制，开启了中国改革开放的序幕，引入了市场竞争机制。1979年卫生部《关于加强医院经济管理试点工作的通知》，提出“要运用经济手段管理卫生事业”。在此政策指导下，各级医疗卫生服务机构开始逐步开展以“定任务、定床位、定编制、定指标和定经济补偿”的“六定政策”来管理和经营各级医疗卫生服务机构，其中对任务完成出色的医疗卫生服务机构，政府还提供一定的资金作为奖励。因此，这一政策也被解释为“五定一奖”政策。对医疗卫生服务机构的财政补偿主要以推行经济核算、定额补偿、考核奖惩的管理办法，对实行定额补偿的医疗卫生服务机构按照编制的床位进行补偿，对医疗卫生服务机构在收支结余上的资金给予自行留用。但是，留用资金必须专项用于对医疗卫生环境和条件的改善。

1980年，国务院再次批转卫生部《关于允许个体医生开业行医问题的请示报告》，提出为了改善现有的医疗卫生服务环境，打破以国营公立医院为主导的医疗卫生服务环境，允许符合国家政策和规定的个体提供一定范围的医疗卫生服务来改善和提高现有的医疗卫生服务环境。1984年，党的十二届三中全会的《关于经济体制改革的决定》，提出了要使经济快速发展就必须对现有的经济体制进行改革。在此背景下，国务院在1985年批转了《关于卫生工作改革若干政策问题的报告》，不仅将卫生政策提升至与经济和政治紧密相连的地位，同时还要求卫生服务部门进行必要的改革，以简权放政、多方筹资、共同发展的改革方针，将我国的卫生事业做好，以积极的服务态度、高质量的管理水平和高效率的服务技术来提高医疗卫生服务的整体效率，做好防灾治病的便民工作。该文件的颁布，标志着中国卫生政策的转型由此开始。

1989年，国务院再次批转《关于扩大医疗卫生服务有关问题的意见》，标志着我国医疗卫生事业由计划经济体制开始转向市场经济体制。文件重点提出了卫生事业的五方面改革：

(1) 改变原有的国营性质，推行各种形式的承包责任制。

(2) 对医疗卫生服务的收费按照需求进行适当调整。

(3) 对医疗卫生服务提供有偿的业余服务。

(4) 对能够提供卫生防御和保健并且具有一定条件的单位提供部分有偿卫生服务。

(5) 推行以工助医和以副补主政策。

在财政方面，这一时期的经济体制改变了过去中央"统收统支"的集中财政管理模式。为了调动各方的积极性，国家从1980年开始对各省份实行新的"划分收支、分级包干"的财政预算体制。在这种包干制的财政体制下，国家对医疗卫生事业的财政支出也做了相应调整，将财政补助由原先的"统收统支"调整为"预算包干"。对全额预算管理的单位按国家当年核定的预算包干来使用，年终结余可以归单位自行支配；对差额预算管理的单位采用"定收入、定支出、定补助、结余留用"的办法实行，按国家核定的收入和支出来确定财政补偿的数额，采用包干使用，结余可以自行支配。之后，国家又在1988年进一步对预算包干制度进行了改革。改革后的财政方式主要包括

“包死基数，一定几年”和“核定基数，比例递减”两种方式。“包死基数，一定几年”主要适用于收支比较稳定的全额预算单位和一般差额预算单位；“核定基数，比例递减”主要适合于收入较多、有条件逐步实现经费自给的差额预算单位。

这一时期的财政调整还包括对原先实行劳保医疗的财政补偿经费的调整。其中，对原先行政事业单位的公费医疗经费仍由政府财政支出和补偿；但是对企业的劳保医疗却不再承担补偿经费，而是将企业推向市场，实行“自主经营，自负盈亏”的市场竞争模式。政府放手企业经营，因此企业原先的劳保医疗也将不再由政府财政补偿，而是由企业经营的盈亏来决定企业职工及其家属的卫生福利状况，即企业的劳保经费由企业自身供给，政府财政将不再进行补偿。

二、取得的成效

这一时期的方针主要是以“计划经济向市场经济转变”为主。在经济体制方面，由于所有制结构的改变以及市场竞争机制的引入，使得医疗卫生服务机构在建设的数量上以及医疗设备的配置上取得了巨大的发展和进步。居民的就医环境和条件相比上一时期有了明显改善，医疗卫生服务在总量上也保持逐步增长。据卫生部统计，自1985年—1991年，我国县级以上的医疗卫生服务机构在病床的使用率上到达了80%以上。到80年代末期，我国的医疗卫生服务机构基本解决了居民“看病难、手术难和住院难”的问题。在财政体制方面，1980年可以看作是政府对医疗卫生事业财政改革的一个转折点。由于计划经济体制向市场经济体制的转变，使得政府在预算财政支出方面对医疗卫生事业的发展由原先的财政“大包揽”转为“放权让利”的财政弱化。实施“放权让利”的政策使得医疗卫生服务机构及其卫生工作人员的收入与医院的效益相挂钩。从某种意义上看，这种方式调动了医护职工的工作积极性，提升了医院看病的效率，对于医疗机构内部的资源配置整合治理也起到了推动的作用，使得医疗卫生服务的质量、态度以及医学科研发展水平都得到了一定的提升。

三、存在的问题

相比这一时期所取得的成效而言，这一时期存在的问题也相对比较突出和集中。

首先，在医疗卫生服务效果上，政府财政预算由原先的“统收统支”转变为“划分收支、分级包干”的财政预算体制，这就使政府在财政预算支出方面大量缩减了对医院及卫生服务机构等公共卫生事业部门的财政补偿资金。据统计显示，政府财政预算对医疗卫生部门的支出从 1980 年 36.24％下降到 1993 年的 19.75％，表明政府对医疗卫生事业的财政补偿已经完全交由市场机制决定，企业收益的盈亏不再由政府财政预算包揽，传统的三级服务体系开始解体。特别是农村三级医疗卫生防疫机构，因为缺失财政预算支出的补助而破坏严重，极大地影响了农村居民的就医条件和健康水平。在城市医院虽然实行“划分收支、分级包干”的财政预算体制提升了医疗卫生服务机构职工的工作积极性，使医疗卫生服务机构内部的效率得到了相当大的提升，但是系统的宏观效率却出现了下降。政府将医疗卫生事业完全交由市场进行调控，产生的后果就是所有医疗卫生服务的出发点都是以利益为目标，进而导致医疗卫生服务机构不论是在布局、医疗技术选择、医疗设备配置还是医药物品的选择上都是以市场为导向，以利益为目的。还应看到，对医疗卫生服务本身而言，直接产生经济效益是一个漫长的过程，并且无法以直接形式体现，这就导致对于疾病的防控观念淡化缺失，形成“防病控病”不如“看病医病”重要的错误观念。因此，这一时期的医疗卫生服务经费呈上升状态，但实际上居民的各项健康指标却呈下降状态。

其次，在资源配置上，由于中央政府与地方政府之间的财政关系发生了变化，由原先的“统收统支”转变为“划分收支、分级包干”的财政预算体制，使之相对应的管理体制也相对发生了改变，财政支出责任由原先的中央政府财政预算支出划拨，改为由地方政府财政预算支付划拨。过度的“放权”使得地方政府在资金配给上很难在医疗卫生方面进行大量投入。加之这一时期一些地方政府的经济发展水平能力较弱，在一定程度上没有中央政府财政预算支出的财政补偿，地方政府自身的经济建设就很难发展，更不用说对地方医疗卫生事业的发展起到支持的作用。因此，由计划经济体制转向市场经济体制后，中央政府缩减对卫生资源配置的财政补偿，在某种程度上加剧了卫生资源和健康水平见的地区差异。同时"放权让利"的政策使得民众要想获得较好的医疗卫生服务就必须从收入中支出一部分收入自行进行购买。1992 年，国家下发《关于深化卫生医疗体制改革的几点意见》，"以工助医"和"以副补主"的政策被允许在医疗卫生机构中实行，并且开始出现一些特色服务提供，例如"专家门诊""手术点名""特殊护理"和"特殊病房"等服务。这就使原本公益性很强的医疗卫生服务机构渐渐趋于利益化，医药费用不合理，医疗负担重等问题也逐渐开始暴露。

第三节　政府规制市场时期(1994—2008)

一、体制特征

这一时期的体制特征归纳起来可以看作是政府规制市场时期。"强化政府责任"成为这一时期的主导思想。在政策制定上，为了解决上一时期完全由市场经济为导向所暴露的问题和矛盾，在 1996 年召开的第一次全国卫生工作大会上，中央强调要防止医疗卫生服务机构因追求片面的经济利益而改变原有的公益性特征，要坚持将社会服务效益放在首位，优先发展和合理配备资源，保障基本公共卫生服务的落实。1997 年，中共中央国务院《关于卫生改革与发展的决定》，提出要增强公共卫生事业活动，不断提高公共卫生服务的质量和效率，要逐步建立宏观调控有力，允许富有生机的新机制；在城镇中试推行将居民的个人账户与个人的大病统筹相结合的基本医疗保险制度，同时在农村中广泛建立合作医疗机构。

在对农村卫生事业的财政补助问题上，财政部、卫生部与国家计委在 2003 年颁布了《关于印发〈关于农村卫生事业补助政策的若干意见〉的通知》，明确规定对卫生事业的财政补助，对用于农村公共卫生工作所需的业务经费、人员经费、建设经费、设备更新及人员培养经费等资金在原则上由医疗卫生服务机构提供的医疗卫生服务收入进行弥补；同时，为了鼓励农村医疗卫生服务机构对公共卫生服务的支持和发展，对医疗卫生服务机构在开展公共卫生服务过程中所产生和需要的资金由政府财政出资进行财政补偿，但财政补偿的资金必须由县级财政根据提供公共卫生服务的要求进行核定，核定准确无误后再由政府财政进行补偿。

在对于城市卫生事业的财政补助问题上，国家在2006年颁布了《关于城市社区卫生服务补助政策的意见》，规定政府有责任和义务对城市社区卫生服务机构进行财政支持和补偿，尤其是对社区医疗卫生服务机构提供的公共卫生服务，要做到财政补偿投入的足额到账；对社区卫生服务机构在建设发展中所需的基本建设经费、专业技术人员培训费、医疗设备购置费以及离退休人员经费要补偿到位。

在经济上，以2003年为界可以将这一时期财政对医疗卫生的支出分为两部分来看。在2003年以前，政府对于医疗卫生的财政支出出于服从政治体制的决策，经济的发展必须服从政治体制的改革。因此，政府对医疗卫生事业的财政支出同样需要服从财政体制的改革，而忽略了公共卫生事业本身的意义。在分税制的影响下，政府间的财政责任划分更为明晰，规定了公共卫生事业的经费由各级地方政府自行承担，其中财政卫生支出的主要经费划归由地方政府承担，中央政府对公共卫生的财政补偿局限于按专项转移支付的办法进行财政补偿，并且补偿的内容也局限在对农村卫生“三项建设”以及预防疾病疫情上，对城市公共卫生的专项财政补偿甚少。

财政统计显示，2002年中央政府在对公共卫生支出上的财政份额只占整个总财政支出的2.62%。这意味着，公共卫生的财政支出主要是由地方政府财政支出的，中央财政支出所占的份额极小。之后，2003年爆发的“非典”疫情显露出中国公共应急体系的脆弱以及公共卫生服务体系的缺陷，这使得政府部门和社会群体开始关注“以经济建设为中心”的发展战略是否忽视了什么？政府在公共卫生领域该肩负怎样的职责以及是否尽到应尽的责任？为此，政府对原有的财政卫生支出进行了调整和改革，改变了原先的财政支付方式。对农村、中西部地区、基层医疗机构以及公共卫生机构在财政补偿上逐步开始采用“收支两条线”的预算管理方式，改变了以往财政专项支付的单一方式，目的在于加大对基本医疗卫生服务的财政保障力度，实现基本公共卫生服务和基本医疗卫生服务的普及性。

二、取得的成就

这一时期所取得的最大成就在于政府开始意识到自身在医疗卫生领域内应尽的职责；同时，政府也认识到医疗卫生事业的改革方向不是一味地"市场经济化"，而是应该由政府主导，在一定程度的规制下进行市场经济发展。自 2003 年"非典"疫情后，政府部门开始意识到医疗卫生一味市场化的发展模式不再适应社会经济的发展形势，对原先的卫生财政政策做出了相应的调整。其中，将卫生财政支出从原先按专项预算支出和补偿，变为由财政预算"收支两条线"的财政支出及补偿。这一改变使得农村卫生服务体系建设，尤其是县乡村三级的卫生服务体系的能力和效率提到了大的改善。截至 2006 年，我国县级医院都配备了基本医疗服务所必需的医疗设备、医护人员以及卫生诊所，平均每个乡镇都配备一所由政府举办的卫生医院，全国 88.1%的行政村建立了卫生所。为了保障农村卫生事业的有效进行，在中共中央国务院《关于进一步加强农村卫生工作的决定》和《关于建立新型农村合作医疗制度的意见》中，对农村合作医疗制度进行了重新构建，即财政资金由个人、集体和政府多方筹集。在城市，2005 年国务院转发《关于建立城市医疗救助制度试点工作建议》，开启了城市医疗救助制度，政府在财政方面进行专项资金支付，并对城市卫生服务机构所需的设备、人员、培训等经费进行一定的财政补偿。截至 2007 年，我国城市社区卫生服务中心已经到达 2.4 万个，其中每个社区服务中心平均配备医护人员 23 人，是 2003 年以前的 1.6 倍。2007 年，国务院颁布《关于开展城镇居民基本医疗保险试点的指导意见》，规定在有条件的城市开始试点，政府财政给予全额支助，争取 2010 年在全国普及，覆盖全体城镇非从业居民。可见，这一时期政府在对医疗卫生支出的思想和观念上的转变使得我国医疗卫生事业取得了巨大的成效。其中，制定的相关政策和财政支出方式，不论是对农村还是对城市的医疗卫生发展都起到了明显的推动作用。

三、存在的问题

在这一时期，虽然政府大幅度提升了对医疗卫生服务的投入，在资金上加强了财政的转移支付，在农村大力提升了基础医疗卫生服务的建设能力，在城市推行了公立医院改革和社区医疗卫生的发展和投入，但这一时期仍然存在严重的问题。

首先，在卫生费用支出上，这一时期的卫生费用比较上一时期上涨幅度较快，卫生总费用占 GDP 的比重不断上升，其中个人卫生支出的比重不断加大，居民的医疗负担加重。根据 2008 年全国第四次卫生调查结果显示，我国城乡居民应就诊而未就诊，应住院而未住院的比率都有所上升，其中最主要的因素就是由经济原因所致。虽然国家在财政支出上对公共卫生和基层医疗卫生服务机构进行了大量的投入，对医疗卫生服务也采取了相应的财政补偿，在一定程度上减轻了个人的就医负担，但是由于先前的卫生改革中所产生的问题较多，加之推行的各项新政策之间未能形成合力，在整体上缺乏机制的协同性，导致卫生费用上涨的根本原因并未解决。因此，居民医疗负担严重的问题依旧存在。

其次，由于这一时期存在分税制，政府在责任划分上向更加分权的方向转变，因此财政对公共卫生事业的支出也由向上的财政收入与向下的高度分权相一致，这就导致基层政府在医疗卫生支出上承担了更大的责任。地方财政为了保障各自的财政收入，不得不采取向下的“收入位移”政策，在财政资金的收入上尽可能地从下级抽取。这种行为必然会造成基层财政的预算内可支配资金的减少，导致地方政府财政入不敷出，只能依靠中央财政资金拨付救助。在这种情况下，医疗卫生事业的发展就会因为缺乏资金支持而发展缓慢，迫使医疗卫生部门在市场经济的引导下行为发生外延化，部分医疗机构及其医护人员为了利益而改变了医疗卫生服务应具有的公益性质，导致后期医患矛盾加剧，医患关系难以协调。

第四节　政府回归服务时期(2009 年以后)

自 2009 年出台《中共中央国务院关于深化医药卫生体制改革的意见》，(简称《改革意见》)后，可以看作是政府对医疗卫生服务公益性的回归时期。这期间的医疗卫生服务不仅在服务的性质和宗旨上得到了明确，同时还使医疗卫生服务的公益性得到了发展和强化。《改革意见》的颁布还意味着政府改变了以往在医疗卫生服务中过度市场化的行为和做法，开始强化政府在医疗卫生服务中的作用和责任，对政府在医疗卫生服务中应尽的职责和范围进行了明确的规定和合理的划分。其中，地方政府对区域内的医疗卫生服务建设具有主要责任，地方政府要在财政投入力度上加大对区域医疗卫生服务体系的建设；中央政府则要按照政策规定对地方医疗卫生机构提供的公共卫生服务、基本医疗服务、重大疾病防控以及公立医院改革建设等提供相应的财政支持及投入；同时，加大中央、省级财政对困难地区的专项转移支付力度。

按照《改革意见》提出的设想，“到2020年，要普及和促进医疗卫生服务体系的均等化，建立起覆盖城乡居民的基本医疗保障制度，推进了基层医疗卫生服务体系、规范的药品供应保障体系和完善公立医院的改革试点，要运用科学的卫生管理体系和运行体系形成多元化的办医格局，使人人享有基本医疗卫生服务”。对于改革中提出的设想和规划，政府部门在财政资金上给予全力支持。同时，调整政府财政支出结构，转变财政投入机制，改革财政补偿办法，使财政资金的使用效益提高。2009年，由财政部对医疗卫生支出的专项资金就到达2 499亿元，2010年中央政府对医疗卫生支出的财政预算在此基础上又增加了38.2%，目的就是履行政府应尽的责任与义务，使医疗卫生服务回归公益性，促进社会的公平公正。

从2009年《改革意见》的提出到目前，政府财政投入对医疗卫生建设起到了强有力的资金保障，使我国在医疗卫生服务上取得了巨大的成效，主要表现在：

一是基本公共卫生服务均等化的水平提高。自2009年《改革意见》颁布施行以来，政府对城乡居民提供健康档案管理等拨付了专项资金进行建设，包括对健康教育等9类基本公共卫生服务以及育龄妇女“两癌”检查、15岁以下人群乙肝疫苗接种等7项重大公共卫生服务；不仅使政府在基本公共卫生服务中的财政补偿能够及时到位，还使政府在医疗卫生方面的财政支出增长幅度高于其他财政支出的幅度；提高了医疗卫生支出在财政总支出中的比重，有效促使公共卫生服务达到基本均等化的程度；我国部分地区还进一步将财政补偿基本公共卫生服务的人均经费由15元提到20元不等，减少了居民个人在卫生投入中的占比，减轻了居民个人基本医疗卫生费用的负担。

二是完善政府对基本医疗保障的投入机制。在国家财政的大力支持下，以城镇居民医保、职工医保、新农合以及城乡救助为主体的城乡居民基本医疗卫生制度开始基本建立，其中政府财政提供了大量的必要资金作为支持，仅2010年中央财政用于城乡医疗救助的专项资金就达到了110亿元，相比2008年增加了一倍以上。救助对象也从原先的五保、低保的范围扩大到其他特殊困难群体，救助内容也从住院救助逐步扩展到门诊救助。截至2011年，全国城乡居民基本参保人数超过了12.6亿人，在2009年的基础上增加了6.8%，新农合的参保率也到达了90%以上，并且在全国60%左右的地区实现了城市基本医疗保险统筹。

三是推进了基层医疗卫生服务体系建设。在2009年的基础上，国家对基层医疗卫生服务机构的建设加大了投入和建设的力度，包括对基层医疗卫生服务机构的补偿机制进行了改革。这一举措从根本上提高和改善了基层医疗卫生服务机构的环境和条件，其中包括全国近900个县级医院、1 620个中心乡镇卫生院、1 228个城市社区卫生服务机构和11 250个边远地区村卫生室的改造和建设。在财政补偿投入上，由政府和卫生部门举办的基层医疗卫生服务机构按照国家规定的财政补偿项目进行资金投入，包括对城市社区卫生服务机构以及政府负责的各级医疗卫生服务机构，按照规定对应承担的公共卫生服务经费、基本建设资金、医疗设备购置以及人员支出经费等费用进行足额补偿。具体的补偿方式按照定额定项或是政府整体购买服务的方式，将基层医疗卫生服务机构的运行成本通过服务收费和政府财政补偿形式来完成。对基层医疗卫生服务机构人员的经费、工资待遇和业务培训等费用以专项补偿资金的形式进行补偿。对基层医疗卫生服务机构制定的医疗服务价格，不再按照原有的药品加成来进行弥补，而是按照扣除药品成本价格后统一制定的价格标准来实行药品销售零差率，从而改变以往以药补医的方式，使其不再成为基层医疗卫生机构的主要经费来源。

政府财政补偿还对各级基层医疗卫生服务机构所承担的公共卫生服务进行足额补偿，具体的补偿资金由地方政府按照地区经济发展的程度自行制定执行。国家通过对基层医疗卫生服务机构进行财政补偿资金投入，不仅能够逐步将医疗卫生服务的重心由医院转向基层社区卫生服务机构，由诊疗救治转向预防保健；同时，还努力使城乡居民做到“不出乡镇、不出社区”就能享受到方便快捷有效的基本医疗卫生服务。

四是规范了基本药品的供应保障。对于基本药物制度的改革一直是医疗卫生体制改革中的重要环节。自新医改办法出台后，国家和相关部门在不断总结和实践论证的基础上制定了《基本药物采购指导意见和基础医疗卫生机构补偿意见》，其中对于政府主导的省级非营利性药品要求做到“以省为单位、量价挂钩、招采合一、合同管理并且统一配送”。在具体的执行过程中，政府及其卫生部门主要对医疗服务价格制定过程中医疗服务的项目、定价方式及定价原则进行考察和制定，对不同级别的医疗卫生服务机构实行不同的分级定价原则，严格对医疗卫生服务价格以及药品定价机制进行规范化管理。《意见》还规定不论是营利性医疗卫生服务机构还是非营利性医疗卫生服务机构，都要按照政府制定的指导价格执行。严格控制药品在各项流通环节中的违法行为，严格监管医疗卫生服务机构对药品的销售价格，引导医疗卫生服务机构合理用药。对可实行医药报销的基本药物，在政府规定的范围内就要严格按照政策规定给予执行。对基层医疗卫生服务机构的门诊费、住院费以及医疗费等，要按照政策要求实行财政补偿，切实减轻群众的医疗负担。

五是落实了对公立医院的财政补偿政策。对公立医院的试点改革主要是从官办分开、政事分开、医药分开、建立法人治理结构以及完善财政补偿机制等方面进行的。将公立医院原先以药品加成收入为主，财政补偿收入和卫生服务收费为辅的三种收入渠道改变为取消药品加成收入，保留财政补偿收入和卫生服务收费两种收入渠道。其中，对医疗卫生服务机构由于取消药品加成收入、禁止收受药物折扣后造成的收入减少所带来的政策性亏损，由政府财政进行一定的弥补。政府及其相关部门要对医疗卫生服务机构在发展建设、设备更新购置、医疗技术人员培训以及离退休人员的支出费用上进行财政补偿。对承担公共卫生服务的各级医疗卫生机构和政府指定的支持农村、支援边疆、紧急救治等卫生服务所产生的费用，政府要给予足额补偿和坚决保障。

政府在财政补偿投入中还要对各类专科性医院、中医药、妇幼保健医院以及儿童医院等医疗卫生机构在财政投入上给予财政支持和倾斜。严禁各级医疗卫生机构参与各类贷款、融资等投资行为，坚持保证医疗卫生机构的公益性和服务性。对卫生服务收费以增设药事服务费以及调整部分技术服务收费来加以调整，调整后产生的政策性亏损部分由政府财政补偿进行补偿，将可以纳入基本医疗保险范围内的药事服务费和药品费用，都及时给予保险以减轻群众的经济和医疗负担。对提高医药技术服务收费、医院耗材和大型设备检查价格等费用，可以通过开展医疗服务成本核实，核算后的费用由政府财政部门给予专项财政资金补偿。

第七章 财政补偿与城市公立医疗卫生服务现状

——以西安市为例

西安市是一座拥有“天然博物馆”之誉的历史文化名城，丰富的物质资源和非物质文化遗产造就了这座西部地区历史悠久的璀璨城市。同时，西安市在全国的区域经济发展布局中还承载着东联西进、承东启西的重要作用，是我国中西部地区重要的科研教育、国防科技和高新产业发展重要基地，在我国整个西部大开发的战略中处于重要的战略地位。西安市辖区现由 11 个区（碑林区、新城区、雁塔区、莲湖区、未央区、长安区、灞桥区、阎良区、临潼区、高陵区、鄠邑区）和 2 个县组成（蓝田县、周至县），总面积 10 108 平方公里，常住人口 858.81 万。截至 2015 年，在医疗卫生服务方面，西安市在卫生费用总量上大幅度增长，促使城市医疗卫生服务能力不断提高。其中政府对城市公立医院的财政补偿投入均额为 5 090.22 万元，对城市社区卫生服务机构的财政补偿投入均额为 3 981.14 万元，使得西安市城市医疗卫生服务的能力得到进一步改善和加强。

第一节 城市公立医疗卫生服务的现状

一、西安市医疗卫生服务机构的发展状况

（一）在卫生资源上

2015年西安市卫生总费用达100.5亿元，其中政府卫生支出32.54亿元。卫生总费用占西安市GDP百分比为32.5%，与2009年相比，卫生总费用增加45.2%。全市医疗卫生服务机构总数达5 802个，较2009年增加了518个。2015年医院总计295个，比2009年增加了34个，其中公立医院149个、民营医院146个。公立医院中，三级医院26个，其中包括三级甲等医院19个、二级医院67个、一级医院84个以及未定级医院118个。基层医疗卫生服务机构中，社区卫生服务中心（站）共计209个，比2009年增加了118个；卫生院共计100个，比2009年减少了54个；诊所和医务室共计1 773个，比2009年减少了336个；村卫生室共计2 958个，比2009年减少了164个。

（二）在卫生人员总数上

2015年西安市医院人员总数达73 603人（占卫生人员总数的71.7%），比2009年增加了15 847人；基层医疗卫生服务机构人员达23 291人（占卫生人员总数的22.7%）。各类卫生技术人员81 462人，拥有执业（助理）医师达26 626人，注册护士34 819人。每千人口执业（助理）医师3.06人，每千人口注册护士4人，每万户人口专业公共卫生机构人员5.88人。与2009年相比较，卫生技术人员增加19 821人，增长13.9%；全市的床位数中，医疗卫生服务机构床位总计54 708张，其中医院49 830张（占91.1%）、基层医疗卫生服务机构3 386张（占6.2%）。与2009年相比较，床位增加10 423张，包括医院床位增加2 366张，基层医疗卫生服务机构床位增加864张。每千人口医疗卫生服务机构床位数由2009年2.17张增加到2015年6.28张。

（三）在医疗服务需求上

2015年西安市全市医疗卫生服务机构总诊疗人次达5 175.1万人次，居民到医疗卫生服务机构的平均就诊达5.9次，比2009年的总诊疗人次增加了1 348.72万人次。在总诊疗人次中，医院诊疗2 941.6万人次，占56.8%，其中：公立医院的就诊人次达2 550.7万人次（占医院总数的86.7%）；基层医疗卫生服务机构的就诊人次达2 144.1万人次（占41.4%）（包括社区卫生服务中心（站）和卫生院门诊量达534.7万人次，占门诊总量的10.3%）。全市医疗卫生服务机构入院人数达171.4万人，其中：公立医院的入院人数为138.4万人（占85.1%）；基层医疗卫生服务机构的入院人数为5.3万人（占3.1%）。全市医院病床使用率达到86.17%，其中：公立医院的病床使用率达93.16%，基层社区卫生服务中心（站）的病床使用率达46.03%。

（四）在医疗卫生费用上

2015年西安市公立医院门诊药费占总费用的37.5%，医院住院药费占总费用的37.5%。医院次均门诊费用253.2元，人均出院费用9 042元，日均住院费用959.0元。不同等级的公立医院门诊和住院费用涨幅不一，其中：三级医院门诊费用上涨8.1%，高于二级医院4.3个百分点；三级医院住院费用上涨7.6%，低于二级医院1.8个百分点。社区卫生服务中心门诊药费占总费用的53.1%，住院药费占总费用的53.3%。社区卫生服务中心次均门诊费用74.0元，人均出院费用1 846.1元。

二、西安市医疗卫生事业的发展进程

改革开放以来，西安市的整体经济实力和居民生活水平得到了显著提高。2015年西安市的财政收入达到1 114.66亿元，是2009年的5倍以上。当年，医疗卫生与计划生育支出26.29亿元，增长19.7%。主要支出项目：公立医院建设及改革支出7.61亿元，城乡居民基本医疗保险支出14.13亿元，城乡公共卫生服务支出2.44亿元。同比上年增长12.5%，增长速度是2009年的60%以上。居民医疗卫生服务得到了极大提高。但是，西安市的

表 7-1　西安市 2009—2015 年医疗卫生资源状况

	医院		三级医院		二级医院		民营医院		基层医疗卫生机构		社区卫生服务中心(站)	
	2015 年	2009 年	2015 年	2009 年	2015 年	2009 年	2015 年	2009 年	2015 年	2009 年	2015 年	2009 年
机构个数(个)	291	261	26	19	67	63	146	146	5 245	3 727	209	91
床位数(张)	49 830	34 904	24 088	14 460	15 445	11 205	10 735	5 250	3 386	1 505	1 808	344
卫生人员数	102 684	48 306	—	16 759	—	8 699	13 051	3 575	23 291	11 506	5 858	1 741
卫生专业技术人员数	81 462	37 848	—	9 789	—	7 231	11 101	5 159	17 551	7 965	4 855	1 467
诊疗人次数(万)	2 941.6	877.75	1 709.3	832.1	806.2	431.1	390.9	68	2 144	986.9	534.7	79.5
入院人数(万)	162.6	77.7	86.2	47.5	54.6	31.5	24.2	9.7	5.3	2.8	3.5	1.9
病床使用率(%)	86.17	90.88	100.01	124.3	88.27	91.1	60.38	65.59	—	—	46.03	65.54
出院者平均住院日	9.4	12.61	10.3	12.2	9.0	13.5	9.5	10.5	8.2	10.6	—	9.7
门诊次均费用(元)	253.2	97.86	278.3	156.2	198.5	97.8	—	—	—	—	74.0	88.6
出院病人人均费用(元)	9 042	5 784.3	13 384.5	1 354.5	4 534.2	6 567	—	—	1 423.2	1 899.5	1 846.1	1 765.5
出院病人日均费用(元)	959	437.5	1 354.0	788.6	507.1	326.4	—	—	166.2	205.5	232.8	197.5

数据来源：历年《陕西省卫生年鉴》《西安市统计年鉴》以及西安市卫生统计公告和报表。

区域经济目前在发展中仍然存在着不平衡，导致卫生事业的发展在很大程度上受到区域经济发展水平和财政收入状况的影响和制约，造成了区域间的卫生事业发展水平不平衡。

2015 年西安市统计数据调查显示，西安市下属的 11 区 2 县的经济发展水平仍然处于不平衡的局面，致使西安市各区域间的卫生事业发展进程存在相当大的差异。2015 年西安市财政统计数据反映，西安市下属的莲湖区和雁塔区经济发展水平最高，其中医疗卫生的支出为 14 518 万元和 20 366 万元，占总支出的 4.9％和 7.4％；其次是碑林区、新城区、未央区和长安区，对医疗卫生的支出为 11 426 万元、7 830 万元、15 258 万元和 50 147 万元，分别占总支出的 4.7％、2.7％、7.3％和 11.2％；再次是灞桥区、高陵区、临潼区和阎良区，对医疗卫生的支出为 18 529 万元、19 676 万元、34 743 万元和 14 021 万元，分别占总支出的 9.7％、10.6％、12.7％和 8.4％；财政预算收入最低的是鄠邑区、蓝田县和周至县，对医疗卫生的支出为 27 668 万元、29 895 万元和 30 149 万元，分别占总支出的 11.7％、9.1％、12.1％。从医疗卫生支出的占比反映出财政收入越高的区域医疗卫生支出占比越小；相反，财政收入越低的区域医疗卫生支出占比越高。其原因在于，西安市不同区域之间受教育支出、社会保障支出、就业保障支出、公共服务支出和经济发展支出等因素影响的程度不同，收入越高的区域对各项民生支出的费用就越高，对医疗卫生的支出就越少；相反，收入越低的区域对各项民生支出的费用就越低，对医疗卫生的支出就越多。但是，从西安市的整体经济发展上看，对医疗卫生的总体支出偏低，由于受经济发展水平的限制，西安市仍然有相当数量的城乡居民在医疗卫生需求上未能得到满足。

三、西安市医疗卫生服务机构的资源配置与结构布局

西安市的医疗卫生服务机构在卫生资源配置和结构布局上还存在一定的不合理现象，具体表现在以下几个方面。

（一）在卫生资源的配置方面

西安市中心城区的卫生资源高于周边城区的卫生资源配置，而周边城

区的卫生资源配置又高于郊区的卫生资源配置。西安市卫生与计划生育委员会(以下简称卫计委)统计数据反映,在不考虑流动和暂住人口因素的情况下,位于西安市中心城区的新城区、莲湖区、碑林区和雁塔区的卫生资源要明显高于位于周边城区的灞桥区、未央区、临潼区和长安区。从具体卫生资源配置上看,位于中心城区的新城区、莲湖区、碑林区和雁塔区的各类医疗床位配置分别为 6 988 张、5 972 张、7 202 张和 8 508 张,医疗资源配置要明显高于位于周边城区的灞桥区、未央区、临潼区、长安区和阎良区,其各类医疗床位配置分别为 2 621 张、3 330 张、2 221 张、3 349 张和 1 401 张;而位于周边城区的这五个区域的医疗卫生资源配置又明显高于位于郊区的蓝田县、鄠邑区、周至县和高陵区,后者的各类医疗床位配置分别为 1 127 张、2 612 张、1 276 张和 1 260 张。在人次分布上,中心城区的医疗卫生服务机构卫生专业技术人员比较集中,而周边城区和郊区的卫生专业技术人员比较稀少,占总卫生专业技术人员的比重较低,其中:位于中心城区的新城区、莲湖区、碑林区和雁塔区四个区域的各类卫生专业人员分别为 11 248 人、9 313 人、11 105 人和 12 347 人;位于周边城区的灞桥区、未央区、临潼区、长安区和阎良区五个区域的各类卫生专业人员分别为 4 129 人、4 984 人、2 454 人、4 526 人和 1 960 人;位于郊区的蓝田县、鄠邑区、周至县和高陵区的各类卫生专业人员分别为 1 516 人、3 195 人、2 543 人和 1 765 人。

(二)在卫生服务结构方面

西安市卫生服务存在“重医疗、轻预防”的问题。西安市各级医疗卫生服务机构在提供医疗服务的过程中,均以将医疗卫生诊治作为主要工作目标,而预防保健意识则相对薄弱。究其主要原因还在于人口素质偏低和资金支持不足两个方面。在人口素质方面,西安市在人口发展和教育宣传方面,与全国平均水平相比还具有一定的差距。西安市总人口发展中农业人口占全市总人口的 49.76%,非农业人口占全市总人口的 56.4%。这表明西安市在人口发展中农业人口还占有一定的比例;在教育宣传方面,虽然西安市的普及教育和卫生宣传相比 2009 年增长了 35.7%,但总的普及教育和卫生宣传程度相比全国平均线还处于偏低状态。在资金支持方面,西安市财政预算支出在公共服务支出方面用于卫生教育和宣传的资金比例较低。由于缺乏必要的资金支持，一些符合群众需求，发挥更大社会效益的预防保健工作常常因资金短缺而无法正常开展教育宣传，导致广大群众对医疗卫生的防御知识淡化，保健意识不强。

（三）在卫生资源的利用率方面

西安市存在明显的卫生资源利用率低下的问题，卫生资源利用率呈现城市公立医院高、基层社区低的状态。主要表现在城市公立医院承担了大量医疗卫生服务工作以及对多发病、常见病的治愈工作，使得大量卫生资源集中在城市公立医院，而同样具有治疗功能的基层医院、职工医院、社区卫生服务中心(站)等医疗卫生服务机构的卫生资源却不能得到有效的利用。据2015年西安市卫计委统计数据显示，西安市城市公立医院中部分三级医院、二级医院常年处于病床紧张，尤其是三级甲等医院甚至出现入院要提前预约或是排号才能住上病床，但在多数基层医院、职工医院以及社区卫生服务中心(站)等医疗卫生服务机构中病床使用率却只有32%左右；多数综合医院的卫生技术人员日均工作量为基层社区卫生服务机构的4.2倍，为基层乡村卫生服务站的5.7倍。

（四）在设备利用率方面

城市综合医院的设备利用率要明显高于基层社区卫生服务中心(站)的设备利用率。2015年西安市卫计委统计数据显示，城市公立医院和社区卫生服务机构在共有的设备配给使用率上，同样的医疗卫生设备在城市公立医院的使用率为89.8%，在社区卫生服务机构为35.4%。

（五）在资源浪费方面

医疗卫生资源的利用率不高导致大量的可用卫生资源被闲置，而有限的医疗卫生资源又过多地被用于医院的规模扩张和大型设备的重复购置，导致同一区域存在规模和功能相近，但隶属关系不同、职能交叉的混乱医疗资源配给状况。不同级别或是不同隶属的医疗卫生服务机构在获得的卫生资源上也程度不同，并且在缺乏有效的管理下，医疗卫生服务机构会对有限的卫生资源盲目使用，最终难以形成区域内卫生资源的有效整合，不仅使有限的卫生资源被重复使用和大量浪费，同时还降低了医疗卫生条件及环境的改善。

四、西安市医疗卫生服务机构的管理与调控

西安市在医疗卫生服务机构的管理与调控上还存在不完善的地方，主要表现在医疗卫生行业还没有打破横向按部门划分或者纵向按行政隶属关系划分的条块分割局面，造成医疗卫生全行业在统一规范管理与医疗卫生服务机构的属地管理间众多矛盾。例如，西安市的公立医院按横向部门划分可以分为地方卫生系统（如陕西省人民医院、西安交通大学第一附属医院、西安市中心医院等）和军队卫生系统（如空军军医大学西京医院、空军军医大学唐都医院、武警陕西省总队卫生处等）；按纵向行政隶属划分可以分为部署医院（如西安交通大学第一附属医院、西安交通大学第二附属医院等）、省属医院（如陕西省人民医院、陕西省中医医院等）、市属医院（如西安市中心医院、西安市儿童医院等）、区（市）属医院（如西安市莲湖区红十字会医院、西安市莲湖区青年路医院等）、县属医院（如周至县人民医院、鄠邑区妇幼保健院等）。

这种横向按部门划分或者纵向按行政隶属关系划分的条块分割局面，在卫生管理上缺乏统一的规范管理规范，容易导致各级、各类医疗卫生服务机构之间存在相互竞争、相互攀比的现象。西安市对卫生行业的监管欠缺，导致医疗卫生服务机构存在粗放式管理、盲目扩大基础设施建设以及医疗设备及仪器的重复购置等问题，使得财政补偿资金的使用效率低下，难以形成卫生行业间公平有序的竞争机制。同时，政府对卫生资源的宏观调控力度不够，致使西安市卫生资源缺乏统一的规划。因此，西安市必须对区域内的各级医疗卫生服务机构进行合理的调整，改变按行政隶属关系和部门区划为管理方式的卫生服务体系，对省属医院、市属医院、军队向地方开放的医院、企事业医院以及民营医院等在内的所有医疗卫生服务机构进行统一规划和审批，将卫生资源、医疗设备以及人员配置按照规划实现统筹安排、合理配置和统一管理。军队对地方开放的卫生资源也要纳入规划的范围，并且接受卫生主管部门的行业管理，加强对卫生全行业的宏观管理。

第二节 城市公立医疗卫生服务供给主体及财政补偿

目前，西安市城市医疗卫生服务体系是以医疗中心和社区卫生服务网络为主构建的城市两级医疗服务新格局。西安市城市医疗卫生服务机构的供给主体是由城市公立医院机构和城市社区卫生服务机构两部分共同组成。城市公立医院机构主要包括三级综合医院、二级综合医院、中医医院和专科医院等，主要负责诊治疑难重症、涉外医疗、临床教学与科研、开发和推广新技术、新成果，建设重点学科和培养高级人才等，形成西安地区医、教、研和技术指导中心；同时，城市公立医院机构还承担社区卫生服务机构、县级医院等基层医疗卫生机构的转诊、会诊任务。而城市社区卫生服务机构主要是由社区卫生服务中心和社区卫生服务站共同组成的市区范围内的社区卫生服务网络，根据区域位置和服务人口进行设置，提供基本医疗和预防保健服务；同时，城市社区卫生服务机构还对卫生资源进行整合，将计划生育等并入社区卫生服务机构，提供集预防保健、医疗康复、健康教育和计划生育技术指导的“六位一体”服务，推广“简、便、验、廉以及疗效”确切的中医药服务，发挥中医药在医疗、养生、保健和慢性病康复方面的作用。因此，公立医院和社区卫生服务机构作为西安市城市医疗卫生服务的提供主体，不仅肩负着西安市防灾治病和救死扶伤的重要职责，同时还是保障西安市公共卫生服务顺利开展和基本医疗保障有效实施的重要载体，是实现维护社会稳定和保障居民身心健康的重要基础。

一、西安市城市公立医院机构与财政补偿投入

（一）西安市城市公立医院机构概况

1. 西安市城市公立医院机构的资源现状

西安市城市公立医院是由西安市的三级综合医院、二级综合医院、中医医院以及专科医院等共同组成。城市公立医院机构的设立是以诊治疑难重

症、建设重点学科、培养高级医疗技术人才、开展临床医学教学以及推广医学新技术,新成果为目的形成的医、教、研相结合的指导中心。目前,西安市三级综合医院有34家,其中包括三级甲等医院18家,主要分布集中在西安市的8个城区(莲湖区下属5家、碑林区下属8家、新城区下属5家、雁塔区下属8家、未央区下属4家、灞桥区下属2家、临潼区下属1家、阎良区下属1家)。三级综合医院的设立主要是解决疑难杂症和高危病症,为特殊的病患提供专业的医疗服务。在教学科研上,三级综合医院(包括三级甲等医院)还承担对各种高级专业医疗人才的教学和培训工作,同时承担省级以上的医学科研工作。在工作指导上主要对下级医院、附属卫生院校等机构进行业务指导和人才培养。西安市各类二级综合医院有120家,主要分布于中心城区与周边城区之间(莲湖区下属21家、碑林区下属23家、新城区下属21家、雁塔区下属22家、未央区下属10家、长安区下属9家、灞桥区下属3家、临潼区下属6家、阎良区下属5家)。二级综合医院的设立主要是承担区域内的常见病、多发病以及较为疑难的专科病症,并且接受救治一级医疗卫生服务机构或是社区卫生服务机构的转诊患者,对区域内的灾害以及事故现场组织急救,开展日常的院前急救、重病危抢救以及参与社区内预防保健和康复服务工作。在教学科研上,二级综合医院主要承担对基层医疗卫生服务机构中的各类卫生技术人员进行进修培训和对本院职工进行在职教育,承担对中等卫生学校的临床教学和临床实习任务,并且承担省一级或市一级的医学科研项目。在工作指导上主要与区域内的一级医院和社区卫生服务机构等基层医疗卫生服务机构建立经常性的业务关系。与区域内社区卫生服务机构开展双向转诊制度以及对疑难病症进行解决和医护救治,协同区域内的基层卫生服务机构做好社区预防、治疗、康复及保健等卫生工作。中医医院和专科医院是指在某一类医学学科领域拥有比较突出和专业性的医疗救诊医院,西安市现拥有各类中医医院37家、专科医院31家,主要分布在西安市中心城区和周边城区范围之间,为区域内的居民提供具有专业性的医疗卫生服务。例如,陕西省中医医院是以中医诊治、中西医结合研究以及中医针灸为主的中医医院;陕西省肿瘤医院是以诊治各类肿瘤疾病为主的专科医院;西安市儿童医院是以专门诊治各种儿童疾病的专科医院。

2. 西安市城市公立医院机构的分类管理

西安市城市公立医院机构在完善医疗机构分类管理上，根据国家《关于城市医药卫生体制改革的指导意见》以及西安市政府《深化公立医院综合改革实施意见》，将公立医院的管理分为非营利性医院和营利性医院两类。非营利性医院和营利性医院的主要职能都是以防病治病和救死扶伤为主要功能，以提供公共卫生服务和基本医疗服务来维护社会安定和保障居民身心健康。但是两者最主要的区别在于，非营利性医院在医疗卫生服务过程中，不以追求经济利益为主要目标；营利性医院则以追求经济利益为主要目标。非营利性公立医院按主办单位可分为：由政府和卫生部门主办的公立医院，由企业、事业单位主办的公立医院以及由社会团体和其他组织兴办的公立医院。

西安市在《深化公立医院综合改革实施意见》中提出，西安市的医疗卫生服务体系建设的重点要以非营利性公立医院为发展和支持目标，将西安市公立医院在整体医疗服务体系中的比例提升，使公立医院在主导地位不变的发展情况下带动整个医疗卫生服务体系逐步回归公益性服务。在此过程中，政府要对公立医院的发展建设要给予财政支持，使公立医院享受在政策制定下的税收优惠和财政补偿政策。其中政府和卫生部门举办的非营利性公立医院在财政上由同级政府财政给予合理的财政补偿资金，公立医院要按照扣除财政补偿和药品差价收入后的成本制定医疗服务价格。由企业、事业单位主办的公立医院，要按照主办单位的性质以及医疗卫生服务状况由主办单位进行合理的财政补偿，政府部门可以给予适当的财政补偿投入，但医疗服务价格仍需按照政府规定的指导价格执行，由社会团体和其他组织兴办的公立医院不享受政府财政补偿政策，但按照公益性服务的原则在医疗服务价格上仍需按照政府规定的指导价格执行。对部分原有的二级公立医院和一级公立医院改造和转型为非营利性医疗服务机构或社区卫生服务机构，负责基层医疗卫生服务。同时大力支持对部分企事业单位医疗卫生服务机构通过产权调整转变为营利性医疗服务机构，同时鼓励和支持民办医疗机构加入卫生事业发展行业。西安市将医疗卫生服务机构按营利性和非营利性实行分类管理，一方面在于吸引更多的民间资本加入卫生事业，通过产权调整将收益和风险与产权所有者的切身利益相结合，使医疗卫生服务机构在医疗卫生服务中的效率和质量能够在多元所有制的竞争中得到提高，使不同需求的医疗患者在多元所有制的竞争中得到更多的实惠和照顾；另一方面，还能减轻政府的财政负担，使医疗卫生服务机构更好地发挥市场引导，为群众提供效率更好、质量更高的医疗卫生服务。

3. 西安市城市公立医院机构的外部环境影响

西安市城市公立医院机构的外部环境对提高医院卫生服务效率有着重要的影响。公立医院的效率和质量标准取决于群众的信任度和评价度，而信任度和评价度不仅取决于公立医院的服务效率，同时还取决于公立医院的医疗技术水平。因此，公立医院按等级评审制度将医院技术水平以等级划分的方式呈现出来。这种等级划分的方式表现为：三级医院的技术水平要高于二级医院的技术水平，二级医院的技术水平又高于一级医院的技术水平。公立医院的等级划分又往往与行政区划紧密结合，部级医院、省级医院多划归为三级医院等级行列；市属和区县级医院多划归为二级医院等级行列；街道和乡镇医院多划归为一级医院等级行列。对公立医院进行等级划分的主要目的在于考虑医院的外部环境影响，即当群众遇到小病时就到小医院就诊治疗，遇到较为严重的疾病时到中等医院就诊治疗，当遇到大病或疑难杂症时就到大医院进行就诊治疗。因此，在社区和街道设立一级医院〔现多转型为社区卫生服务中心（站）〕，在区县设立二级医院，在省市设立三级医院，目的就在于不仅考虑到公立医院机构的外部环境有利于群众看病就诊，同时还方便协调各级医院间的关系，对卫生资源起到充分利用的作用。

但在现实中，医疗卫生服务机构的配置有时与外部环境的变化并不一致。外部环境的变化会对公立医院产生影响并促使公立医院的行为发生转变，从协作的关系变为竞争关系。其中，最严重的是各级公立医院因为财政补偿机制的不完善，为了增加医院收入而展开的资源配置竞争。在资源配置上，一级医院的配置主要是针对小病和常见病设立的，三级医院的配置主要是针对大病和疑难杂症而配置的。因此，不论是在设备数量、资源配置还是专业技术人员的配备上，一级医院和三级医院都是不可比的。在外部环境影响变化不大时，一级医院还可以依据价格和地域的优势吸引一部分就医患者，但随着外部环境发展越来越好，人们的生活质量和收入水平不断增高时，人们越来越倾向于资源配置好的三级医院就医诊治。加之城镇居民的基本医疗保险制度使病患者自付的医疗费用在各级医院间没有明显的差距，导致一级医院和二级医院不仅在配置和地域上失去优势，尤其在服务价格上也失去同三级医院的竞争优势。结果就是三级医院的发展能力越强，则收入就越多；收入越多，则病患者越集中。而一级医院则变成能力越弱，则收入越低；收入越低，则病患者越少的循环。与三级医院和一级医院相比，受外部因素环境影响最严重的是二级医院，二级医院相比一级医院拥有较强的设备、资源和专业技术人员配置，但相比三级医院这些配置又具有一定的差距，造成二级医院形成高不成低不就的局面。

在医疗资源的竞争上，二级医院与三级医院相比，完全处于劣势。三级医院拥有大量的病患者，基本可以保障医院收支的自负盈亏，而二级医院不仅要维持自身的发展和建设，同时还要引进医疗设备等，加之缺乏必要的财政补偿，基本上不能保障医院的自负盈亏。而与一级医院相比，一级医院在政府指导下已经大部分转型或改造为社区卫生服务中心（站），并且在政府的支持下建立和推行社区卫生中心首诊制和双向转诊制度，使得二级医院的卫生服务量被社区卫生服务机构分流而更加减少。二级医院在外部环境变化的影响下将更加失去竞争力，部分二级医院甚至成为政府引资和重组的重点对象。

以西安市 2003 年和 2015 年的卫生数据比较来看，西安市 2003 年的医疗卫生服务机构诊治人次为 1 210.18 万，其中：由三级医院提供的占 33.4%，二级医院提供的占 41.3%，一级医院提供的占 24.6%；到 2015 年西安市医疗卫生服务机构诊治人次为 5 175.1 万，其中：由三级医院提供的占 61.5%，二级医院提供的占 15.3%，社区卫生服务中心（站）占 23.2%。2015 年西安市的医疗诊治人数相比 2003 年增长了将近 4 倍，其中：2015 年三级医院的服务量相比 2003 年增长了 26.4%，二级医院的服务量相比 2003 年减少了 29.4%，一级医院〔社区卫生服务中心（站）〕的服务量相比 2003 年增加了 14.5%。从数据统计上反映，三级医院主要针对的是大病及疑难杂症，该类病人的数量和比例应该很小。但统计显示三级医院的服务量却明显大于二级医院和一级医院提供的服务量。一级医院〔社区卫生服务中心（站）〕主要针对的是小病和常见病，该类病人的数量和比例应该占多数，医疗卫生的服务量应该很大。但实际却相反，一级医院〔社区卫生服务中心(站)〕的服务量反而很小。二级医院同样作为医疗卫生服务的供给主体，但提供的医疗卫生服务量却逐年减少。这表明受机构设置和资源配置的影响，群众不论大小疾病都首选三级医院诊治，其次选择就近的社区卫生服务机构就医诊疗，使得三级医院和社区卫生服务机构的卫生服务量逐年增加。二级医院受资源配置和地理位置的影响，造成卫生服务量的下降。因此，外部环境的变化对公立医院机构的设置、资源配置以及卫生服务量有着重要的影响。

（二）西安市城市公立医院财政补偿状况

西安市对公立医院的财政补偿存在总体投入不足的状况。据2015年西安市卫计委统计数据显示，西安市在医疗卫生投入方面的支出只占财政总支出的7.5%。因此，公立医院要在政府财政补偿投入不足的情况下，履行社会公益性的职责就必然会产生一定程度的趋利性，导致公立医院的内部运行机制出现市场化倾向，公立医院会通过各种创收活动来增加收入，以维持医院的运营。西安市对公立医院的财政补偿主要是从政府财政直接投入补偿、提高医疗服务收入的补偿以及对药品减免造成的亏损补偿三方面进行的。

1. 政府财政直接投入补偿

公立医院的实质是由政府卫生部门举办的，归属是国家所有。因此，不存在与特定机构分红和创造利润的压力，并且国家会承担无限清偿的责任。公立医院只要维持收支平衡，就不存在财政补偿的问题。但问题就在于公立医院在收支上往往是支出大于收入，而支出大于收入的这部分费用就需要政府的财政补偿，才能弥补和维持正常的收支平衡。公立医院支出过大的主要原因有四个方面：一是对医院设备硬件的更新和添置，这不仅是医院财务支出的大头，而且是医院发展壮大最直接的表现，同时也是医院增加收入的重要载体；二是对医院日常运行的必要支出，包括对水电、油气等消耗性费用的支出；三是对药品材料的消耗支出，包括对常用医药卫生用具和医药使用药品的支出；四是对医院员工的费用支出，包括对医院职工的工资支付、人才引进以及科研经费等费用支出。因此，对公立医院的费用支出可以大致归纳为一方面是为了改善医院硬实力条件，壮大医院硬件的必要性费用支出；另一方面是为了加强医院科研创新能力，提升医院软实力的投入性费用支出。

西安市政府在改革开放前，对公立医院的费用支出不论是对硬实力还是软实力支出，都是以政府财政全额支出进行保障。政府对公立医院的设备配置支出由政府财政直接投入，对政府所属的公立医院进行统一规划和设备配置，购置资金由政府财政部门拨付。对公立医院的员工费用也由政府财政进行全额投入支出。对公立医院的医疗卫生服务价格按成本价格规定收费，允许部分药品获得政策性内的加成收入，以此减轻公立医院的财政负担，目的在于降低医疗卫生服务的价格，控制医疗卫生费用的快速增长，促进公立医院资金的收支平衡。但随着外部市场环境的变化，政府对公立医院的财政补偿和投入也发生了变化，对公立医院的财政补偿投入越来越偏向由市场决定而非计划决定。在对公立医院人员经费的补偿上，政府改变之前对公立医院员工实行的工资全额包揽制，实行“全额管理，定额补助，结余留用”的制度，将公立医院员工的费用支出由原先的全额工资，改为现在的按编制实行的定额补偿，并且根据各不同类型的医院所处的不同情况对医院的职工进行适度补偿。补偿程度根据医院的增收结余来核定，增收结余的费用即可以用来改善医院的医疗条件，同时，也可以用作医院的集体福利或个人奖励。

在对公立医院的设备硬件更新和添置上，政府财政投入也改变之前的政府全额购买和统一配置，改为由医院根据需求自行配置购买，费用采取资金自筹，政府放开公立医院的经营自主权，减少政府的财政补偿。这就使得公立医院在减少政府财政补偿后既要考虑如何维持医院的正常运营，同时还要考虑如何进行资金创收来提高医院的发展。这种将公立医院变相归入自收自支单位的行为和鼓励创收的管理方式，导致公立医院在市场化经营模式下改变了公立医院公益性质，使公立医院在缺少财政补偿投入的情况下，不得不凭借自身的资源和优势以创收为主要目标，不断壮大医院的规模，增加医院的创收，致使医疗卫生费用迅速增长，改变了公立医院的服务初衷。

2. 提高医疗服务收入的补偿

卫生部门提出调整医疗卫生服务价格可以直接改善公立医院的资金不足，以减少政府财政压力，并且只要理顺医疗卫生服务价格，就可以改变公立医院依靠药品加成作为收入补偿的形式，减轻医疗卫生费用增长的负担。但是如何提高医疗卫生服务收入价格，以及怎样理顺医疗卫生服务价格，一直是当前公立医院改革的难点。以西安市的医疗卫生服务价格补偿来看，关键在于如何理顺和调理好医疗卫生服务在成本收益与价格制定之间的关系，即既要保障医疗卫生服务的成本收益不因价格过低而造成大的亏损，又要使医疗卫生服务能够以成本价格为提供依据，来促使医疗卫生服务在价格获取和成本收益之间形成既能合理地反映医疗卫生服务的劳动价值又没有获取超额利润的一致性。

对公立医院而言，由于按照成本价格执行后造成的政策性亏损所带来的收入降低，在政府进行财政补偿的同时，还能够按照价格指数的标准对各项卫生服务项目进行合理的费用调整，由此可以适度提高医疗卫生服务中对技术服务项目的收费标准，改变并且消除公立医院以依靠药品加成和重复使用高新医疗设备来获取收益的现象。但是，调整医疗卫生服务价格的问题在于不仅要考虑外部市场环境因素，同时还要与财政补偿的层级医疗相联系。以西安市某综合公立医院为例，该公立医院在对医疗卫生服务价格进行调整后发现，调整医疗卫生服务价格后还是会出现一定的资金亏损。其主要原因在于政府部门对医疗卫生服务的价格调整与财政补偿和层级医疗之间的关联缺乏紧密性和协调性。公立医院在与基层社区卫生服务机构实行双向转诊后，假如入院患者不经过转诊，则医疗卫生服务费用的价格是按照实际价格支付的；但入院患者经过转诊后，依据西安市颁布的《关于促进医疗保险参保人员充分利用社区卫生服务工作的实施意见》的规定，会对转诊患者实行一定的费用补偿或是费用减免，这时患者的医疗卫生服务费在转诊后就会按照指导价格支付。而此时公立医院就会出现同样的患者在经过转诊后出现实际价格和指导价格两种不同的支付费用。假如政府财政能够及时对患者支付的指导价和实际价格之间的亏损部分进行全额补偿。那么，对医疗卫生服务价格进行调整就能够达到既完善层级间的互动机制，又能够确定政府补偿机制有效的双赢结果。但是，由于当前政府在财政补偿的方式和资金标准核定上还不完善，对公立医院在调整医疗卫生服务价格后的财政补偿资金，无法完全弥补公立医院在调整服务价格后产生的亏损部分，这就造成公立医院在执行调整医疗卫生服务价格后仍然会产生收支不平衡的现象。

3. 医院药品收入亏损的补偿

尽管卫生部在《关于公立医院改革试点的指导意见》中提出将公立医院的补偿费用由“服务收费、药品加成收入和财政补偿”三个渠道改为“服务收费和财政补偿”两个渠道，取消公立医院药品加成收入的“以药养医”模式。但到目前为止，公立医院在财政补偿上的重点还是在药品、检查和医药材料的使用上。按照2009年卫生部《关于建立国家基本药物制度的实施意见》的要求，西安市卫生部门建立了非营利性公立医院基本药物配备使用比例要求。其中规定，三级医疗卫生机构需达到国家基本药物配备药品使用率的15%，二级医疗卫生机构需达到国家基本药物配备药品使用率的20%。基本药物配备制度的执行要求对所有医疗卫生机构的药品配备实行统一管理和统一采购以及配送，以此规制和遏制药品购销环节中的不良行为。这一制度不仅对增加群众基本药物购置的可及性具有重要的影响，同时还降低了药品费用的快速增长，缓解了看病贵的问题。但是，如果单纯地从遏制药品收入来缓解卫生费用的快速增长，而忽略医院的诱导服务，那么，依靠遏制药品收入来控制卫生费用的增长还是存在问题。因为就算政府卫生部门控制了药品的价格，但药品仅仅是医院运用技术垄断实现诱导服务的一个载体，医院仍然可以通过别的诱导服务诸如材料使用、高新设备检查等别的途径促使卫生费用的快速增长。因此，要想控制住医院的诱导服务，就必须削弱医院的技术垄断性行为，如果不能控制住医院的诱导服务，那么依然不能解决卫生费用增长过快的问题。

（三）西安市城市公立医院财政补偿措施

1. 既补供方又补需方的双向补偿方式

西安市对公立医院的财政补偿主要以直接补偿供方为主，同时对需方进行间接补偿。直接补偿供方的优点在于补偿方式快捷和便利，对补偿对象的针对性较强；缺点在于这种补偿方式容易造成补偿目标的不准确和补偿资金的分配不均，造成医疗卫生服务的低效率。政府必须具有较强的财政监管能力，才能保障补偿资金能够按需分配。而补需方则是近年来开始实行的另一种补偿形式，补需方能够保障需求者的选择自由，需求者可以根据自己的判断选择适合自己的医疗卫生机构，同时对于供方也可以获得充分的自主经营权。经营的好坏程度取决于需求者的选择，而需求者的选择决定供方获得财政补偿的多少，进而在供方体系内形成有利于需求者的竞争压力。但是，对于公立医院的财政补偿，不论是政府直接财政补偿卫生服务的供给方，还是通过对卫生服务需求方间接对供给方实行补偿，根本目的都是通过不同的财政补偿途径来对公立医院提供财政资源投入。所区别的只是对于补供方与补需方采用不同的补偿途径会带来怎样不同的补偿效果与补偿效率。

当前，西安市在对公立医院的财政补偿方式上经过不断的探索，目前正在尝试采用既补供方又补需方的双向补偿方式。政府对具有较强医疗卫生服务能力的公立医院，除了对政策性亏损造成的收入减少进行补偿，以及对必需的重点学科建设进行资助、高端医疗技术研发的定向补偿外，其余的补偿资金全部用于对医疗保险支付和对特殊患者的医疗服务支付，目的在于通过医疗保险支付对公立医院提供的卫生服务进行约束性限制。对于医疗卫生服务能力较弱的基层医疗卫生服务机构，政府财政除了通过以购买服务的形式对医疗卫生服务进行补偿外，还改变原先的财政补偿方式，对医疗卫生服务机构供方的直接财政补偿转变为对医疗卫生服务需方的补偿。将按供方指标测算核定的财政补偿资金（如职工工资补助、公用经费补助、床位补助等指标）改为按需方满意指标测算的财政补偿资金（如服务门诊数量、服务门诊人次、实际住院日等指标）来提高政府财政补偿的服务效率。

采用这种既补供方又补需方的双向补偿方式，不仅能够使医疗卫生费用得到有效的控制，更重要的是能够提高医疗卫生服务机构的服务态度和服务效率，使群众获得更大的实惠。但要保障既补供方又补需方的双向补偿方式能够有效地运行，就必须考虑如何将这两种补偿方式进行有效的衔接，既要使医疗卫生服务项目获得政府财政合理有效的补偿，又要避免对某些医疗卫生服务项目的重复补偿，从本质上改变财政补偿分配不公的现象。对于如何衔接的问题，重点在于公立医院提供的医疗卫生服务价格是否处于完全成本价格。然而对完全成本价格的判断又在于医疗服务价格是按照成本价格进行核算还是按照服务价格进行核算。例如，公立医院的固定资产折旧是按照服务价格进行核算，还是按照成本价格进行核算。如果公立医院的固定资产未按照服务价格进行折旧核算，那么政府就应当对公立医院进行财政补偿，重点补偿公立医院在设备更新和建设发展中所投入的资金。同样，如果公立医院对人力资本的财政补偿是按照部分服务价格进行核算，那么，政府财政就要对未进入服务价格核算的另一部分职工进行财政补偿。但假如医疗卫生服务价格处于完全成本价格，那么，政府财政除了对医疗保险进行补偿外，就不需要再对公立医院进行直接补偿，只需要对公立医院的重点学科建设、高端医疗技术研发以及政策性的亏损进行补偿。因此，政府对公立医院的财政补偿应该按照医疗服务价格是按照完全成本价格进行核算，还是按照服务价格进行核算，以此来判断政府财政应承担的补偿部分。

2. 加强公立医院内部激励，建立人事薪酬补偿制度

政府在医疗卫生服务中应尽的职责和义务决定了政府在管理方式和财政投入上的程度。同样，政府财政补偿的投入领域和资金配置也在很大程度上影响和决定着公立医院和医疗卫生服务人员提供医疗卫生服务效率的高低。从服务价值的层面来看，医疗卫生服务属于经济技术含量高的劳务价值服务，同时医疗卫生服务承担的风险也属于高风险的经济技术活动。因此，如何判断和核定不同医疗卫生服务人员的人力资本价值，合理区分医疗卫生人员的工作性质和职能，将不同岗位的人力资本价值以货币形式进行体现，一直是非常大的难题。假如不同岗位的医疗卫生服务人员在人力资本价值上无法得到充分展现，并且自我价值也无法得到发挥和尊重，那么，这种情绪将会严重影响医疗卫生服务人员的工作积极性，会使得医疗卫生服务效率低下，甚至还会促使医疗卫生人员通过非正规途径来寻求资金补助。目前，对公立医院的内部激励最常见的就是公立医院中实行的院科两极核算制度。所谓院科两极核算制度，是一种能够使医院、科室以及医生三方都能够受益的核算制度。具体操作是借鉴企业责任会计的理论与实践，以科室为核算单位，将医院总体目标层层分解后落实到各科室，并对各科室业绩进行考核、评价、奖励的一种医院内部管理制度[①]。公立医院通过

① 许仙忠. 浅析院科两极核算在医院经济管理中面临的问题[J]. 国际医药卫生导报，1999(3)：17.

企业运营的方式，从经济利益角度进行创收，假如科室效益好、收益高，则该科室提取的收入提成就高；反之，科室效益差、收益低，则该科室提取的收入提成就低。院科两极核算制度的实行使公立医院变为一个经营实体，将主要目标落在创收中而不是提供公益服务。因此，如何使公立医院能够回归公益性服务，以及政府财政补偿资金如何有效配置来影响公立医院及医生的利益激励机制，一直是西安市公立医院改革的重点。为了解决这一改革的难题，西安市依据《公立医院改革意见的指导》初步制定了加强公立医院内部激励、建立新型人事薪酬补偿的制度。

首先，对公立医院的人事薪酬规定离退休职工的工资、福利和社会保险由政府财政出资进行全额补偿；对编制内的在职人员建立基本工资保障机制，增设“以奖代补”的补偿方式，根据提供的医疗卫生服务数量和效果指标，采取后补式补偿形式增加提高资金补偿的实际效果，改变以往医院职工靠基本工资加创收分红的收入制度。公立医院的离退休职工在社会保障制度建立以前的社会保障费用由政府财政全额补偿，新进职工的社会保障费用由所在医院支付，公立医院所有职工的福利和奖金等绩效收入全部由所在医院根据收入情况自行分配。

其次，对公立医院的人事管理上，西安市对全市公立医院全面推行“一考核、两放开”的激励式人事分配制度。其中“一考核”是指加强对公立医院在服务态度和服务效率上的考核；“两放开”是指放开公立医院在人事和分配上的权力，实行绩效考核制度，同时允许各市级公立医院拥有充分的用人自主权，公立医院可根据业务发展需要，自行举办对公立医院专业技术人才的招录和聘用，以合同管理的人事代理形式将人事档案交由人才中心统一管理，实行人事代理。招录和聘用的专业技术人才在生活、工资福利上与在职在编人员享有同等待遇，并纳入市级事业单位养老和医疗等保障范畴。对管理岗位实行内部激励制度，对管理工作中的生产要素分配实行公平公正、按劳分配的原则，以绩效优先的方式打破原有的人才身份界限，对贡献度大、业务能力强的优秀人才给予关键岗位和管理骨干的提拔，对专业技术人员的聘用采取择优录用和公开竞聘的原则，在公正公平的竞争环境中建立真正高效的用人机制。

再次，西安市还加大对医疗卫生服务机构的监管力度。加强对政府、医疗卫生服务机构与群众三者间相互结合的监督机制，包括对医疗卫生服务价格的整顿、医疗卫生行为的规范以及推行医疗卫生服务价格和费用的公开化，提高医疗卫生服务费用的透明度，保障患者和群众的根本利益。

二、西安市城市社区卫生服务机构与财政补偿投入

（一）西安市城市社区卫生服务机构概况

1. 西安市城市社区卫生服务机构的发展背景

西安市社区卫生服务事业的开展最早始于20世纪60年代。当时政府主要以建设农村基层医疗卫生服务体系为主，在城市主要是以企业建立的医院或卫生所、行政部门和事业单位建立的公费医疗门诊和医院为主。例如，西安市雁塔区的长延堡社区卫生服务中心前身就是西安市雁塔区原长延堡街道卫生院，该卫生院是雁塔区卫生局下属的一级卫生院，性质属于非营利性集体组织。到了20世纪70年代末期，农村以合作医疗制度为主的医疗卫生服务开始走向衰落，城市中多数企业医院与卫生院作为承担居民医疗权益保护人和医疗费用守门人的功能也逐渐消失。在医疗卫生体制改革的影响下，城镇医疗卫生资源的80％被转移到城市大医院，导致社区诊所、卫生院等基层医疗卫生服务机构处于弱势发展地位，卫生资源配置产生了极大的不平衡。这期间西安市的社区卫生服务机构一直处于缓慢发展状态，由于卫生资源配置都集中在中心城区的大医院，使得社区卫生服务机构的卫生资源严重缺乏，服务功能只能对一些常见病进行诊查和治疗，稍微严重的疾病就必须向大医院转诊治疗，其功能总结起来就是简单、落后和单一。

2006年，国务院《关于发展城市社区卫生服务的指导意见》特别提出要将社区卫生服务定位于当前城市卫生工作的重中之重，这使西安市的社区卫生服务机构能够实现并且保障对每一位居民都享受初级医疗卫生服务和卫生保健的目标，使社区卫生服务机构真正成为基层医疗卫生服务和城市医疗卫生体系改革的突破口。西安市社区卫生服务机构的建立主要以固定的辖区为范围，在辖区范围内通过以家庭为单位、以居民健康为目标、以居民卫生服务需求为导向、以合理配置和使用卫生资源和卫生技术为方式建

立相应的社区卫生服务机构，包括社区卫生服务中心和下属的社区卫生服务站，由社区卫生服务（中心或站）共同构成优先发展和提供初级卫生保健服务的递送体系。社区卫生服务机构的建立也是对城市公立医院的一种补充服务，社区卫生服务机构能够向贫困人群或弱势群体提供基本医疗服务，诸如常见病及多发病的诊疗、护理和治疗，也能够用来替代某些昂贵的医院服务。最重要的是，社区卫生服务机构的发展能够使医疗卫生资源配置的重心下移，能够克服卫生服务递送体系中卫生资源不断上移向高端卫生机构集中的现象，能够控制医疗费用的快速增长，转变卫生服务的提供模式，实现融预防教育、医疗保健、健康恢复以及计划生育指导为一体的综合卫生服务。

2. 西安市城市社区卫生服务机构的职能

西安市城市社区卫生服务机构的职能主要依据是国家中医药管理局和卫生部制定的《城市社区卫生服务机构管理办法（试行）》。其中对社区卫生服务机构的服务对象进行了涵盖，包括社区内的高危人群、重点保健人群以及老年群体等，服务的对象不是疾病的载体，而是健康的受益者。据此，社区卫生服务机构的具体职能主要包括：

（1）卫生信息管理。对社区内的居民建立居民健康档案并且进行登记保管，对社区内发生的卫生疫情及时进行诊断并且上报有关单位和上级部门，及时对社区内的卫生服务意见提出改进。

（2）进行健康教育与宣传。对社区内的重点人群及重点场所经常做到卫生保健常识的宣传和普及，帮助社区内的居民逐步培养健康的生活方式。

（3）对传染病、地方病、寄生虫病等疫情做到提前预防控制，在发生疫情后及时对疫情进行监测并且向上级卫生机构报告。

（4）对社区内的慢性疾病做到预防控制。定期开展对高危人群和重点慢性疾病的筛查工作，对高危人群和重点慢性疾病进行定期跟踪诊查，并建立相关病例档案。

（5）对社区内儿童提供健康保健。对新生儿、婴幼儿和学龄儿童提供免费疫苗接种及免费体检等健康保健服务，并且协助社区内的幼托机构进行定期的卫生保健宣传指导。

（6）对社区内妇女提供婚前免费体检、孕期护理保健、孕产期咨询以及妇女更年期的心理健康指导，并且及时对社区内妇女的常见疾病进行预防和筛查诊治。

（7）对社区内老年人进行疾病预防和自我保健指导，定期进行家庭访视，对有问题的老年人提供针对性的健康指导，并且提供家庭出诊、家庭护理、家庭病床等家庭医疗服务。

（8）对社区内出现的突发公共卫生事件及时进行现场应急救护和基础处理。

（9）对社区内的一般常见病、多发病及时进行诊断、护理和治疗，病情严重的及时联系上级医疗卫生机构进行转诊服务。

（10）对政府卫生行政部门规定的其他公共卫生服务和批准的其他适宜医疗服务应认真履行和执行。

3. 西安市城市社区卫生服务机构的规模

西安市城市社区卫生服务机构主要由社区卫生服务中心和社区卫生服务站组成。根据西安市区域卫生规划要求，对社区卫生服务机构的配置要达到一个社区卫生服务中心对应一个街道办事处，一个社区卫生服务站对应一条街道的网状设置。其中，对社区卫生服务中心的建设可以通过对一级医院或是卫生院进行整体改造和转型建立，或者由二级医院或三级医院下属设立以及集体或社会力量联合举办建立。社区卫生服务中心的医疗卫生服务以全科医疗为主，并对辖区内的社区卫生服务站进行业务指导和监督，直接服务人口3万—5万人，社区卫生服务中心一般配置1名中级以上中医人员。在社区卫生服务站的配置上，主要以各街道为配置重点，在街道内可设置一个社区卫生服务站，服务人口1万—2万人，社区卫生服务站可由一级医院或二级医院设立，也可以由不设床位的企事业单位医疗机构转型和社会力量举办建立，为社区内居民提供基本卫生预防、基础医疗诊治、中医药调理、计划生育服务、疾病康复与保健等基本卫生服务。截至2015年，西安市辖区内共设立建成各类社区卫生服务机构209个，其中社区卫生服务中心134个、社区卫生服务站74个，规模已经覆盖西安市的9大区域，90%以上的居民步行10—15分钟即可到达社区卫生服务站。初步形成了以政府主导、社会参与、上级医疗机构为指导服务功能齐全的社区卫生服务网络。在人员配置上，2015年，西安市社区卫生服务中心和社区卫生服务站共有人员5 858人，其中卫生专业技术人员达到4 855人，比2009年增长了24.5%。全市社区卫生服务中心和社区卫生服务站共诊疗人次2 144.1万人次，入院人数5.3万人，门诊量和住院量同比2009年均有显著提高。

4. 西安市城市社区卫生服务机构的主体类别

西安市城市社区卫生服务机构根据举办主体的性质不同，可以分为由政府举办的公立性社区卫生服务机构、综合医院下属的社区卫生服务机构、企事业单位所属的社区卫生服务机构和集体及社会举办的社区卫生服务机构四种类型。这四类不同性质的社区卫生服务机构在提供的服务效率上存在差异，这种差异对卫生服务机构自身的运行效率和服务效率都具有重要的影响。

(1) 政府举办的公立性社区卫生服务机构。这类型的社区卫生服务机构实质是由政府及卫生行政部门为主导，在政府指导和规划下建立的社区卫生服务机构，其多是由一级医院和二级医院的派出机构建立，或是由部分卫生院和街道诊所等卫生机构经过转型或是整体改造后成立的社区卫生服务机构。例如，西安市环城西路社区卫生服务中心就是一所由政府规划和主导举办的社区卫生服务机构，隶属于莲湖区卫生局直接管辖；北关社区卫生服务中心同样是由政府主导具有公立性质的社区卫生服务机构，其是2008年由莲湖区北关医院(始建于1958年)整体转型而来，2009年完成了标准化改造和建设，是政府举办的公益性和非营利性医疗卫生服务机构。社区卫生服务中心一般根据区域内的居民人数以及区域内的卫生需求状况还设置相应的社区卫生服务站作为补充。例如，西安市电子城社区卫生服务中心根据辖区人口数量和提供的卫生需求下设4个社区卫生服务站，负责对该区域和街道的公共卫生服务以及基本医疗卫生服务提供需求供给。

公立性质的社区卫生服务机构在资金来源上主要以上级部门的财政转移支付和地方政府的财政补偿为主。政府的补偿资金通过直接购买服务或者通过一定的方式直接拨付给社区卫生服务机构。社区卫生服务机构通过这两部分的资金补偿对人员经费、社区建设以及日常工作开支进行必要的资金支付。政府性质举办的公立社区卫生服务机构相比其他类型的社区服务机构要具有明显的优势：

首先，在财政资金的运行上具有稳定的保障机制。公立性质的社区卫生服务机构实质是属于政府卫生部门管辖下的事业性质机构。因此，政府的财政补偿投入不仅具有稳定性而且投入力度也较大，尤其是对政府规划下整体转型或是改造后的社区卫生服务机构在规模建设、医疗设备配置、人员配给和房屋建设等方面资金供给相对充足，能够满足社区卫生服务开展的基本需要。

其次，在机构的建设上具有稳定性。公立性质的社区卫生服务机构管理和组织起步时间早，相比其他类型的社区卫生服务机构，不论是在网点覆盖还是站点建设上都具有领先优势。公立性质的社区卫生服务机构多集中在中心城区范围的社区内，能够对区域内的居民提供固定的卫生服务，具有相对稳定的服务人群和服务需求。同时，由于具有政府公立性质而使得辖区内居民对这类型社区卫生服务机构有一定的认同感。

但是，公立性质的社区卫生服务机构也存在诸多不足和缺点，主要体现在：

一是服务意识上观念淡薄。公立性质的社区卫生服务机构多由政府卫生部门兴办，或是由原来的卫生院等卫生机构转型和改造而来。这类卫生机构由于长期受计划经济体制影响，服务思想和观念比较淡薄，加之长期依靠政府财政补偿进而产生依靠政府等补偿、要资金的消极观念。因此，较难全心全意、脚踏实地地深入基层为群众提供满意的卫生服务。

二是公立性质的社区卫生服务机构普遍存在人员素质相对低下、管理难度大的问题。一方面，由于现有的社区卫生服务机构人员大部分属于当时卫生改制或转型时一同转型过来的人员，这些人员在卫生服务技能和卫生技术水平上都相对较低，造成改制或转型后的社区卫生服务机构存在卫生服务人员技能和卫生技术水平不高的状态；另一方面，相比较公立医院而言，公立性质的社区卫生服务机构，不论是在设备配置还是专业前景的发展上都较欠缺，优秀的卫生技术人才宁愿选择公立医院而不愿选择公立社区卫生服务机构，导致公立性质的社区卫生服务机构中高技术卫生人才偏少。

三是公立性质的社区卫生服务机构对卫生服务发展的积极性不高。公立性质的社区卫生服务机构多数是通过转型或改造而来的，其中内部人员受老传统、老观念的影响较深，多数人员不愿放弃转型、改造前的观念或习惯，对参与社区公共卫生服务的积极性和主动性不高，甚至抵触，对社区卫生服务的管理造成了很大的难度。

(2) 综合医院下属的社区卫生服务机构。综合医院下属的社区卫生服务机构也可以看作为医院社区卫生服务机构。医院社区卫生服务机构是指三级医院、二级医院下属设立或是由原先的一级医院和卫生院整体转型或改造建设的社区卫生服务机构。这种类型的社区卫生服务机构在数量上占比不多,原因在于综合医院的定位主要是对疑难杂症、重大疾病以及各类专科疾病的诊疗和医治,而对常见病和多发病的诊治为了不占用有限的卫生资源,便建立社区卫生服务机构对居民提供便利的医疗卫生服务。例如,西安市土门社区卫生服务中心、青年路社区卫生服务中以及桃园社区卫生服务中心等就是由西安市公立医院托管承办或是由一级医院和卫生院整体改造或转型而来的基层社区服务机构;张家村西北大学社区卫生服务站,则是由西北大学原校医院转型而来的,本质上属于事业单位主办的社区卫生服务机构,是由公立医院转型改造后建设的社区卫生服务中心并且由所依托的公立医院负责经营管理。在机构设置和行政建制不变、功能定位不变、财政投入供给机制不变的情况下,公立医院对社区卫生服务机构的人员、财务和业务实行统一管理。

这种"管办分离、所有权和经营权分开"的新型社区卫生服务机构管理模式将医院管理、医疗服务与人才使用等多方面融入社区卫生服务机构,实现"一体化"管理,达到对资源整合和优势互补的共享发展。医院社区卫生服务机构建立的优点体现在以下方面:

首先,具有较强的医疗卫生技术与业务实力。因为社区卫生服务机构依托公立医院,后者不论是在资金、规模、设备或是专业技术人才上都具有较强的实力,能够为社区卫生服务机构提供强有力的医疗卫生技术支持。

其次,相比其他类型的社区卫生机构,医院社区卫生服务机构更易于同上级公立医院之间实现"双向转诊"制度。医院社区卫生服务机构作为公立医院的下属依托机构,其本质就是为公立医院解决基层医疗卫生的诊治,是实行"小病在社区、大病进医院、康复回社区"的分级医疗格局的体现。因此,医院社区卫生服务机构在与上级公立医院间进行双向转诊时,医疗信息交换相比其他类型的社区卫生服务机构要快速和通畅,使得医院社区卫生服务机构能够有效地实现资源间的相互转换,提高医疗卫生服务效率。

再次，医院社区卫生服务机构的人员素质相对较高。专业卫生人员不论是学历职称还是专业卫生技术都要高于其他类型的社区卫生服务机构。同样，医院社区卫生服务机构因为有公立医院作为依托，居民在信任度和认可度上也具有一定的品牌效应，间接提高了社区卫生服务机构的工作服务效率。

但是，医院社区卫生服务机构同样存在一定的缺点和不足，主要表现在以公立医院为依托的社区卫生服务机构在数量上占比很小。一方面，公立医院将主要精力和财力都放在公立医院自身的发展和建设中，对建立医院社区卫生服务机构的关心程度不够；另一方面，社区卫生服务机构主要承担的是对公共卫生防御和一般病、常见病的诊治，而大多数公立医院本身并不承担对公共卫生服务的预防保健任务，这就造成公立医院和社区卫生服务机构之间在职能上还不能实现完全融合，对社区卫生服务机构要提供的基本医疗服务和公共卫生服务还无法完全开展服务，影响社区卫生服务机构在发挥公共卫生服务上的综合能力。

(3) 企事业单位所属的社区卫生服务机构。这是指由企事业单位举办的社区卫生服务机构。这种类型的社区卫生服务机构规模相对较小，一般由企业内部医院或是事业单位的卫生所或者门诊等卫生机构组成，主要是为企业内部员工或事业单位社区居民提供卫生服务的机构，其在计划经济时期是最有效率的卫生服务机构。但随着市场经济的发展，国有企业和事业单位的体制改革，使得原本服务于企事业单位的社区卫生服务机构在市场改革和生存发展的双重压力下，也开始向社区卫生服务机构转型。大部分企业内部医院、事业单位的卫生所或者门诊都在政府的指导和规划下，整体进行改造或是转型成为社区卫生服务中心及社区卫生服务站。除了少数医疗卫生服务机构因为所处环境和职能原因保留了企事业单位性质，但提供的卫生服务也都由原先面向企业内部员工或是事业单位社区居民提供的卫生服务，转向对一般居民提供卫生服务。西安市西关民航社区卫生服务中心，就是一所保留企业性质的社区卫生服务机构，隶属西部机场集团有限公司；长延堡航天社区卫生服务中心是由西安市航天总医院下属所有的企业性质社区卫生服务机构；枣园社区卫生服务中心是一所企业性质的社区卫生服务机构，隶属中航工业西安医院。

企事业单位所属的社区卫生服务机构的优势在于，这类社区卫生服务机构具有较强的服务意识，对公共卫生服务和基本医疗卫生服务的积极性和主动性都较高。这类社区卫生服务机构由于要生存，迫使其参与激烈的市场竞争，而竞争的最重要的途径就是提供优质的医疗卫生服务和公共卫生服务。因此，企事业单位所属的社区卫生服务机构在服务意识和服务质量上，较其他类型的社区卫生服务机构都要高。同时，这类社区卫生服务机构作为非政府举办的社区卫生服务机构具有较自由的资源配置能力，不受政府财政补偿多少的限制，能够灵活地根据居民的需求配置相应的卫生设备，满足居民的卫生服务需求。

企事业单位所属的社区卫生服务机构的劣势在于，首先，由于大部分事业单位和企业位于城郊或是偏远地区，导致这类社区卫生服务机构大多处于城郊或是偏远地区，这对公共卫生服务的提供产生了诸多不便因素。其次，这类社区卫生服务机构容易受市场变化和经济波动的影响，在发展上较公立社区卫生服务机构的稳定性较差。假如企事业单位效益好，则卫生服务机构的发展就比较稳定甚至更好；假如企事业单位效益不好或是面临破产，那么，这类社区卫生服务机构势必会面临发展受阻的困境，对卫生服务的提供造成严重的影响。

(4) 集体及社会举办的社区卫生服务机构。这是指由私人个体承办或是由多个集体联合承办，经上级卫生部门批准同意后举办的社区卫生服务机构。这类社区卫生服务机构多以原先的私人诊所或是集体医疗所改建而成，以社区卫生服务站的形式为主。例如，西安市电子城融侨馨苑社区卫生服务站就是一所由私营诊所改建而来的社区卫生服务机构，归属于电子城社区卫生服务中心，属于私营诊所和社区卫生服务中心联合举办的卫生服务机构。

从医疗卫生服务的性质上看，一般私营性质的卫生服务机构属于营利性的医疗卫生服务机构。因此，这类社区卫生服务机构所拥有的医疗技术设备以及对卫生服务需求者提供的卫生服务态度都相对较好，提供医疗卫生服务的热情度和积极性也相对较高。但是，私营性质的社区卫生服务机构容易受经济利益的诱导形成“医药养医”的卫生经营模式。由于该类型卫生服务机构缺少政府的财政补偿资金，导致私营性质的社区卫生服务机构为了维持机构运营成本，而降低对公共卫生提供的服务，或是对公共卫生服务和基本医疗卫生服务增加一定的服务费以弥补资金的不足。私营性质的社区卫生服务机构在机构发展的稳定性上也存在不确定性，其往往将营利作为机构设立和发展的主要目标，只有在营利好的情况下才能提供良好的卫生服务，假如营利不好或是无法营利，就会因缺乏运行资金而无法提供基本卫生服务或是降低提供卫生服务的质量。因此，集体及社会举办的社区卫生服务机构，在卫生服务提供方面必须控制短视的营利行为，将促进健康和预防疾病作为社区发展的长期目标，这样才能更好地为居民提供基本公共卫生和医疗卫生服务。

5. 西安市城市社区卫生服务的"双向转诊"服务制度建设

自2009年卫生部在西安市召开的全国社区卫生工作会议上提出"双向转诊制度目前在我国尚未完全建立，现在需要在大医院和基层医疗卫生机构之间建立双向转诊和技术支持的这样一个长效的机制"后，陆续颁布了西安市人民政府《贯彻〈国务院关于发展城市社区卫生服务的指导意见〉的实施意见》《关于促进医疗保险参保人员充分利用社区卫生服务工作的实施意见》等文件，支持和建设"双向转诊"制度。经过多年的努力，西安市对社区卫生机构的设置和建立取得了巨大的成就，不仅扩大了基层医疗卫生的服务范围，提高了社区卫生服务的综合能力，增强了集医疗诊治、卫生保健、健康恢复以及计划生育指导等综合性基本卫生服务，还连同本市的公立医院，建立了分级医疗和"双向转诊"的卫生服务制度，提高了西安市整体卫生服务效率。

所谓"双向转诊"制度，是指在政府的指导和规划下，为了提高医疗卫生服务的整体效率，将基层社区卫生服务机构与具有一定医疗技术水平和医疗卫生服务条件的大中型公立医院相互配合，签署具有能够相互转诊的医疗卫生协议。通常将常见病、多发病等小病放在社区卫生服务机构诊治，大病及疑难病症转向二级以上的公立医院就诊；当公立医院确诊属于慢性治疗疾病或是确定为手术后的康复恢复，再转回到社区卫生服务机构进行后期康复或恢复治疗。简言之，就是"小病不出社区，大病及时转诊"的卫生服务制度。之所以积极建设和推进"双向转诊"制度，原因在于实行"双向转诊"制度不仅可以将常见病、多发病等小病分流到社区卫生服务机构，使空置的医疗卫生设备和医疗资源得到充分的发挥和利用，同时还能够降低居民医疗卫生服务的费用，提高居民医疗卫生服务的效率；对公立医院中由于康复期病人占用床位而导致的卫生资源配置紧张问题也能得到一定程度的缓解，会在很大程度上化解“大医院人满为患、大病小病涌向医院看不上病”的难题。实行“双向转诊”制度后，社区群众既可以通过社区卫生服务机构直接转诊到医院进行诊治，还能够使公立医院积极发挥在专业医疗技术人才以及高新医疗专业设备等方面的优势；能够有效地整合社区卫生服务机构的服务功能和网点资源，促使基本医疗服务下沉到社区，不仅节省了医疗费用，还提高了卫生服务效率。

西安市在“双向转诊”制度建设上，先后在莲湖区、碑林区和雁塔区进行了“双向转诊”的试点。根据当地区域的发病率、当地区域的医疗资源条件和社区人口密度等参数，对部分符合条件的社区卫生服务机构进行“双向转诊”制度试点，与符合条件的公立医院签订“双向转诊”的卫生服务协议，保证社区卫生服务机构与公立医院之间“双向转诊”制度的顺利实施和进行。同时，西安市劳动和社会保障局还专门印发了西安市《关于促进医疗保险参保人员充分利用社区卫生服务工作的实施意见》，提出，为了鼓励辖区内居民到社区卫生服务机构进行首诊治疗，对在社区卫生服务机构进行首诊治疗的居民将获得一定的医疗费用优惠和减免，将住院费和诊疗费归属为统筹基金支付范围，并且降低居民在社区卫生服务机构首诊治疗的统筹基金起付标准，其中城镇职工统一下调 100 元，个人自付按比例统一下调 5%。为了逐步推行“双向转诊”制度，该意见还规定参加基本医疗保险的居民由家庭病床或是所就诊的社区卫生服务机构，因病情需要转向签署协议的上级定点医院进行治疗，并且由上级定点医院经过有效医治后病情好转需再转回下级社区卫生服务机构继续治疗、且出院后 24 小时内建立家庭病床的；医疗费用按连续住院并转院治疗处理，转院手续均按照正规医疗机构转院手续办理。假如参保居民因病情所需确实需要转诊治疗，但是签署协议的上级医院同样无法提供有效医治需要再次转往没有签署协议的医院进行救治，其中产生的费用只需要向转诊医院补交统筹基金起伏标准的差价即可，不用另付费用。如果转诊的上级医院有能力和条件进行救治，则不需要再另行支付统筹基金起付标准。

据西安市的区域“双向转诊”试点调研报告反映，在实行“双向转诊”的区域内，卫生服务整体效率要比没有实行“双向转诊”区域的卫生服务效率高出许多。如果病人先到社区卫生服务中心就诊，60%—70%的疾病都可以在社区卫生服务机构得到有效治疗，剩下的大病和重病患者在经过首诊救治后再转到二级或三级医院就诊，这样不仅使病人得到及时有效的救治诊疗，而且还对病人进行分流，不会出现“大病小病挤医院”的局面，提高了卫生服务的整体效率。

但是，从西安市的区域试点报告中也反映出，西安市在推行建设“双向转诊”制度上还存在一些缺点和不足，致使西安市的整体卫生服务效率还没有显著的提高。据调研报告反映，西安市有些区域内的“双向转诊”还存在不乐观的现象，主要是居民对社区卫生服务机构的首诊存在不信任的观念。与公立医院相比，居民普遍认为社区卫生服务机构只能诊治常见的小病，服务的对象仅限于婴幼儿和老年人。假如发生疾病或是不舒服，居民更愿意首选公立医院诊治。因此，表面上看双向转诊制度是分流了公立医院的医流量，但实际中还是多数患者流向公立医院，导致部分区域实行“双向转诊”的患者数量不多。产生这些现象的主要原因是：

（1）卫生部门对“双向转诊”制度的宣传和引导还不到位，大部分社区居民对“双向转诊”制度并不了解。据调研分析报告显示，西安市碑林区在实施“双向转诊”制度的落实情况中有67%的居民对“双向转诊”制度表示不清楚；只有22%的居民知道“双向转诊”制度，但不清楚具体的实施流程；10%的居民对双向转诊制度表示不关注，认为不能够解决根本问题。因此，从人群知晓度的角度看，卫生部门和社区卫生服务机构对“双向转诊”制度的宣传和引导还不到位，对社区内居民没有进行有效的宣传和引导，导致社区内居民对“双向转诊”制度存在陌生感。

（2）现有的社区卫生服务机构在医疗设备配置和卫生服务技术水平上还存在一定的差距。医疗设备配置的不完善和卫生服务人员技术水平的差异，会导致居民对社区卫生服务的质量和服务效率产生怀疑和不信任感，这将加重居民对公立医院的依赖性。

（3）社区卫生服务机构与公立医院之间存在经济利益关系，要提高“双向转诊”制度的整体效率就必须破除两者之间的经济利益。现阶段，西安市“双向转诊”制度中遇到的最大困难在于对诊治患者转上容易转下难。社区卫生服务机构在遇到难以诊治的病患时会向患者提出转诊的要求，公立医院在收治病患者治疗后会出于经济利益的考虑，一般不愿意将病患再向下转回社区卫生服务机构，直到病患者康复出院或是自己主动提出要求转回社区卫生服务机构。公立医院对转出的病患者严格控制，主要原因在于病患者花费的医疗费用由公立医院获得。因此，除非具有特殊情况，不然病患者会一直在公立医院康复直到出院为止。相反，社区卫生服务机构对转出的病患者一去不返的现象也认为是经济收入的重大损失，社区卫生服务机构也会出于自身经济利益的考虑，而不希望病患者转诊到公立医院诊治，除非病患者的病情超出社区卫生机构的诊治条件或者患者自己提出转诊要求。社区卫生服务机构通常会尽量将病患者留在自己的卫生机构内。这种现象是由社区卫生服务机构与公立医院之间缺乏有效的利益协调机制和激励机制引起的，致使社区卫生服务机构与公立医院为了追求各自的经济利益而忽视病患者的利益，对病患者的转出和转入都认为是经济利益的损失，进而造成医疗卫生服务目标的偏差。因此，只有协调、平衡公立医院与社区卫生服务机构之间存在的经济利益，才能使双向转诊制度有效地实施，整体提高西安市的卫生服务效率。

（二）西安市城市社区卫生服务机构财政补偿状况

1. 西安市社区卫生服务机构财政补偿经费及来源

西安市对社区卫生服务机构的财政补偿经费是依据财政部、国家发展改革委员会、卫生部《关于城市社区卫生服务补助政策意见》《陕西省城市社区卫生服务财政补助办法》及陕西省《贯彻〈国务院关于发展城市社区卫生服务的指导意见〉的实施意见》等文件，结合西安市城市社区卫生发展的现状和实际问题制定《西安市社区卫生服务机构财政经费补偿办法》。该办法是以政府为主导，以西安市区域卫生规划的现状及人口数量、经济发展水平为依据，科学合理地制定适合西安市基层医疗卫生需求的社区卫生服务机构的财政经费补偿办法。其中，在补偿方式上，要求政府不断加大对社区卫生服务机构的投入力度，改善财政投入方式，鼓励社会机构参与投资，通过实行绩效考评、购买服务等形式创造多渠道、多路径的高效率经费补偿方式。对社区卫生服务机构的具体补偿经费为：

(1) 对公共卫生服务的经费补偿。按照西安市政府的相关规定，由政府或者社会力量投资举办的社区卫生服务机构，应当为该辖区内的居民提供基本的公共卫生服务和基本医疗卫生服务。基本公共卫生服务不仅包括对健康教育、预防保健、中医诊治以及计划生育指导等服务，同时还包括对传染病、慢性病、地方病和精神疾病等的预防康复服务。对于社区卫生服务机构提供的公共卫生服务，政府根据提供公共卫生服务的项目和服务的人口数量，通过直接购买服务的形式进行综合补偿；而对突发性的公共卫生事件和重大疾病灾害引起的卫生事件，则由政府财政直接拨付专项资金进行财政补偿。具体的财政补偿经费由区级财政部门会同卫生部门根据实际情况核定后给予发放。从2007年开始，西安市社区卫生服务的人均综合补偿金额核定为每人每年不低于10元，其中省财政补偿不低于2元，市、区两级财政各补偿不低于4元。到2013年，西安市基本公共卫生服务每年人均财政补助标准已从25元提高到30元。其中，还对社区卫生服务机构实施了“五免”惠民政策，包括免收普通门诊挂号费、诊查费、住院诊查费、门诊肌肉注射费和二级护理费，社区卫生服务机构由此产生的费用亏损全部由政府财政承担，对其进行全额补偿。将社区卫生服务机构现有的挂号费、诊查费、注射费以及药事服务成本合并为一般诊疗费，不再单设药事服务费。对社区卫生服务机构的诊疗费采取“10元封顶”，其中社区卫生服务中心每门诊人次10元，社区卫生服务站每门诊人次5元。

(2) 对社区卫生服务机构固定资产投资的经费补偿。西安市按照相关规定，对社区卫生服务机构的基础设施建设不断加大投入力度，改善社区卫生服务机构的环境和条件，提高社区医疗卫生服务的效率。依照分级管理的要求，凡是由政府举办的社区卫生服务机构，政府财政给予每所社区卫生服务中心200万元的投入配置标准，并由省、市、区三级财政分别承担60万元、60万元和80万元的建设费用。对政府举办的部分二级医院和一级医院以及国有企事业单位所属基层医疗机构进行逐步改造和整体转型。对由于无业务用房及业务用房建筑面积无法达到国家标准，且暂时无法新建的由政府负责租用房屋解决，并全额财政补偿。同时，根据西安市的实际情况积极向上级发展改革部门上报社区卫生服务机构建设项目，安排补助资金并根据实际情况对困难区域申请的项目给予倾斜。

(3) 对社区卫生服务机构的基本设备配置、专业技术人员培训和离退休人员的经费等所需要的补偿资金，按照财政预算支出的要求进行核定补偿。对大型医疗设备购置和基础设施建设扩展所需要的财政经费，由专家论证和相关部门审核通过后给予足额补偿。对社会性质举办的社区卫生服务机构在所需配置和经费补偿上，由同级政府按照社区卫生机构补偿办法的规定，根据实际情况给予相应补偿。在人员培训所需经费上，由市级财政根据社区卫生服务工作的实际需要，对参加专业岗位培训的员工和全科医生给予全额补偿。对参与相关卫生服务培训的人员，由同级财政根据培训的业务范畴给予适当补偿。对离退休人员的经费补偿按照国家相关规定执行，对离退休人员的退休金、补贴金依照规定标准由同级财政审核通过后给予足额补偿。同时，由政策规定造成的社区基本医疗服务亏损，也由同级财政综合考虑社区卫生服务机构的整体收支情况，按照基本医疗服务成本与收费标准之间的差额给予相应补偿。

2. 西安市城市社区卫生服务机构财政补偿改革措施

(1) 对城市社区卫生服务机构实行“收支两条线”。所谓“收支两条线”，是指政府举办的社区卫生服务机构(包括社区卫生服务中心和社区卫生服务站)为了保障“收支两条线”的财政预算管理能够顺利实施，破除社区卫生服务机构人员在个人收入与服务收入之间的利益联系，规定将医疗药物及卫生服务等收入全部上缴，由区财政部门建立专业账户，再由预算管理部门统一进行支出管理，从而对社区卫生服务机构的人员工资和福利待遇进行财政补偿。根据《西安市社区卫生服务机构收支两条线管理实施意见》的规定，对下属 13 个区域符合政府性质的社区卫生服务中心(站)推行社区卫生服务“收支两条线”的改革。

在收入管理方面，以国家制定的相关规定为基准，结合西安市的实际情况由卫生管理部门制定相应的卫生服务项目和收费标准，除政府对社区卫生服务机构拨付的专项财政资金和财政补偿收入外，其余一切收入均按照收支两条线管理的规定，全额上缴区财政专户。

在支出管理方面，对社区卫生服务中心(站)的支出按性质划分为基本支出和项目支出两类。基本支出包括对社区卫生服务中心(站)的人员经费(根据人事部门制定的工资标准进行核定)、日常公用经费、药品和材料等支出费用，在确定后给予按时发放，其中享受的各类保险和福利由政府财政按照规定给予适度补偿。对日常的公用经费实行定额管理，并根据社区卫生服务中心(站)的业务特点及工作情况及时调整，以保证业务工作的正常开展。对药品、医疗消耗器材的支出按照规定的方式采购药品和材料，费用按实际成本确定。项目支出包括对社区卫生服务中心(站)的设备购置、房屋修缮和租赁、信息现代化建设以及公共卫生服务供给等。其中对社区卫生服务机构的建设用房、基本设备采购以及日常工作经费等由政府统一纳入财政预算进行配置。

在结余管理方面，社区卫生服务中心(站)的项目假如当年已经完成或者由于政策变化、计划调整而中止或撤销，以及无故未使用形成的结余资金，由财政部门收回后统筹安排使用；项目当年已执行但尚未完成或者因故需推迟到下年度执行形成的结余资金，报经财政部门审核确认后，可按项目结转下年继续使用。“收支两条线”的开展不仅改变了医疗卫生机构以药补医的财政收入方式，还通过实施绩效考核制度和公平的收入分配机制对财政补偿进行调整和完善，改变了由于政府投入不足所导致的诱导需求的趋利行为，不仅切断了医务工作人员与业务收入挂钩的不良关系，同时还建立了财务内审制度，进一步健全了地方财务管理，使卫生投入经费能够得到合理使用，从而保障社区卫生服务的整体效率的提高。

(2) 开展“药品三统一”政策，实行基本药物和补充药品零差率销售。依据《陕西省基层医疗卫生机构经费补偿暂行办法》《陕西省基层医疗机构药品统一采购管理办法》《关于开展基层医疗机构药品三统一试点工作的指导意见》等文件，西安市以政府为主导，对社区卫生服务中的医疗药品实行“药品三统一”的政策，逐步实行基本药物和补充药品零差率销售。“三统一”即统一采购、统一价格和统一配送管理。统一采购是实行“药品三统一”的首要环节，包括统一采购的范围、目录和方式；统一价格是实行“药品三统一”的中心环节，包括统一作价和统一销售；统一配送是实行“药品三统一”的关键环节，包括统一配送的企业、配送费用和配送指标。“药品三统一”政策的开展有利于降低社区卫生服务机构常用药品价格，缩短药品流通环节，减少药品收入对社区卫生服务机构产生的不良影响。

社区卫生服务机构的药品采购供应工作以区县为采购和结算单位，由市级政府和有关卫生部门统一组织，公开拣选出有配送能力的经营企业向社区卫生服务机构集中配送。其中，对部分财政全额预算管理的社区卫生服务机构施行基本用药零差率销售。对取消药品加成政策后卫生服务机构减少的合理收入，同级财政部门予以适当财政补偿，采用调整部分技术服务收费标准以及提高医疗保障基金支付比例等多种途径予以补偿。对未施行财政全额预算管理的社区卫生服务机构，要在实际采购价（中标价）的基础上相应地降低药品销售加价比率。社区卫生服务机构开展的“药品三统一”政策，不仅能够实现基本药物和补充药品零差率销售，同时还能够完善社区卫生服务机构的财政补偿改革措施。

(3) 实行人事绩效考核制度，逐步提高社区卫生服务的效率。为了促使社区卫生服务机构由经济重心向服务重心转变，西安市政府不仅在财政补偿上进行了改革措施，同时还针对人事改革建立了各级绩效考核评价体系。根据因事设岗、因岗定编的原则，按照岗位设置需求公开进行标准配置。对聘用的工作人员实行档案工资和绩效工资分轨制，社区卫生服务机构的职工工资不再是以机构收益、科室收益为主要来源，而是根据工作完成的质与量，以及居民的满意程度等指标来综合确定工资收入。在具体实施中，西安市各区域不仅对社区卫生服务机构加强了管理，同时还结合各区域的实际情况采用了新的评价体系。例如，西安市莲湖区区政府每年根据下达的综合目标管理，要求对下属的卫生局实行绩效考核，重点考察卫生项目经费的使用情况和使用效果，确保社区公共卫生和基本医疗卫生能够有效实施；同时结合社区卫生服务中心（站）的预算执行以及个人均次费用控制等情况，对下属的社区卫生服务中心（站）进行全面考核，重点考察公共卫生的预防、医疗诊治措施及居民满意度评价。

(4) 实行按劳分配、按岗定酬以及按居民满意度评价考核的人事工资制度。将社区卫生服务中心（站）的考核情况与社区卫生服务机构人员的个人工资收入直接挂钩，实行人事绩效考核制度。该举措不仅能够规范医疗卫生的服务行为，将社区卫生服务中心（站）的工作重心从谋利转向服务，提高社区卫生服务的整体效能和效率；同时，能够进一步调动员工的工作积极性，提高工作效率，使员工的业务与绩效和个人报酬相挂钩，改变以往卫生费用支出巨大、财政补偿不足的问题。

第八章　财政补偿与城市公立医疗卫生服务效率

本章主要是采用实证的研究方法分析政府财政补偿投入，重点是对城市公立医疗卫生服务机构服务效率做出影响分析。以西安市的城市公立医疗卫生服务机构为研究对象，采用西安市城市公立医疗卫生服务机构从2009—2015年的卫生数据，运用DEA研究方法和OLS回归方法相结合的实证方法，对财政补偿投入与效率影响关系进行描述性统计、相关性分析以及回归性分析。从多个角度分析研究政府财政补偿投入与城市公立医疗卫生服务机构间是否存在效率影响以及影响的程度状况和原因，进而得出适宜的分析结论和建议。

第一节　城市公立医疗卫生服务机构的服务效率

效率是衡量卫生服务的重要指标。我国新医改中最重要的改革目标就是在增强卫生事业发展的同时，能够充分调动起医疗卫生服务机构的医疗服务效率和卫生服务人员的服务积极性，促使医疗卫生服务机构能够重新回归公益性服务，改变现有的“看病难、看病贵以及服务效率低下”的问题。为此，各级政府不仅对卫生事业的发展进行了重新规划，同时还加大了财政对医疗卫生服务机构的补偿投入力度，以此来提高医疗卫生服务机构的医疗服务效率。但是，政府对医疗卫生服务机构进行财政补偿投入是否能够改变原先医疗服务效率低下的状况，以及是否能够提高医疗卫生服务机构的医疗服务效率还存在一定的争议。

这里，以西安市城市医疗卫生服务机构为研究对象，选取西安市具有代表性的三级综合医院、二级综合医院以及城市社区卫生服务机构，以2009—2015年的卫生数据，采用DEA的研究方法，选取各项分析指标对西安市城市医疗卫生服务机构的医疗服务效率进行计算测评。三级综合医院、二级综合医院以及城市社区卫生服务机构这三级医疗卫生服务机构，不仅代表的是西安市城市医疗卫生服务机构的主体，同时还是城市医疗卫生服务机构提供医疗卫生服务的主要承担者。因此，对这三级医疗卫生服务机构进行实证测评分析，不仅能够清晰地反映西安市各级医疗卫生服务机构的医疗服务效率以及不同层级之间医疗卫生服务机构的服务差距，还能够客观地反映出西安市城市医疗卫生服务机构的整体服务效率状况。

一、城市公立医疗卫生服务机构服务效率的评价方法与指标设定

（一）评价方法

对城市公立医疗卫生服务机构的医疗服务效率测评主要采用国内外常用的数据包络分析法（DEA）。DEA是近年来针对医疗卫生服务机构进行服务效率测算一种最常用的方法，它是由Charnes和Cooper等人于1978年创立的，主要是通过采用线性规划的方式来测量决策单元（DMU，decision making units）的相对效率，是将运筹学、管理学和数量经济学相交叉研究的一种新方法。其实质是根据一组输入和输出指标的建立来形成一定形式的线性规划模型，在此基础上求解计算出有效的生产前沿面；再根据计算出的数值来判断每一个决策单元是否位于有效的生产前沿面上，以此来判断该决策单元是否有效。假如测算的该决策单元位于生产前沿面上，则其效率指数为1，这时该决策单元就可以看作是DEA有效；但假如该决策单元没有位于生产前沿面上，则其效率指数将小于1，这时该决策单元就可以看作是DEA无效。因此，采用DEA对医疗卫生服务机构的医疗服务效率进行测评，不仅能够测算出每个决策单元的测算效率得分，还能够为这些决策单元

提供一个效率参照值，以此来评价每个决策单元是否有效以及效率的高低差距。

以图示（见图 8－1）来表示 DEA 的基本原理，则假设有 A、B、C、D、E 5 个决策单元，这 5 个决策单元中有两种投入决策单元和一种产出决策单元。横轴 $O-X_1/Y$ 和纵轴 $O-X_2/Y$ 表示为单位产出所需的补偿，A、B、C 分别为构成生产前沿面的 SS’曲线，这条 SS’曲线被看作为效率的前沿线。当一个决策单元 DMU 位于生产前沿面上并被效率前沿线包裹时，该 DEA 的效率值表示为 1（例如 A、B、C），而被包裹的决策单元 DMU 的效率值则为 0—1 之间小于 1（例如 D、E）。因此，采用 DEA 测算的效率可以看作是效率测算的相对效率，这种相对效率表现为被测评的决策单元 DMU 相对于效率前沿的决策单元 DMU 相对比而产出的效率。例如，图中所示的决策单元 D 的 DMU 有效值为 OD，而 DD’则表示为决策单元 D 的无效率部分；决策单元 E 的 DMU 有效值为 OE，而 EE’则表示为决策单元 E 的无效率部分。

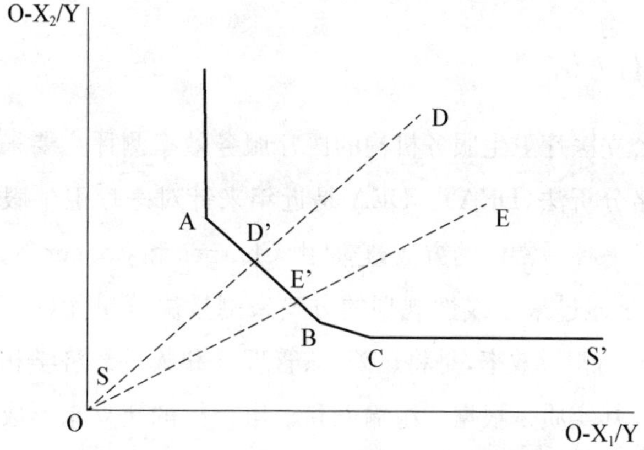

图 8－1　DEA 方法的基本原理

根据 DEA 的基本原理可以将决策单元从 A 扩张直 n 个决策单元，其中每一个决策单元都可以有 m 种输入和 s 种输出，假如用 x 和 y 来表示整个 DUM 的生产活动，则第 n 个决策单元 DUM 的输出向量和输入向量则可以表示为 $x_j=(x_{1j}, x_{2j}, \cdots, x_{mj})^T$；$y_j=(y_{1j}, y_{2j}, \cdots, y_{mj})^T$。这样，DEA 的数据模型为：

$$\max h._{j}=\frac{\sum_{r=1}^{s}u_{r}y_{rj}}{\sum_{i=1}^{m}v_{i}x_{ij}} \tag{8.1}$$

该公式中 x_{ij} 表示为决策单元 DMU 的第 i 种输入投入量，而 y_{rj} 表示为决策单元 DMU 的第 r 种输出产出量，u 与 v 则表示投入与产出的权重。但要将此公式应用于对医疗卫生机构的效率测算并且判断每个测算的医疗卫生机构是否有效则要进一步采用线性规划的 C^2R 模型来求解各个决策单元的效率值 h_j。因此，该公式可以进一步改为：

$\min\theta$

s. t.
$$\sum_{j=1}^{n}\lambda_{j}x_{j}+s^{-}=x_{0}\theta \tag{8.2}$$

$$\sum_{i=1}^{n}\lambda_{j}y_{j}+s^{+}=y_{0} \tag{8.3}$$

$$(\lambda_{j}\geqslant 0,\ j=1,2,3,\cdots,n)$$

式中，当效率指标 $\theta=1$ 时，则该决策单元称为 DEA 有效；当效率指标 $\theta<1$ 时，则可以看作该决策单元 DEA 无效，说明该决策单元不论是在卫生资源配置还是投入产出过程中都存在不足的地方。

（二）指标设定

在对医疗卫生服务机构医疗服务效率测算的指标选取上，不论是国内研究还是国外研究基于研究的方向和内容不同，研究选取和设定的指标也不相同。在国内研究中，张航举在 2009 年对上海 30 家公立医院的服务效率测评上采用的指标设定包括投入指标（实有床位、职工人数、万元设备以及业务支出）和产出指标（病床使用率、入院人数以及业务收入）。王晓平在 2010 年对江苏 27 家二级综合医院在服务效率测评上选取不同的投入指标和产出指标，其中：投入指标包括医院床位数、医护人员平均工资、卫生专业人才数量和卫生设备配置标准；产出指标包括诊疗人次、出院人次和平均出院天数。李志宏在 2009 年对北京三级甲等医院进行服务效率测算采用的投入指标为医院的固定资产、医院卫生技术人、医院实有床位及医院业务支出；产出指标则为医院入院与出院的治愈率、门诊出院的符合率、平均住院天数、床位使用率及床位周转次数。叶文星在2011年对深圳市公立医院的服务效率测算采用的投入指标为医院级别、医院床位数、医院固定资产及住院病人总成本；产出指标为住院人次及出院人数、门诊人次和急诊人次、手术人次和实有床位数。陈志新在2012年对成都市三级医院的服务效率测算，采用的效率指标设置为投入指标包括医院职工总人数、医院实际开放的病床数、医院固定资产总额及医院年业务支出；产出指标包括医院门诊人次数、医院病床使用率、医院净资产占比和医院年业务收入。在国外研究中，Dr. Kaerty在2008年对土耳其国家公立医院的服务效率分析中运用DEA研究方法进行了效率测算，采用的投入指标包括医院的病床数、医院专科医师数与通科医师数、医院护士数和医疗年度总支出；产出指标包括医院的诊疗人次、住院人次及标准化住院的死亡率。Dr. Coopkere在2010年同样采用DEA研究方法，对美国西部的142家医疗卫生服务机构进行服务效率测算，采用的投入指标包括各个医疗机构的运营成本、实际注册护士数、临床科室数及医疗机构的病床数；产出指标包括医疗机构的门诊人次、急诊人次、住院人次、住院手术量和门诊手术量。Dr. Harrison在2012年对英国的32家公立卫生机构进行了服务效率测算，采用的投入指标包括医院实际的医生数、其他医技人员数、医院固定资产的总值和医院年度的总支出；产出指标包括患者住院的人数和天数总计、标准化住院死亡率、患者花费的总费用和医院年度的总收入。

从国内外对医疗卫生服务机构的医疗服务效率测评的指标选取上看，不论是国内的研究还是国外的研究，在投入指标的设置上大致相同，主要包括医疗机构的人员数、医疗机构的实际床位数、医疗机构拥有的固定资产和医疗机构的年度总支出；同样，在产出指标的设置上也大致相同，主要包括医疗机构的诊疗人次、医疗机构的门诊人次和住院人次、医疗机构的病床使用率和医疗机构的年度总收入。因此，在运用DEA对西安市城市公立医疗卫生服务机构的医疗服务效率进行测算中，根据城市医疗卫生服务机构的主体不同、服务内容和项目不同以及服务对象的重点不同，在指标的设定上也有所区别。

城市公立医疗卫生服务机构的主体可以分为公立医院和社区卫生服务机构两类。这两类卫生服务机构在服务的内容、项目和对象上服务的重点不同。公立医院卫生服务机构的主要职责是诊治急危重症和疑难病症，承担救死扶伤的责任。因此，根据公立医院卫生服务机构提供的服务内容、服务项目和服务对象，将其投入指标设计为医院总人数、医院专业技术人才数量、医院病床数、公共服务财政补助金额以及医院的固定资产；而产出指标则设计为医院年门诊人次和医院年住院人次。社区卫生服务机构的主要职责是对常见病进行诊断和治疗，提供卫生预防、保健与康复为一体的服务机构。因此，根据社区卫生服务机构提供的服务内容、服务项目和服务对象，将投入指标设计为社区卫生机构的总人数、社区卫生机构的床位数、财政补助金额和社区卫生机构拥有的万元设备数量；而产出指标则设计为社区卫生机构的年门急诊人次和社区卫生机构提供的年公共服务人次。

二、数据描述与变量解释

（一）公立医院的数据描述与变量解释

1. 数据描述

西安市公立医院的数据主要是以西安市内的公立三级综合医院和二级综合医院为主体进行收集的，通过筛选，以 26 家综合性公立医院为主要分析对象。其中，三级综合医院的数据收集包括陕西省交大一附院、交大二附院和陕西省人民医院等在内的 15 家三级综合医院；二级综合医院的数据收集包括西安市第二医院、西安市第四医院和西安市第八医院等在内的 11 家二级综合医院。样本医院的数据收集来源主要通过《陕西省卫生年鉴》《西安市统计年鉴》以及西安市卫计委、财政局、统计局和各医院卫生机构的统计数据及统计公告综合收集整理而来。为了保证样本数据收集的完整性、有效性和可比性，在对三级综合医院和二级综合医院数据样本的选取标准上制定了严格的选取条件。其中，对样本医院的选取，不论是在规模体系、运营环境、服务功能还是组织体系上都具有一定的相似性和可比性，基本能够满足 DEA 研究方法的测算条件，能够测算出医院卫生服务体系的整体医疗服务效率。因此，根据上述的选取标准对西安市的 26 家综合公立医院卫生服务机构采用 2009—2015 年的卫生数据，对公立医院卫生服务机构的整体服务效率进行有效测算。

2. 变量解释

根据公立医院卫生服务机构的服务特点，将公立医院的指标分别设置为投入指标和产出指标两大类。在投入指标中又分别设置为代表人力资源指标的医院机构的总人数和专业技术人员人数，代表物质资源指标的医院机构的病床数和医院拥有的固定资产数，代表财力投入指标的财政补偿金额数；在产出指标中分别设置了代表医疗服务能力指标的年门急诊人次和代表总服务能力指标的年住院人次。

表 8-1　公立医院投入与产出指标的变量解释

	一级指标	二级指标	变量解释
投入指标	人力资源	医院卫生机构的总人数	表示机构内部的管理的能力和机构规模
		医院专业技术人员人数	
	物质资源	医院卫生机构的床位数 医院拥有的固定资产数	表示机构内部提供服务和技术的能力
	投入财力	政府年财政补偿金额	表示外部的经济激励程度
产出指标	医疗服务能力	医院年门急诊人次	表示医疗机构的服务能力
	总服务能力	医院年住院人次	表示医疗机构总的公共服务能力

表 8-2　三级综合医院的投入与产出指标计算均值

		计算均值						
指标	年份	2015	2014	2013	2012	2011	2010	2009
投入指标	医院卫生机构的总人数	1 985.21	1 983.1	1 980.31	1 949.32	1 785.8	1 669.25	1 628.68
	医院专业技术人员人数	1 507.6	1 505.2	1 504.31	1 420.188	1 272.1	1 189.813	1 120.56
	医院卫生机构的床位数	1 426.4	1 420.2	1 417.5	1 390.625	1 294.6	1 151.125	1 107.563

续　表

	计算均值							
指标	年份	2015	2014	2013	2012	2011	2010	2009
	医院固定资产数(亿)	5.214 5	4.875 6	4.125 6	3.867 5	3.536 9	3.222 5	3.065 64
	财政补助金额(亿)	0.677 5	0.671 2	0.667 8	0.662 5	0.663 1	0.665 5	0.663 5
产出指标	医院年门急诊人次(万)	105.789	106.621	103.606	100.911	89.453	84.116	83.539
产出指标	医院年住院人次(万)	4.673 6	4.783 4	4.711 3	4.545 2	4.246 3	4.013 6	3.906 3
	测算机构数量	15	15	15	15	15	15	15

数据来源：根据西安市统计年鉴、卫生年鉴以及相关财政报表、统计报表、卫生统计公告等数据资料综合整理计算得出。

表 8-3　　二级综合医院的投入与产出指标计算均值

	计算均值							
指标	年份	2015	2014	2013	2012	2011	2010	2009
投入指标	医院卫生机构的总人数	601.114	597.181	582.182	568.909	498.818	451.536	432.545
投入指标	医院专业技术人员人数	471.341	468.32	445.091	406.909	354.636	317.273	292.562
投入指标	医院卫生机构的床位数	471.42	470.311	468.182	451.636	397.364	363.273	351.636
投入指标	医院拥有的固定资产数	1.502 1	1.472 1	1.309 1	1.294 8	1.223 1	1.198 2	1.159 1
投入指标	财政补助金额(亿)	0.319 6	0.317 8	0.314 5	0.315 5	0.313 6	0.312 7	0.309 1

续 表

	计算均值							
指标	年份	2015	2014	2013	2012	2011	2010	2009
产出指标	医院年门急诊人次(万)	16.329	16.132	15.954	15.409	14.127	12.299	13.573
	医院年住院人次(万)	1.538 2	1.574 2	1.518 2	1.367 5	1.145 3	0.929 1	1.191 7
	测算机构数量	11	11	11	11	11	11	11

数据来源：同表 8-2。

（二）社区卫生服务机构的数据描述与变量解释

1. 数据描述

西安市社区卫生服务机构的数据收集了西安市下属 8 个区域的 129 家社区卫生服务中心。数据收集来源主要通过《陕西省卫生年鉴》《西安市统计年鉴》以及西安市卫生局、财政局、统计局和各社区卫生机构的统计数据和统计公告综合整理得来。为了保证数据样本收集的完整性、有效性和可比性，对样本数据的选取标准制定了严格的选取条件。一是样本数据的选取机构必须具有有效的服务能力；二是样本选取的机构必须具有有效服务两年以上且拥有一定的服务量；三是样本选取的机构必须具备独立的公共卫生服务能力，能够承担社区卫生服务机构所制定的卫生服务任务；四是样本选取的机构具有上级卫生部门的备案，并且接受和完成社区公共卫生服务的考核任务。根据上述选取标准对西安市 129 家社区卫生服务机构进行筛选和剔除，共保留了 79 家符合上述条件的有效社区卫生服务机构，其中：政府部门主办的有 42 家；事业单位举办的有 20 家；企业部门举办的有 13 家；集体及个人举办的有 4 家。采用 2009—2015 年的卫生数据对社区卫生机构的整体医疗服务效率进行有效测算。

2. 变量解释

根据社区卫生服务机构的服务特点，将社区卫生服务机构的指标分别设置为投入指标和产出指标两大类。在投入指标中分别设置为代表人力资源指标的社区卫生机构的总人数、代表物质资源指标的社区卫生机构的床位数和社区卫生机构拥有的万元设备数量、代表财力投入指标的财政补偿金额数；在产出指标中分别设置了代表医疗服务能力指标的年门急诊人次和代表总服务能力指标的年公共服务人次。

表 8-4　　社区卫生服务机构投入与产出指标的变量解释

	一级指标	二级指标	变量解释
投入指标	人力资源	社区卫生机构的总人数	表示机构内部的管理的能力
	物质资源	社区卫生机构的床位数 拥有的万元设备数量	表示机构内部提供服务和技术的能力
	投入财力	财政补助金额	表示外部的经济激励程度
产出指标	医疗服务能力	社区年门急诊人次	表示医疗机构的服务能力
	总服务能力	社区年公共服务人次	表示医疗机构总的公共服务能力

表 8-5　　社区卫生服务机构投入与产出指标计算均值

	计算均值							
指标	年份	2015	2014	2013	2012	2011	2010	2009
投入指标	社区卫生机构的总人数	59.541	58.372 1	58.835 4	55.962 03	55.417 7	55.215 2	51.759 49
	社区卫生机构的床位数	12.772	12.573	12.641 0	12.341 77	12.278 4	12.278 4	11.139 24
	拥有的万元设备数量	14.276 3	14.215 6	14.202 1	13.113 9	12.936 7	12.759 5	11.443 04
	财政补助金额(万)	442.38	440.74	424.270	401.925 3	388.666	375.613	360.550 6
产出指标	年门急诊人次(万)	2.399 7	2.361 8	2.277 01	2.562 9	2.573 8	2.541 6	2.888 5
	年公共服务人次(万)	6.528 1	6.467 1	6.202 41	6.058 86	6.052 53	6.033 5	5.868 99
	测算机构数量	79	79	79	79	79	79	79

数据来源：同表 8-2。

三、城市公立医疗卫生服务机构的效率测算及分析

（一）公立医院卫生服务机构效率测算及分析

对公立医院的医疗服务效率测算将通过DEA效率测算模型，将所收集的三级综合医院和二级综合医院的投入和产出指标数据带入DEA模型中进行效率值测算。将每一个综合医院卫生服务机构以DMU决策单元来表示，假如测算的DMU决策单元的测算值表示为1时，则视为该测算的DMU决策单元为有效；假如测算的DMU决策单元的测算值小于1时，则视为该测算的DMU决策单元为相对低效，其低效程度随测算值的大小来反映效率低效的程度。其中测算的DMU决策单元的测算值越远离1，则该测算的DMU决策单元的效率就越低。

表8-6　　公立医院DEA效率测算得分

DMU决策单元	医院机构类别	机构所属区域	DEA效率得分						
			2015年	2014年	2013年	2012年	2011年	2010年	2009年
1	1	莲湖区	1	0.812 734	0.789 078	0.824 299	0.671 718	0.703 214	0.567 13
2	1	莲湖区	0.782 361	0.762 186	0.773 282	0.867 604	0.731 92	0.760 892	0.569 848
3	1	雁塔区	0.861 29	0.752 19	1	1	0.731 92	0.772 22	0.578 52
4	1	碑林区	0.686 231	1	0.659 557	0.658 708	0.406 467	0.504 858	0.394 027
5	1	莲湖区	0.758 212	0.742 811	0.709 156	0.717 414	0.526 246	0.596 63	0.520 605
6	1	灞桥区	0.756 26	0.743 81	1	1	0.731 92	0.772 22	0.589 415
7	1	碑林区	1	0.986 732	0.985 294	1	0.439 252	0.583	0.464 547
8	1	未央区	0.776 43	0.771 21	1	0.763 15	0.582 96	0.613 285	0.467 483
9	1	莲湖区	1	0.816 53	1	1	1	0.772 22	0.614 753
10	1	碑林区	0.798 13	1	0.716 395	0.664 586	0.487 031	0.445 754	0.338 207
11	1	新城区	0.773 81	0.756 121	0.770 769	0.733 058	0.592 824	1	0.489 53
12	1	碑林区	0.423 781	0.217 529	0.408 991	0.400 933	0.406 222	0.469 242	0.350 956
13	1	雁塔区	0.638 197	0.573 811	0.650 563	0.643 895	0.554 409	0.648 731	0.485 369
14	1	莲湖区	0.693 812	0.736 911	0.746 324	0.691 926	0.501 844	0.515 022	0.392 789
15	1	碑林区	0.789 92	0.761 281	0.666 667	0.623 701	0.401 745	0.415 651	0.308 164
16	2	新城区	0.729 931	1	0.709 259	0.686 307	0.244 493	0.308 326	0.234 906
17	2	新城区	0.783 612	0.679 841	0.631 988	0.694 545	0.739 172	0.616 327	0.650 299

续　表

DMU 决策单元	医院机构类别	机构所属区域	DEA 效率得分						
			2015 年	2014 年	2013 年	2012 年	2011 年	2010 年	2009 年
18	2	长安区	1	1	0.931 634	0.932 843	0.731 92	0.760 316	1
19	2	雁塔区	0.778 515	0.794 718	0.716 144	0.755 479	0.647 305	0.716 103	0.572 526
20	2	新城区	1	0.874 625	0.804 291	0.777 499	0.604 822	0.604 187	0.442 078
21	2	新城区	0.946 271	1	0.954 111	1	0.974 63	1	0.702 267
22	2	阎良区	0.936 258	0.836 283	0.913 884	0.914 077	0.646 147	0.678 419	0.589 721
23	2	未央区	0.837 263	0.972 274	1	0.964 83	1	1	1
24	2	新城区	0.937 462	1	1	0.967 742	0.762 018	1	0.682 382
25	2	长安区	0.963 815	1	1	1	0.731 92	0.772 22	0.612 05
26	2	碑林区	1	0.837 219	0.975 861	0.853 614	0.622 132	0.600 615	0.460 311
DEA 均值得分			0.832 752	0.824 158	0.833 824	0.835 356	0.613 333	0.647 821	0.527 713
DEA 有效个数			6	7	7	6	2	4	2

注：表中医院类别 1 表示三级医院；类别 2 表示二级医院

数据来源：根据收集数据以 DEA 方法计算得出。

根据图 8-2 显示，计算出的 DEA 效率指标除 1 以外，基本呈中间大、两头小的分布，而 0.5 以下的低效率医院占据一定比例。通过图 8-2 中对公立医院 DEA 效率均值的测算我们可以得出以下结论：

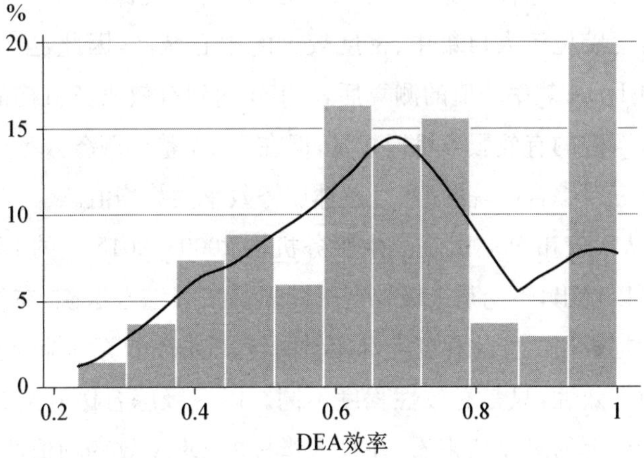

图 8-2　公立医院 DEA 效率测算柱状分布图

第一，从 2009—2015 年的卫生服务机构服务效率均值反映出，西安市三级综合医院的整体服务效率 DEA 均值要明显高于二级综合医院的整体服务 DEA 效率均值。从时间数据序列来看，三级综合医院的整体服务效率 DEA 均值从 2009 年的 0.475 423 到 2015 年的 0.782 562，整体效率 DEA 均值增长了 0.307 139。而二级综合医院的整体服务 DEA 效率均值从 2009 年的 0.631 504 到 2015 年的 0.901 193，整体效率 DEA 均值增长了 0.279 689。三级综合医院的整体服务效率 DEA 均值增长比二级综合医院的整体服务 DEA 效率均值高了 0.072 623。三级综合医院在经过 DEA 效率均值的测算后，有效服务机构的数量为 15 个，主要集中于雁塔区、莲湖区、碑林区和灞桥区。二级综合医院在经过 DEA 效率均值的测算后，有效服务机构的数量为 19 个，主要集中于新城区、未央区和长安区。

从区域间的医疗卫生服务机构分布情况来看，西安市的三级综合医院由于建立时间长久，多集中于人口相对集中且人口密度较大的中心城区范围内。因此，在提供医疗卫生服务的需求数量上占一定的优势，DEA 测算的整体服务效率均值相对要高。而二级综合医院的分布多交叉于人口集中、密度较大的中心城区和人口松散、密度较低的周边城区之间。值得注意的是，虽然分布于周边城区范围的二级综合医院 DEA 效率测算的均值较高，而分布于中心城区范围内的二级综合医院 DEA 效率测算的均值较低。但由于大部分的二级综合医院分布于人口松散、密度较低的周边城区，只有少数二级综合医院位于人口集中、密度较大的中心城区，因此，虽然二级综合医院在经过 DEA 效率均值的测算后，5 年间达到有效服务机构的数量超过了三级综合医院的有效服务机构数量，但在 DEA 整体服务效率的均值测算上依然低于三级综合医院的 DEA 整体服务效率测算均值。

第二，从西安市公立医院卫生服务机构 2009—2015 年的 DEA 效率测算指标上可以得出，不论是三级综合医院还是二级综合医院，在投入指标数据和产出指标数据的变化程度上都相对明显。DEA 测算的综合服务效率值都属于相对有效性，只是有效性程度不同。以三级综合医院与二级综合医院在效率指标上的对比值来看，在投入指标的 DEA 效率均值测算得分上，三级综合医院代表机构内部管理能力和规模的卫生机构总人数及专业技术人员人数的数据指标测算均值由 2009 年的 1 628.68 和 1 120.56 增长到 2015 年的 1 985.21 和 1 507.6，增长均值分别增加了 356.53 和 387.04。二级综合医院代表机构内部管理能力和规模的卫生机构总人数及专业技术人员人数的数据指标测算均值由 2009 年的 432.545 和 292.562 增长到 2015 年的 601.114 和 471.341，增长均值分别增加了 168.569 和 178.779。因此，三级综合医院在代表机构内部管理能力和规模的卫生机构总人数及专业技术人员人数的效率指标测算均值增长上，要高于二级综合医院同等效率均值的 187.961 和 208.261。三级综合医院中代表机构内部提供服务和技术能力的卫生机构床位数和拥有的固定资产数指标数据的测算均值分别由 2009 年的 1 107.563 和 3.065 64 增长到 2015 年的 1 426.4 和 5.214 5，增长均值分别增加了 318.837 和 2.148 86。而二级综合医院中代表机构内部提供服务和技术能力的卫生机构床位数和拥有的固定资产数指标数据的测算均值分别由 2009 年的 351.636 和 1.159 1 增长到 2015 年的 471.42 和 1.502 1，增长均值分别增加了 119.784 和 0.343。三级综合医院在代表机构内部提供服务和技术能力的卫生机构床位数和拥有的固定资产数的效率指标测算均值增长上要高于二级综合医院同等效率均值的 190.053 和 1.805 86。

在产出指标的 DEA 效率均值测算得分上，三级综合医院代表医疗机构服务能力和总公共服务能力的年门急诊人次指标和年住院人次指标数据测算均值分别由 2009 年的 83.539 和 3.906 3 增长到 2015 年的 105.789 和 4.673 6，增长均值分别增加了 22.25 和 0.767 3。而二级综合医院代表医疗机构服务能力和总公共服务能力的年门急诊人次指标和年住院人次指标数据测算均值分别由 2009 年的 13.573 和 1.191 7 增长到 2015 年的 16.329 和 1.538 2，增长均值分别增加了 2.756 和 0.346 5。三级综合医院在产出指标上代表机构医疗机构服务能力和总公共服务能力的年门急诊人次指标和年住院人次的效率指标测算均值增长上，要高于二级综合医院同等效率均值的 19.494 和 0.420 8。

由此可见，虽然三级综合医院和二级综合医院在 DEA 效率数据测算均值上反映出两者整体服务效率都有显著提高，且服务效率呈有效性。但如果将三级综合医院与二级综合医院相比较，三级综合医院在整体服务效率的 DEA 效率测算均值上要明显高于二级综合医院整体服务效率的 DEA 效率测算均值。因此，要提高城市医疗卫生服务机构的整体效率就必须加大对二级综合医院的投入力度和产出效果。

第三，西安市公立医院卫生服务机构的级别高低和规模程度对医疗卫生服务的效率高低有影响。将三级综合医院与二级综合医院的级别和规模程度相比较，发现三级综合医院和二级综合医院在DEA效率测算均值的得分上与它的级别和规模程度呈正比关系。三级综合医院不论是在医院所属的级别上，还是在医院的规模程度上都要高于二级综合医院的级别和规模程度。因此，在DEA效率指标的测算均值上，三级综合医院不论是在投入指标中的人力资源指标、物质资源指标和财政投入指标，还是在产出指标中的医疗服务能力指标和总服务能力指标，其DEA效率均值都要高于二级综合医院的DEA效率均值。

第四，政府的财政补偿投入程度与公立医院卫生服务机构的整体服务效率有一定的相关性。从三级综合医院和二级综合医院的财政的费用补偿投入程度上看，政府财政投入对三级综合医院和二级综合医院的公共卫生服务的补偿投入是逐年增加的。从三级综合医院2009—2015年政府对公共卫生服务财政补偿投入的DEA效率测算均值中发现，三级综合医院的财政补偿金额由2009年的0.663 5增加到2015年的0.677 5，增长效率均值增加了0.014。二级综合医院的财政补偿金额由2009年的0.309 1增加到2015年的0.319 6，增长效率均值增加了0.010 5。单从政府对三级综合医院和二级综合医院的公共卫生服务财政补偿投入的增长均值来看，虽然财政补偿投入的增长均值增长程度不大，但是增长均值的投入量却在逐年增加。其原因在于，三级综合医院和二级综合医院在功能和职能上不同于社区卫生服务机构，三级综合医院和二级综合医院主要是以诊疗和救治疑难杂症疾病为主的医疗卫生服务机构，对于公共卫生服务和防御只承担较小部分的职能，而社区卫生服务机构却是承担公共卫生服务和诊治的主要医疗卫生服务机构。因此，政府对于公共卫生服务财政补偿的投入主要是面向社区卫生服务机构进行的，对三级综合医院和二级综合医院的公共卫生服务财政补偿投入，只是按照提供公共卫生服务的程度多少来进行财政补偿投入。同样，从效率均值的测算反映出，虽然政府的财政补偿投入程度在三级医院和二级医院的总财政收入中占比相对较小，但是从政府的财政补偿投入程度上能够反映出三级综合医院和二级综合医院在提供公共卫生服务方面的效率差距以及服务效率呈现的有效程度。这就表明，政府的财政补偿投入程度与三级综合医院和二级综合医院的整体医疗服务效率具有一定的相关性。

（二）社区卫生服务机构效率测算及分析

社区卫生服务机构的医疗服务效率测算，将通过DEA效率测算模型将所收集的社区卫生服务机构投入指标和产出指标数据带入DEA模型中进行效率值测算。将每一个社区卫生服务机构以DMU决策单元来表示，假如测算的DMU决策单元的测算值为1时，则视为该测算的DMU决策单元为有效；假如测算的DMU决策单元的测算值小于1时，则视为该测算的DMU决策单元为相对低效。其低效程度随测算值的大小来反映低效的程度，测算的DMU决策单元的测算值越远离1，则该测算的DMU决策单元的效率越低。

表8-7　　　　社区卫生服务机构DEA效率测算得分

DMU决策单元	主办机构类别	机构所属区域	DEA效率得分						
			2015年	2014年	2013年	2012年	2011年	2010年	2009年
1	1	新城区	0.968 2	0.925 7	1	1	1	0.895 6	0.887 5
2	1	新城区	1	0.946 712	0.914 114	1	0.998 1	0.063	1
3	1	新城区	0.674 62	0.683 624	0.624 88	0.665 808	0.665 8	0.683	0.543 6
5	1	新城区	0.764 82	0.715 84	0.721 5	0.717 3	0.722 1	0.741 3	0.566 6
8	1	新城区	0.538 26	0.582 65	0.531 4	0.559 6	0.561 7	0.566 7	0.457 4
9	1	碑林区	0.682 64	0.662 53	1	0.634 2	0.412 5	0.246 3	0.253 1
10	1	碑林区	0.642 81	1	0.675 6	0.766 2	0.746 6	0.746 8	0.628 9
11	1	碑林区	0.763 52	0.673 5	0.745 8	0.813 2	0.819	1	0.716 6
12	1	碑林区	0.653 85	0.452 4	0.521 6	0.614	0.614	0.625 8	0.508 5
15	1	碑林区	0.645 27	0.583 6	0.55	0.607 8	0.613 2	0.613 2	0.487 6
16	1	碑林区	0.675 93	0.691	0.55	0.607 8	0.613 2	0.613 2	0.487 6
18	1	莲湖区	1	0.973 5	1	1	1	1	1
19	1	莲湖区	0.993 7	1	1	0.990 9	1	1	0.886 2
20	1	莲湖区	0.598 27	0.573 5	0.503 9	0.543 9	0.617 5	0.615 4	0.498 4
24	1	莲湖区	0.573 9	0.693 6	0.541 1	0.591 5	0.633 1	0.625 2	0.496 5
26	1	灞桥区	0.686 4	0.672 6	0.660 2	0.746 8	0.769 1	0.750 8	0.589
29	1	灞桥区	0.748 3	0.538 2	0.677 9	0.715 1	0.729 6	0.706	0.598 1

续 表

DMU决策单元	主办机构类别	机构所属区域	DEA效率得分						
			2015年	2014年	2013年	2012年	2011年	2010年	2009年
30	1	灞桥区	0.4372	0.482	0.3626	0.3961	0.3987	0.4039	0.3276
31	1	灞桥区	0.7382	0.7462	0.6776	0.739	0.7448	0.7438	0.6703
32	1	灞桥区	1	1	1	0.9429	1	0.9357	1
37	1	未央区	0.3862	0.3564	0.3269	0.3626	0.3626	0.3565	0.35
43	1	雁塔区	1	0.73475	1	1	0.7454	0.738	0.6296
46	1	雁塔区	1	0.9475	1	1	1	1	1
47	1	雁塔区	0.3742	0.847	0.391	0.414	0.4125	0.414	0.3016
48	1	雁塔区	0.836	0.742	0.487	0.542	0.5357	0.5419	0.4448
49	1	雁塔区	0.78	0.699	0.668	0.7115	0.8	0.8	0.6778
52	1	阎良区	0.6389	0.8462	0.7549	0.4945	0.8436	0.8373	0.666
53	1	阎良区	1	1	0.8646	1	1	1	1
54	1	阎良区	0.8739	0.7927	0.6748	0.8672	0.8007	0.8007	0.6364
59	1	临潼区	0.7927	0.6372	0.751	0.7093	0.8451	0.8288	0.6644
61	1	临潼区	1	0.7352	1	1	0.9179	1	0.7535
67	1	临潼区	0.9375	1	1	0.8177	0.814	0.8425	1
69	1	长安区	1	0.8362	0.9918	1	0.0055	1	1
70	1	长安区	0.5723	0.4278	0.4646	0.5246	0.5065	0.5137	0.4587
71	1	长安区	0.528	0.4382	0.4545	0.4918	0.4905	0.4918	0.4014
72	1	长安区	0.612	0.5323	0.4923	0.568	0.6153	0.568	0.4588
74	1	长安区	1	0.972	1	0.8057	0.968	0.8884	1
75	1	长安区	0.6243	0.5283	0.5605	0.6376	0.6647	0.6555	0.5408
76	1	长安区	0.7523	0.5723	0.5146	0.6159	0.5987	0.6073	0.5494
77	1	长安区	0.9372	1	1	1	1	0.9086	0.9362
78	1	长安区	0.8362	0.8462	0.8007	0.8033	0.8033	0.8033	0.7122
79	1	长安区	0.5825	0.5382	0.5128	0.5446	0.5555	0.5533	0.4809
4	2	新城区	0.7235	0.7532	0.7185	0.7751	0.7785	0.8638	0.707
7	2	新城区	0.6382	0.8652	0.6513	0.6627	0.6672	0.6718	0.4811
14	2	碑林区	0.6392	0.6332	0.559	0.6032	0.6473	0.6793	0.5398
17	2	莲湖区	0.7462	0.7352	0.7562	0.7823	0.7721	0.8032	0.6601
25	2	莲湖区	1	0.9623	1	1	0.9791	1	1
27	2	灞桥区	0.6283	0.63826	0.6098	0.6892	0.6568	0.6821	0.6182
34	2	未央区	0.74625	0.4362	0.5421	0.5864	0.6397	0.6712	0.5237
35	2	未央区	0.53712	0.6128	0.4763	0.5399	0.5299	0.5774	0.4628

续　表

DMU 决策单元	主办机构类别	机构所属区域	DEA 效率得分						
			2015 年	2014 年	2013 年	2012 年	2011 年	2010 年	2009 年
36	2	未央区	0.638 6	0.725 3	0.620 1	0.720 3	0.702 6	0.702 1	0.613 3
40	2	未央区	0.835 2	1	0.863 7	0.888 9	0.386 6	0.577 9	0.335 7
42	2	未央区	0.735 2	0.689 26	0.837 5	0.789 5	0.587 8	0.589 4	0.496 5
45	2	雁塔区	0.382 6	0.392 7	0.335 5	0.391	0.382 9	0.382 9	0.291
55	2	阎良区	0.735 2	0.637 4	0.660 4	0.824 1	0.720 5	0.720 5	0.577 4
56	2	阎良区	0.739 27	0.765 2	0.712 9	0.782 2	0.782 2	0.782 2	0.747 7
64	2	临潼区	0.974 2	0.973 5	1	1	0.998 2	1	0.985 5
65	2	临潼区	1	0.894 73	1	0.991 2	1	1	1
66	2	临潼区	0.846	0.734 5	0.668	0.972	0.804 5	0.550 5	0.678 3
68	2	临潼区	0.976 2	1	0.916 5	1	1	1	0.839 8
73	2	长安区	0.862 5	0.789 2	0.652 8	0.728 5	0.746 2	0.736 5	0.544 9
13	2	碑林区	0.835 2	0.973 2	0.806 2	0.895 5	0.884 5	0.896 7	0.831 7
21	3	莲湖区	1	0.983 2	0.879 5	1	0.981 3	1	1
22	3	莲湖区	0.937 62	1	1	0.944 4	0.960 7	1	0.875 6
23	3	莲湖区	0.528 3	0.625	0.514 4	0.537	0.533 8	0.538 4	0.487 5
28	3	灞桥区	0.682 3	0.768	0.642 8	0.705	0.712 9	0.736 5	0.625
33	3	灞桥区	0.652 3	0.472 3	0.480 4	0.508 4	0.513 8	0.510 3	0.399 8
39	3	未央区	0.745 2	0.672 5	0.624 6	0.690 2	0.708 5	0.717 2	0.523 3
41	3	未央区	0.725 3	0.754 4	0.736 5	0.798 4	0.491 3	0.496 3	0.420 6
44	3	雁塔区	0.735 2	0.538	0.465 8	0.5	0.825 2	0.878 8	0.727 3
50	3	雁塔区	0.947 2	0.826 2	1	0.869 2	1	0.924 4	1
51	3	雁塔区	0.836 2	0.836 2	0.713	1	0.826 2	0.802	0.797 1
58	3	临潼区	1	0.974 2	1	0.873 7	1	1	1
60	3	临潼区	0.736 2	0.927	0.881 9	1	0.981 9	0.981 9	0.82
62	3	临潼区	0.923 7	0.832 3	1	0.811	1	0.985 7	1
6	4	新城区	0.537 2	0.523 2	0.399 8	0.459 9	0.455 5	0.451	0.352 9
38	4	未央区	0.634	0.528 3	0.525 1	0.534 7	0.774	0.539 3	0.499 9
57	4	临潼区	0.738 25	1	0.654 1	0.792 5	0.704 5	0.717 9	0.644 9
63	4	临潼区	0.739 2	0.735 2	0.976 5	0.820 9	0.931 1	1	0.986 9
DEA 均值得分			0.761 61	0.744 734	0.749 613	0.747 211	0.731 331	0.732 816	0.662 801
DEA 有效个数			13	10	18	15	12	15	14
DEA 有效占比			0.231 73	0.216 52	0.227 84	0.189 87	0.151 89	0.189 87	0.177 21

注：表中主办机构类别 1 表示政府主办；2 表示事业单位主办；3 表示企业主办；4 表示集体及个人主办。
数据来源：根据收集数据并以 DEA 方法计算得出。

根据图 8-3 显示，计算出的 DEA 效率指标除 1 以外，DEA 效率均值基本呈现“中间小，两头大”的分布状态。因此，通过上述图表中对社区卫生服务机构 DEA 效率均值的测算可以得出以下几个结论：

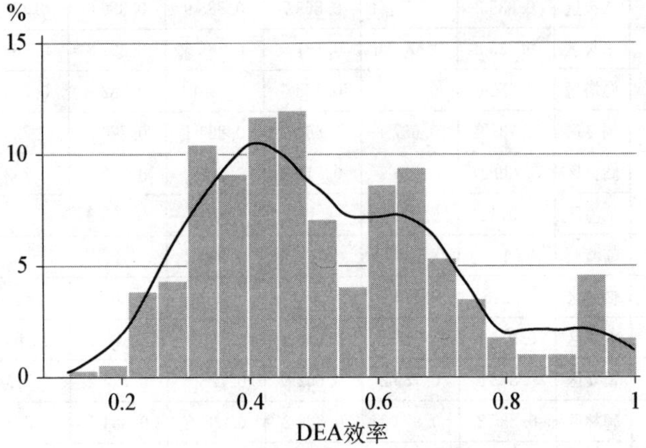

图 8-3 社区卫生服务机构 DEA 效率测算柱状分布图

第一，从 2009—2015 年的卫生服务机构服务效率均值反映出，位于西安市中心城区的社区卫生服务机构的 DEA 效率均值得分要明显高于位于周边城区的社区卫生服务机构 DEA 效率均值的得分。其中靠近西安市中心城区的莲湖区、碑林区、新城区、雁塔区这四个区域中，莲湖区的 DEA 效率均值得分最高，整体服务效率均值为 0.895 236；其后依次为新城区、雁塔区和碑林区，这三个区域的 DEA 效率均值得分分别为 0.741 126、0.721 423 和 0.683 527。而位于西安市周边城区的灞桥区、临潼区、阎良区、长安区和未央区，则 DEA 效率均值得分偏低，测算的效率均值明显要低于位于靠近中心城区的上述四个区域效率均值得分。其中，DEA 整体效率得分均值最高的区域为未央区，DEA 效率均值得分为 0.680 26；其后依次为长安区、临潼区、灞桥区和阎良区，DEA 效率均值得分均值分别为 0.679 813、0.675 612、0.670 114和 0.593 41。因此，从西安市 9 个区域社区卫生服务机构的分布来看，由于社区卫生服务机构的区域分布不同，造成不同区域内社区卫生服务机构的整体医疗服务效率也不同。效率测算均值明显反映出位于中心城区范围的社区卫生服务机构的服务效率在整体上要高于周边城区范围的社区卫生服务机构的整体医疗服务效率。

第二，从横向的时间数据序列来看，西安市社区卫生服务机构从2009—2015年间在投入指标上的数据变化不大，在产出指标上的变化也并不显著。从西安市社区卫生服务机构的DEA测算投入指标数据和产出指标数据的变化程度上反映出，西安市社区卫生服务机构在整体服务效率的改善上还不明显，医疗服务效率的变化程度也不显著。例如，在表示机构内部管理能力的机构总人数指标上，西安市社区卫生服务机构的增长均值仅从2009年的51.759 49增加到2015年的59.541，增长幅度均值仅为7.781 51。代表机构内部服务和技术能力指标中的社区卫生机构床位数和拥有的万元设备数量这两大指标也没有反映出明显的提高和改善，社区卫生服务机构的床位数均值仅从2009年的11.139 24增长到2015年的12.772，增长均值的幅度为1.632 76；拥有的万元设备数量也只从2009年的11.443 04增长到2015年的14.276 3，增长均值的幅度为2.833 26。由于投入指标变化不显著，必然影响产出指标效率的变化。在DEA效率产出指标反映上，代表医疗卫生服务机构服务能力的年门急诊人次指标中，DEA的效率测算均值不仅没有提高，反而由2009年的2.888 5下降到2015年的2.399 7，下降幅度为0.488 8。代表医疗卫生机构总公共服务能力的年公共服务人次指标在均值上虽然有上升提高，但也仅从2009年的5.868 99增长到2015年的6.528 1，增长均值幅度仅为0.659 11。因此，从社区卫生服务机构的各项DEA指标数据均值得分来看，西安市社区卫生服务机构在横向时间序列上的发展和变化并不显著，整体医疗服务效率的提高程度还有待提升。

第三，西安市社区卫生服务机构的举办主体不同，DEA反映的医疗服务效率测算均值也不同。其中，政府行政部门举办的社区卫生服务机构DEA的效率均值得分最高，整体医疗服务效率的均值数达到0.754 813，比2009年的整体医疗服务效率均值增加了0.105 622。在投入指标中，代表机构内部提供服务和技术能力的社区卫生机构床位数和拥有万元设备数量的指标，在从2009—2015年的增长程度反映上，要明显高于其他类别举办主体机构的增长程度。这表明由政府行政部门举办的社区卫生服务机构在技术服务效率上是有提高的，技术效率处于相对有效的状态，技术服务效率显著。但是在产出指标中，代表服务能力的年门诊人次指标和年公共服务人次指标，在DEA数据均值反映上，增长速度不仅不显著，甚至还出现了下降和退步的状态。这表明尽管由政府行政部门举办的社区卫生服务机构在技术效率上呈现有效状态，但在服务效率上却呈现下降和低效状态。

事业单位举办的社区卫生服务机构，在DEA的效率均值得分上也相对较高，整体医疗服务效率的均值达到了0.760 947，仅次于政府行政部门举办的社区卫生服务机构的医疗服务效率均值。但不同的是，事业单位举办的社区卫生服务机构的整体医疗服务效率均值相比较2009年的整体服务效率均值增加了0.114 222，增长率高于政府行政部门举办的社区卫生服务机构整体医疗服务效率均值得分。同样，在投入指标中，事业单位举办的社区卫生服务机构在代表机构内部提供服务和技术能力的社区卫生机构床位数和拥有万元设备数量的指标均值上，增长程度分别增长为1.328 96和2.833 26，表明事业单位举办的社区卫生服务机构在技术效率上是处于有效率的状态，技术效率显著。在产出指标中，事业单位举办的社区卫生服务机构在代表服务能力的年门诊人次指标和年公共服务人次指标上，由2009—2015年的DEA数据均值反映上看，增长速度有明显的提高。这表明事业单位举办的社区卫生服务机构不仅在技术效率上呈现有效状态，而且还在医疗服务效率上同样呈现有效率的状态。

企业部门举办的社区卫生服务机构，在DEA的效率均值得分上要相对低于政府行政部门以及事业单位举办的社区卫生服务机构。企业部门举办的社区卫生服务机构整体医疗服务效率的均值只达到了0.803 809，相比较2009年的整体医疗服务效率均值只增加了0.093 767。在投入指标中，企业部门举办的社区卫生服务机构在代表机构内部提供服务和技术能力的社区卫生机构床位数和拥有万元设备数量的指标均值上，增长程度分别只增长了1.324 15和2.432 56。表明由企业部门举办的社区卫生服务机构在技术效率上是处于低效率的状态，技术效率并不显著。在产出指标中，企业部门举办的社区卫生服务机构在代表服务能力的年门诊人次指标和年公共服务人次指标，由2009—2015年的DEA数据均值反映上看，增长速度没有发生明显的变化。这表明由企业部门举办的社区卫生服务机构不仅在技术效率上呈现低效率状态，而且在医疗服务效率上同样呈现低效率状态。

集体及个人举办的社区卫生服务机构，在数量占比上呈少数，但经过DEA的效率均值测算，由集体及个人举办的社区卫生服务机构的整体医疗服务效率均值得分却相对较高，整体医疗服务效率的均值达到了 0.662 163，相比较 2009 年的整体医疗服务效率均值增加了 0.040 048。但是由于集体及个人举办的社区卫生服务机构在整体的社区卫生服务机构中数量占比不多，因此提供的整体服务效率的占比规模相对较小。但值得注意的是，集体及个人举办的社区卫生服务机构在投入指标中代表机构内部提供服务和技术能力的社区卫生机构床位数和拥有万元设备数量的指标均值在增长程度上，分别增长了 3.453 2 和 5.256 84，增长程度位居四类不同主办机构中增长程度最高的社区卫生服务机构。这表明集体及个人举办的社区卫生服务机构在技术效率上是处于有效率的状态，技术效率显著。在产出指标中，集体及个人举办的社区卫生服务机构在代表服务能力的年门诊人次指标和年公共服务人次指标上，由 DEA 数据均值反映出，增长均值在医疗服务效率上有明显的增长和提高。这说明由集体及个人举办的社区卫生服务机构在技术效率上和服务效率上都呈现出有效率的状态，有效性显著。

第四，政府的财政补偿投入程度与社区卫生服务机构的医疗服务效率有一定的相关性，财政补偿投入的程度能够影响社区卫生服务机构的医疗服务效率。目前，西安市对社区卫生服务机构的财政补偿投入程度，是根据不同性质的社区卫生服务机构举办主体来投入的。对于由政府行政部门举办的社区卫生服务机构由政府财政全额对其进行财政补偿投入。财政投入力度不仅包括社区卫生服务机构的发展建设、人员薪、医疗服务设备和药品配给等，同时还包括国家规定的对提供公共卫生服务的财政补偿投入。因此，由政府行政部门举办的社区卫生服务机构能够在财政补偿投入上占到很大的比例，由 DEA 效率测算的均值中可以反映出，政府行政部门举办的社区卫生服务机构不论是在规模还是在设备数量上，都要高于其他三种类型的举办主体机构。但是，虽然政府行政部门举办的社区卫生服务机构在资金和技术上占优势，但在医疗服务效率上却受传统观念的影响，职工的积极性和主动性不高，提供公共服务的服务意识淡薄，由此导致整体医疗服务效率的降低。

西安市在对事业单位、企业部门以及集体和个人举办的社区卫生服务机构这三种类型的财政补偿投入上，目前只是补偿提供公共卫生服务的财政补偿金额。因此，这三种类型的社区卫生服务机构在接受政府财政补偿投入的力度上相对较小，对医疗卫生服务及效率的提升只能依靠自身的发展和公益性意识的提高。由DEA效率测算的均值可以看出，事业单位举办的社区卫生服务机构，虽然在政府财政补偿投入力度中的占比不多，但在提供服务的技术效率和医疗服务效率均值上得分都相对较高。其原因在于，西安市大部分事业单位举办的社区卫生服务机构是由原先的卫生院和一级医院整体转型或改造而来的，其在转型或改造之前就具备了一定的医疗技术条件和医疗水平，因此，相比于企业、集体或个人举办的社区卫生服务机构，在技术效率和医疗服务效率的均值上得分都较高。

企业部门举办的社区卫生服务机构也只享受政府提供的公共卫生服务部分的财政补偿投入，因而财政补偿投入的占比也很小。由DEA效率测算的均值可以看出，企业部门举办的社区卫生服务机构技术效率和医疗服务效率都处于低效率状态。其原因在于，这类社区卫生服务机构主要是以原企业内部医院或企业卫生所转型而来，发展状况完全由该企业的效益盈亏来决定，即：如果企业效益好，则该社区卫生服务机构的发展就相对较好；反之，如果企业的效益发生亏损，则该社区卫生服务机构的发展就相对缓慢甚至受阻。同时，企业部门举办的社区卫生服务机构接受诊治服务的患者大部分是本企业的员工，尽管整体改制后开始面向社会提供医疗卫生服务，但由于存在长期的结构性环境因素影响，致使企业部门举办的社区卫生服务机构在面向社会提供医疗卫生服务时仍然存在一定的局限性。

集体和个人举办的社区卫生服务机构同事业单位和企业部门举办的社区卫生服务机构一样只享受政府提供的公共卫生服务部分的财政补偿投入。但与前两者不同的是，由于集体和个人举办的社区卫生服务机构在现阶段的规模占比很少。因此，政府对集体和个人举办的社区卫生服务机构重视程度还不高，财政投入的支持力度还很小。虽然用DEA效率测算的均值得出集体和个人举办的社区卫生服务机构不论在技术效率还是医疗服务效率上都呈现有效的状态，但集体和个人举办的社区卫生服务机构在医疗服务效率的总量占有上还存在不足。其原因在于，一方面政府对集体和个人举办社区卫生服务机构重视程度还不够，所以对这类社区卫生服务机构的支持和发展力度还不高，导致其在缺乏资金投入的情况下，只能依靠自身的努力和发展来提高医疗卫生服务效率，进而吸引更多的医疗服务需求者。但由于缺乏财政投入的支持，集体和个人举办的社区卫生服务机构虽然在技术效率和医疗服务效率上有效，但却因为过高的诊疗费用和服务费用使得这类卫生服务机构的服务需求者很少，又导致了这类医疗卫生服务机构的整体服务效率低下；另一方面，对于集体和个人举办的社区卫生服务机构，部分医疗服务需求者还存在一定的不信任感和怀疑感，致使集体和个人举办的社区卫生服务机构只能通过大力宣传和提高整体的医疗服务效率，才能够维持机构的正常运营与发展，但代价是容易导致该类医疗卫生服务机构出现逐利行为而越来越偏失于公益性。因此，政府财政补偿投入的程度对社区卫生服务机构的医疗服务效率具有一定的影响。只有加大和完善政府对不同类型社区卫生服务机构的财政补偿投入的力度，才能有效改善和提高社区卫生服务机构的整体医疗服务效率。

四、小结

综上可见，西安市城市公立医疗卫生服务机构在整体医疗服务效率中，虽然呈现出有效性，但在具体的医疗服务效率反映上还存在一定的差异和不同。

一是在区域分布上，公立医院和社区卫生服务机构都存在中心城区的医疗服务效率要高于周边城区的医疗服务效率。

二是在DEA效率指标的测算中，公立医院中的三级综合医院和二级综合医院在投入指标和产出指标所反映的变化程度上都相对明显，DEA效率测算的综合医疗服务效率均值都属于相对有效性。社区卫生服务机构在DEA效率测算中，由于存在不同类别的举办主体，因此社区卫生服务机构在整体医疗服务效率上的反映还不明显，整体医疗服务效率的提高程度还有待进一步改善。

三是在规模程度和举办主体上，公立医院中的三级综合医院和二级综合医院由于存在不同的级别和不同的规模，因此对医疗服务效率的产出也具有一定的影响。而社区卫生服务机构因举办主体的不同，在DEA效率测算均值中反映的医疗服务效率也不同。其中，政府行政部门举办的社区卫生服务机构在技术效率上反映有效，但在医疗服务效率上却反映低效；事业单位举办的社区卫生服务机构在技术效率和医疗服务效率上都反映有效；企业举办的社区卫生服务机构在技术效率和医疗服务效率上均反映低效；

集体和个人举办的社区卫生服务机构在技术效率和医疗服务效率均反映有效，但在数量和占比上较低。

四是在财政补偿投入方面。从DEA效率指标测算均值中反映，虽然政府对公立医院在财政补偿上加大了投入力度，但相比较公立医院在财政总收入上的比例却还是相对较少。尤其是在对二级综合医院的财政补偿投入上，要明显低于对三级综合医院的财政补偿投入，这就使得二级综合医院在提高医疗卫生服务效率的同时，还要考虑财政资金的运营和配置的问题，容易造成对医疗卫生服务效率的影响。但是，政府财政补偿投入的程度同时也从客观角度反映出城市公立医院在提供医疗卫生服务效率中的有效程度，即政府的财政补偿投入程度对公立医院的整体医疗服务效率会产生一定的影响，但这种影响程度并不明显，不能从本质上改变医疗卫生服务效率低下的问题。在城市社区卫生服务机构方面，政府对城市社区卫生服务机构的财政补偿投入程度，是根据不同性质的社区卫生服务机构举办主体来划分投入的。其中，政府行政部门举办的社区卫生服务机构在财政补偿投入上的占比要高于事业单位、企业部门及集体和个人举办的社区卫生服务机构获得的财政补偿投入占比。由此，不同性质主体举办的社区卫生服务机构，因获得的财政补偿投入力度不同而产出的医疗服务效率也不同。这也反映出财政补偿投入对社区卫生服务机构的医疗服务效率产出具有重要的影响性，财政补偿力度的大小，直接影响到医疗卫生服务效率的高低，甚至能从本质上解决医疗卫生服务效率低下的问题。因此对于社区卫生服务机构而言，只有政府不断完善和统一对不同类型社区卫生服务机构的财政补偿投入程度，才能改善和提高社区卫生服务机构的整体医疗卫生服务效率。

第二节　财政补偿投入对公立医疗卫生服务机构的服务效率的影响

以数据包络分析法（DEA）对西安市城市公立医疗卫生服务机构的医疗服务效率进行测算分析，发现城市公立医疗卫生服务机构的整体医疗服务效率与政府的财政补偿投入程度有一定的相关性。因此，本节将运用OLS

回归研究方法，对城市公立医疗卫生服务机构的整体医疗服务效率与政府的财政补偿投入关系进行实证研究分析，进一步解释城市公立医疗卫生服务机构的医疗服务效率与政府财政补偿投入间的关系和影响。

一、研究方法与指标设定

（一）研究方法

主要采用 OLS 回归研究的方法进行实证研究。在具体的研究方法上，首先，使用 DEA 的效率研究指标测算出城市公立医疗卫生服务机构的医疗服务效率值，对测算出的效率值与财政补偿投入进行相关性分析及 OLS 回归分析。为了保证回归分析的准确性，在进行回归分析的同时，将对财政补偿投入与医疗卫生服务效率产生影响的变量指标进行控制，以保障财政补偿投入对医疗卫生服务效率影响分析的准确性。其次，为了保障财政补偿投入对医疗卫生服务效率影响分析的准确性，还将使用产出变量与投入变量分别相除的方式，以得到单位投入下的每个效率产出水平值，以此作为对医疗卫生服务机构产出效率的另一种衡量。最后，再以单位投入下的每个效率产出指标为变量，分别对财政补偿投入和其他控制变量做回归分析，以回归分析结果来找寻发现财政补偿投入与医疗卫生服务机构间医疗服务效率存在的相关性和影响。

（二）指标设定

在研究指标的设定上，根据城市公立医疗卫生服务机构的主体类型可分为公立医院和社区卫生服务机构两类，这两类卫生服务机构在服务的内容、项目和对象上服务重点不同。因此，在研究分析中根据公立医院卫生服务机构提供的服务内容、服务项目和服务对象将其投入指标设计为医院总人数、医院专业技术人才数量、医院病床数、公共服务财政补助金额以及医院的固定资产；产出指标设计为医院年门诊人次和医院年住院人次；控制变量指标设置为药品收入占比、财政补偿投入占机构总收入占比、专业技术人员占比、区域卫生机构数量和医疗机构级别。根据社区卫生服务机构提供的服务内容、服务项目和服务对象将其投入指标设计为社区卫生机构的总人数、社区卫生机构的床位数、财政补助金额和社区卫生机构拥有的万元设备数量；产出指标设计为社区卫生机构的年门急诊人次和社区卫生机构提供的年公共服务人次；控制变量指标设置为专业技术人员占比、财政补偿投入占机构总收入占比，区域内卫生机构数量和医疗机构级别。

（三）变量统计描述

第一，依据指标的设定将城市公立医院的各个变量进行统计，分别反映城市公立医院在各个变量指标中的样本量、最小值、最大值、均值、中位数和标准差。

表 8-8　　城市公立医院的各项变量指标描述

变　量	样本	最小值	最大值	均值	中位数	标准差
总人数	135	203	3 606	1 283	847	997.1
专业技术人才	135	91	3 045	921.3	626	831.4
床位数	135	198	3 000	919.5	600	721.6
固定资产	135	0.568	8.970	2.785	1.980	2.064
财政补助金额	135	0.233	0.986	0.532	0.476	0.227
门急诊人次	135	3.320	341.8	64.14	21.57	85.86
住院人次	135	0.490	14.98	3.160	1.832	3.175
药品收入占机构总收入的比重	135	0.724	0.890	0.78	0.786	0.069 9
专业技术人员占比	135	0.462	0.921	0.659	0.686	0.099 1
区域内卫生机构数量	135	1	4	1.76	1	0.886
财政补偿占机构总收入占比	135	0.211	0.486	0.265	0.314	0.061 1

数据来源：根据公立医院相关收集数据综合计算得出。

第二，依据指标的设定将城市社区卫生服务机构的各个变量进行统计，分别反映城市社区卫生服务机构在各个变量指标中的样本量、最小值、最大值、均值、中位数和标准差。

表 8-9 城市社区卫生服务机构的各项变量指标描述

变 量	样本数	最小值	最大值	均值	中位数	标准差
社区卫生机构总人数	395	15	153	55.67	51	25.46
社区卫生机构床位数	394	0	97	12.25	6	15.93
万元以上设备数量	395	5.1	29	12.94	12	4.745
财政补助金额	395	5	1 024	391.3	304	276.2
门急诊人次	395	0.113	7.505	2.576	2.324	1.298
公共服务卫生人次	395	3	17.55	6.343	5	3.37
专业技术人员占比	395	0.136	0.994	0.612	0.605	0.232
区域内卫生机构数量	394	1	12	3.855	3	3.154
财政补偿占机构总收入比例	395	0.111	0.913	0.575	0.640	0.276

数据来源：根据社区卫生服务机构相关收集数据综合计算得出。

二、研究模型与数据描述

（一）研究模型

在实证分析中，影响医疗卫生服务机构的医疗服务效率因素有很多。因此，基于研究所要达到的效果对回归模型的设计如下：

(1) DEA 效率指标：

$$E_{it} = \beta_1 + \beta_1 FISCP_{it} + control_{it} + \text{year} + \varepsilon_{it} \tag{6.3}$$

(2) 投入与产出的计算指标：

$$(\text{output/input})_{it} = \beta_1 + \beta_1 FISCP_{it} + control_{it} + \text{year} + \varepsilon_{it} \tag{6.4}$$

（二）数据描述

1. 城市公立医院的变量指标、解释变量及控制变量分别进行设置和描述

根据研究的内容将城市公立医院的变量设置为 8 个效率指标，其中：产出变量包括代表医疗服务能力指标的年门急诊人次和代表总服务能力指标

的年住院人次；投入变量包括代表人力资源指标的医院机构的总人数和专业技术人员人数，代表物质资源指标的医院机构的病床数和医院拥有的固定资产数，代表投入财力指标的公共服务财政补助金额数。因此，衡量出的效率是单位投入下的产量水平，这个指标越大则表示效率越高。而每一个效率指标是依据产出变量与投入变量分别相除而得到的单位投入下的效率指标。其计算方法为：变量 y1 为门诊人次除以机构总人数而得；变量 y2 为门诊人次除以专业技术人才而得；变量 y3 为门诊人次除以床位数而得；变量 y4 为门诊人次除以固定资产而得；变量 y5 为住院人次除以机构总人数而得；变量 y6 为住院人次除以专业技术人才而得；变量 y7 为住院人次除以床位数而得；变量 y8 为住院人次除以固定资产而得。变量 e 为 DEA 的效率指标，具体的计算方法同之前的计算方法一样，将要测评的每个单元以 DMU 决策单位为表现形式，由多个 DMU 决策单位测评单位共同构成评价群体，以 DMU 决策单位的投入与产出指标的权重作为变量运算与产出指标进行综合分析，总投入越小，总产出就越大，该决策单元的效率值就越高。因此，用总产出和总投入的比值的大小来衡量决策单元是否呈现有效性。

表 8-10　　城市公立医院的变量指标及变量解释

被解释变量	变量名称	内容
y1	效率指标 1	门诊人次/机构总人数
y2	效率指标 2	门诊人次/专业技术人才
y3	效率指标 3	门诊人次/床位数
y4	效率指标 4	门诊人次/固定资产
y5	效率指标 5	住院人次/机构总人数
y6	效率指标 6	住院人次/专业技术人才
y7	效率指标 7	住院人次/床位数
y8	效率指标 8	住院人次/固定资产
e	DEA 效率指标	取值 0—1 之间，越接近 1 则效率越高
解释变量	变量名称	内容
fiscp	财政补偿投入占比	表示外部的经济激励程度
控制变量	变量名称	内容

续　表

被解释变量	变 量 名 称	内　　容
prf	专业人员占比	表示内部的相对规模
mdcinc	药品收入占比	表示内部的经济激励程度
inst	机构占比	表示医院规模级别

表 8-11　　城市公立医院投入和产出比计算的变量数据描述

变量	样本	最小值	最大值	均值	中位数	标准差
y1	135	0.003 63	0.11	0.039 7	0.033 5	0.026 2
y2	135	0.004 42	0.254	0.064 5	0.048 0	0.053 2
y3	135	0.003 98	0.151	0.052 4	0.046 1	0.033 5
y4	135	2.712	49	17.87	13.76	11.58
y5	135	0.001 11	0.007 17	0.002 56	0.002 31	0.001 56
y6	135	0.001 31	0.018 7	0.003 58	0.003 21	0.002 65
y7	135	0.001 23	0.008 55	0.003 27	0.002 57	0.001 32
y8	135	0.304	2.232	1.136	1.112	0.501

数据来源：根据公立医院投入和产出数据综合计算得出。

为了更为直观地反映城市公立医院各个变量指标数据的分布情况，根据以上所有变量的指标数据，以柱状图的形式来直接反映变量数据的分布情况。如图 8-4—图 8-15 所示：

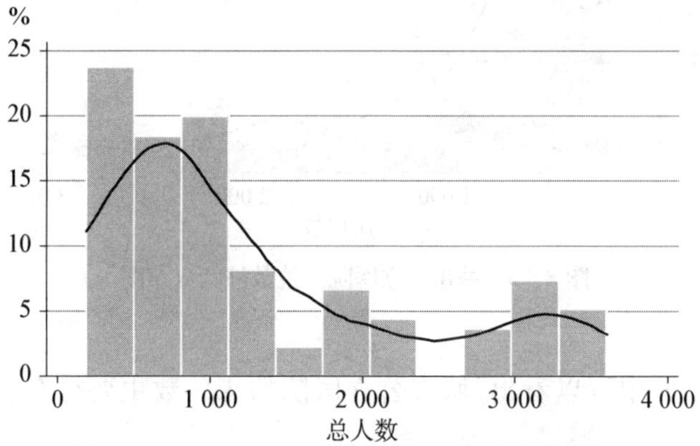

图 8-4　城市公立医院总人数柱状分布图

从图 8－4 中可以看出，城市公立医院总人数在 1 000 人次左右的占主要部分，2 500 人次左右的只占少部分。

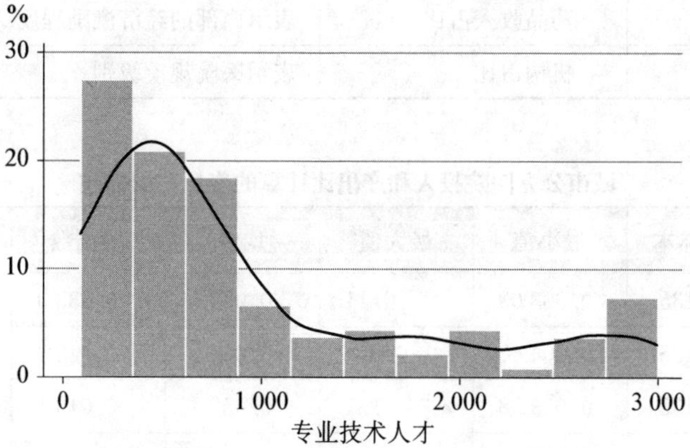

图 8－5　城市公立医院专业技术人员柱状分布图

从图 8－5 中可以看出，城市公立医院的专业技术人员在 1 000 人次以下的居多，1 000 人次以上数量不多。

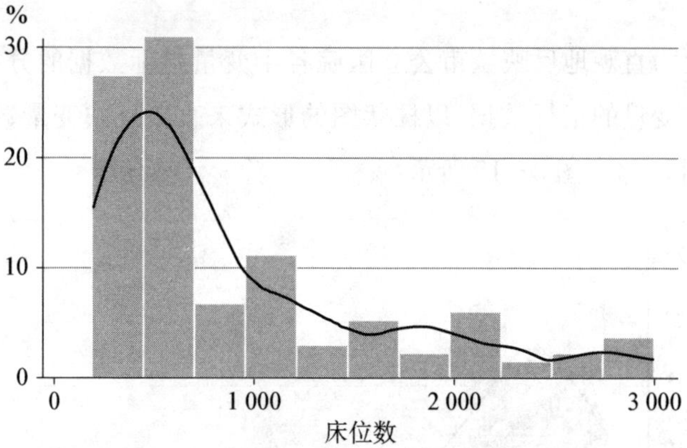

图 8－6　城市公立医院床位数柱状分布图

从图 8－6 中可以看出，城市公立医院的床位数主要分布在 1 000 张以下。

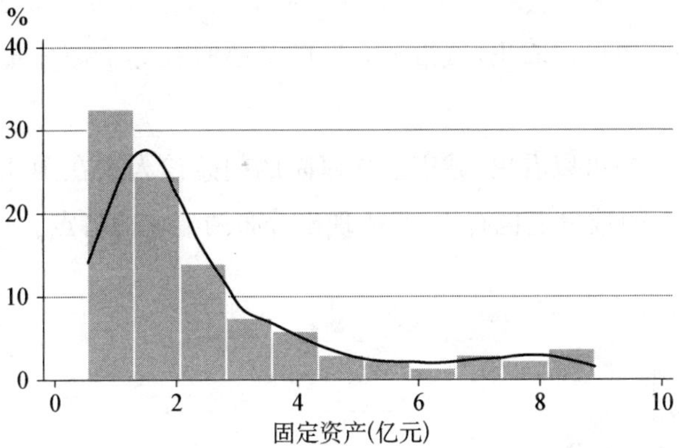

图 8-7　城市公立医院固定资产柱状分布图

从图 8-7 中可以看出，城市公立医院的固定资产在 2 亿元左右占多数，8 亿元左右的只占少数。这与前述的总人数、专业技术人数和床位数两端占比较高相对应。

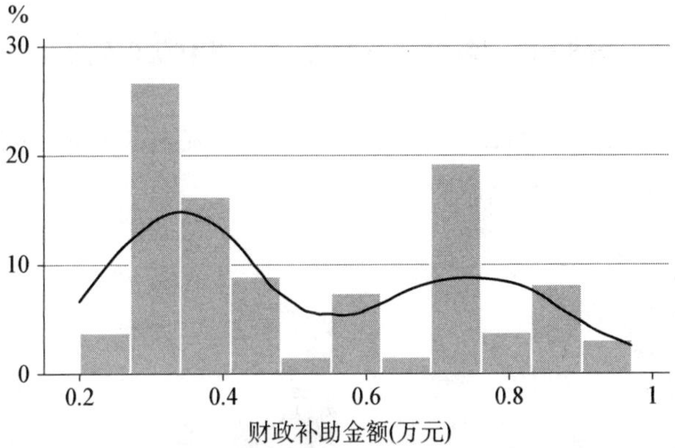

图 8-8　城市公立医院财政补偿金额柱状分布图

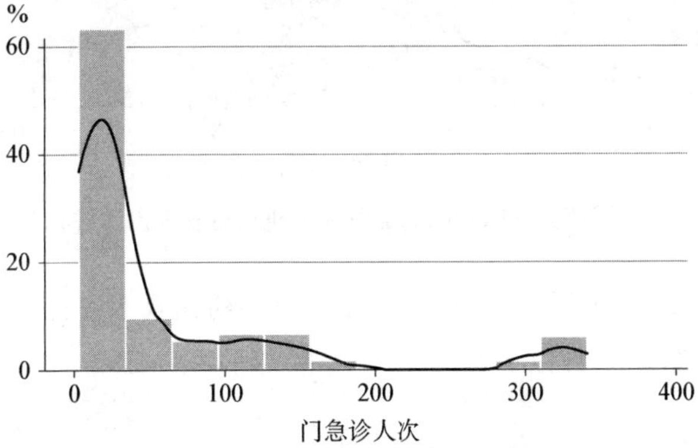

图 8-9　城市公立医院的门急诊人次柱状分布图

从图 8－8 中可以看出，城市公立医院的财政补偿金额分布基本处于平均状态。

从图 8－9 中可以看出，城市公立医院的门急诊人次在 100 人次之内占主流，300 人次的数量上也有不少，体现出分布两端化的特点。

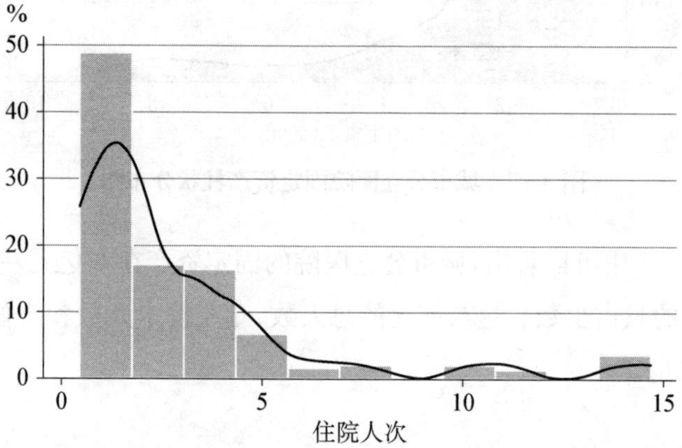

图 8－10　城市公立医院的住院人次柱状分布图

从图 8－10 中可以看出，城市公立医院的住院人次分布主要集中在 5 人次以下，与之前变量分布基本吻合。

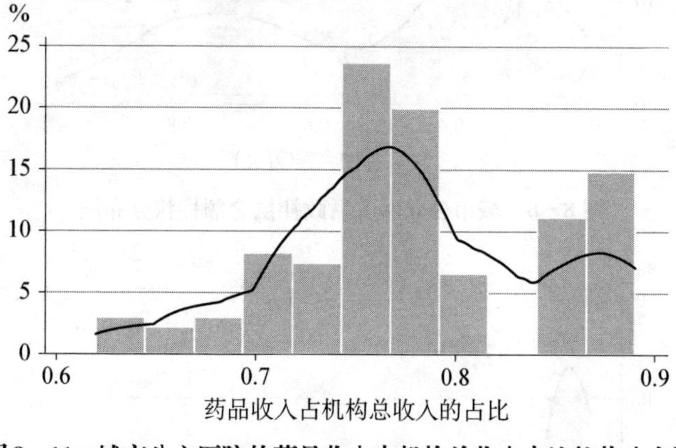

图 8－11　城市公立医院的药品收入占机构总收入占比柱状分布图

从图 8－11 中可以看出，城市公立医院的药品收入占比基本在 70%—80%，少数极端在 85%以上。

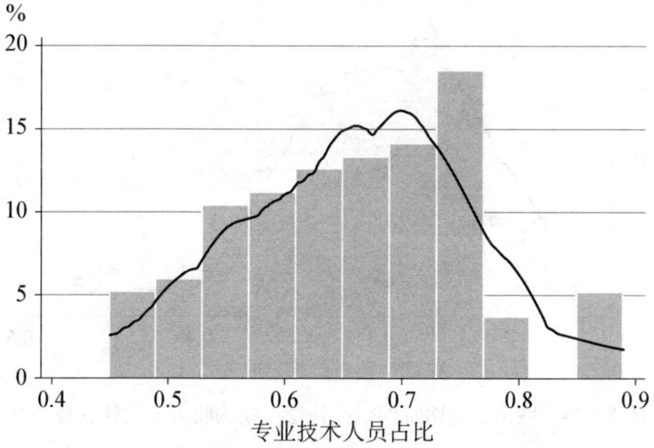

图 8-12　城市公立医院的专业技术人员占比柱状分布图

从图 8-12 中可以看出，城市公立医院的专业技术人员的比重基本在 50%—80%，只有个别的情况在 90%左右。

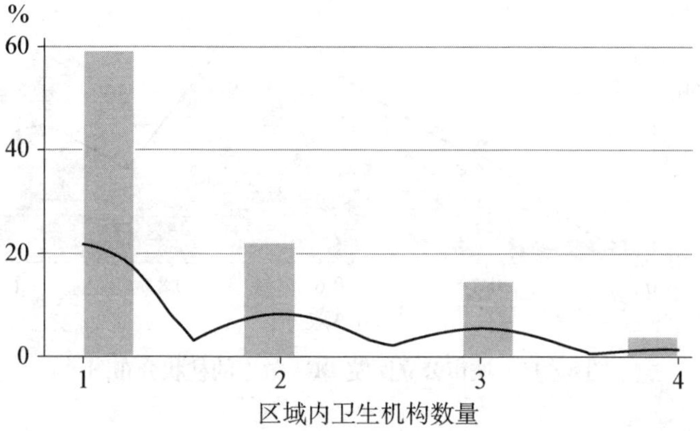

图 8-13　城市公立医院的区域内卫生机构数量柱状分布图

从图 8-13 中可以看出，城市公立医院的卫生机构数量比重最高在 1 个，占 60%，少数区域有 4 个之多。

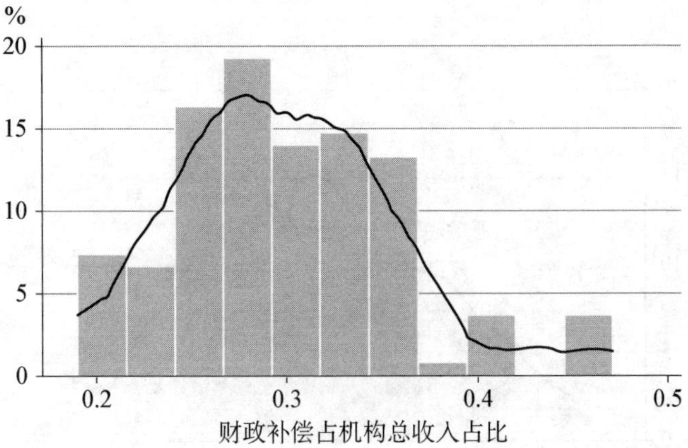

图 8-14　城市公立医院的财政补偿占机构收入占比柱状分布图

从图 8-14 中可以看出，城市公立医院的财政补偿占机构总收入占比基本保持在 30%左右，少数在 45%以上。

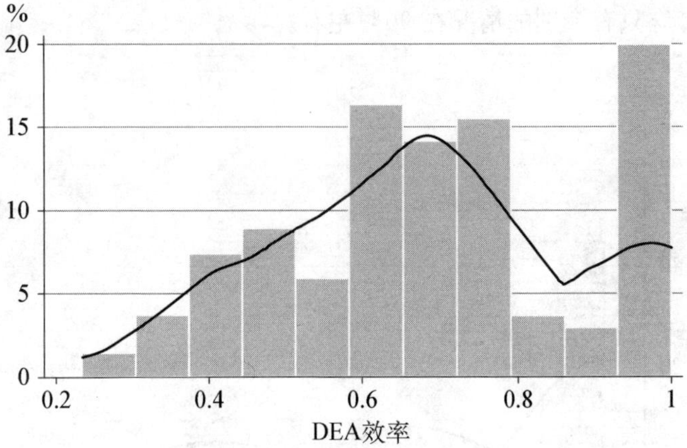

图 8-15　城市公立医院 DEA 效率的柱状分布图

从图 8-15 中可以看出，城市公立医院的 DEA 效率指标除 1 以外，基本呈中间大、两头小的分布，0.5 以下的低效率医院占据一定比例。

为了更为直观地进行表述，将变量之间的关系以散点分布图来表示，纵轴表示为因变量，横轴表示为自变量，直线为拟合线，城市公立医院的散点分布图 8-16 所示：

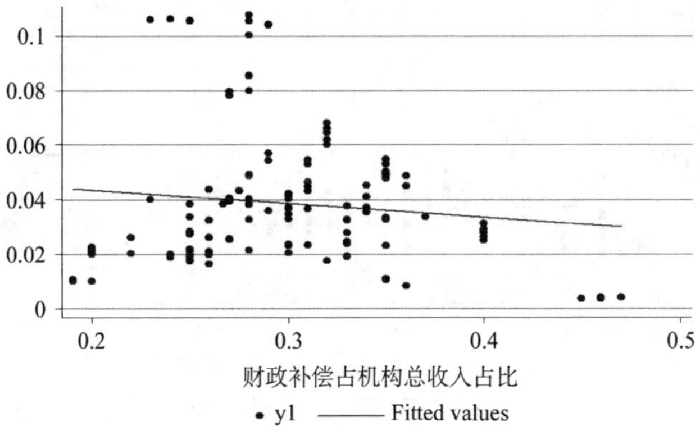
0.1
0.08
0.06
0.04
0.02
0
0.2
0.3
0.4
0.5
财政补偿占机构总收入占比
y1
Fitted values

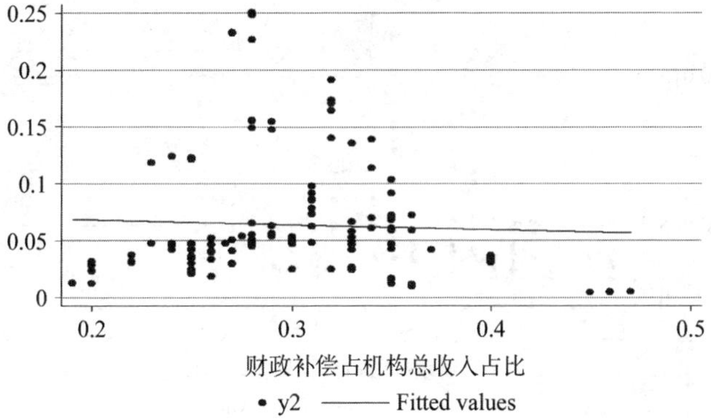
0.25
0.2
0.15
0.1
0.05
0
0.2
0.3
0.4
0.5
财政补偿占机构总收入占比
y2
Fitted values

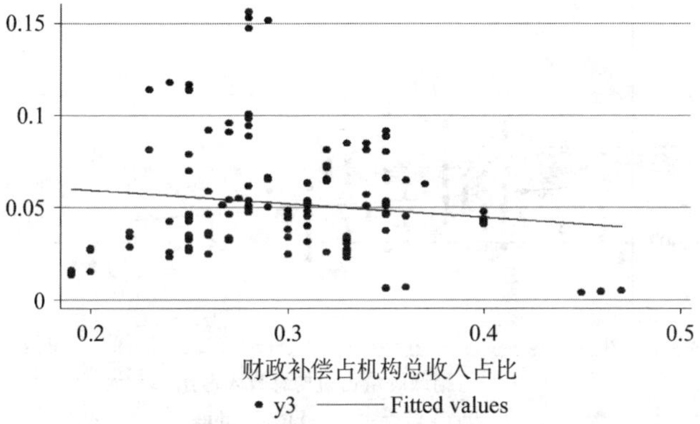
0.15
0.1
0.05
0
0.2
0.3
0.4
0.5
财政补偿占机构总收入占比
y3
Fitted values

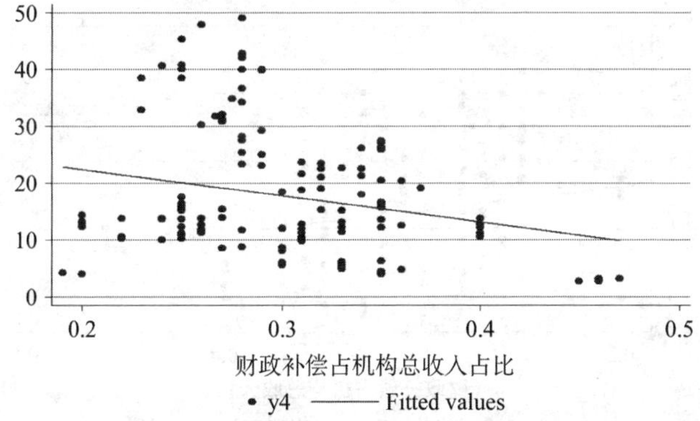
50
40
30
20
10
0
0.2
0.3
0.4
0.5
财政补偿占机构总收入占比
y4
Fitted values

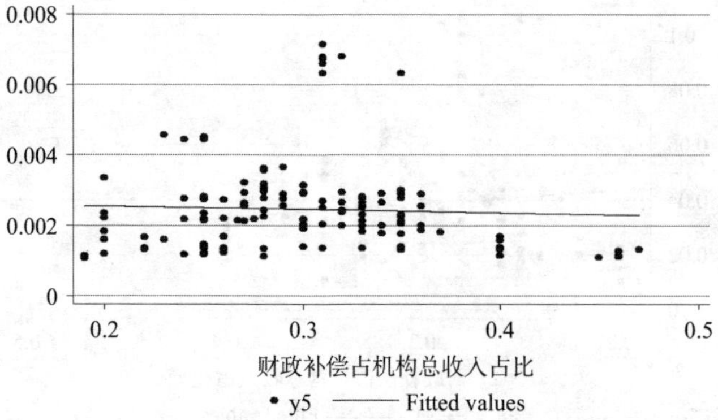
0.008
0.006
0.004
0.002
0
0.2
0.3
0.4
0.5
财政补偿占机构总收入占比
y5
Fitted values

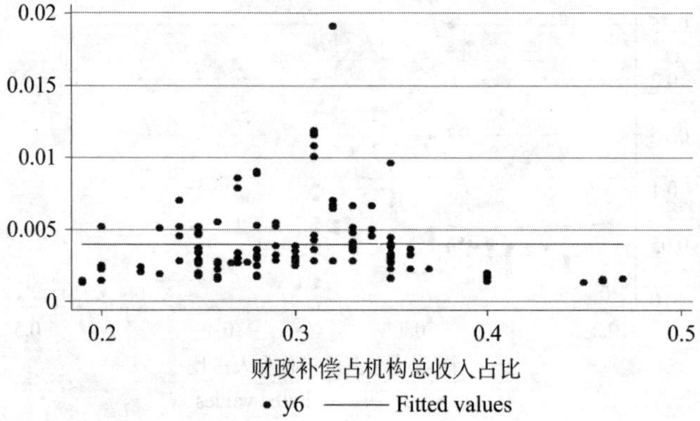
0.02
0.015
0.01
0.005
0
0.2
0.3
0.4
0.5
财政补偿占机构总收入占比
y6
Fitted values

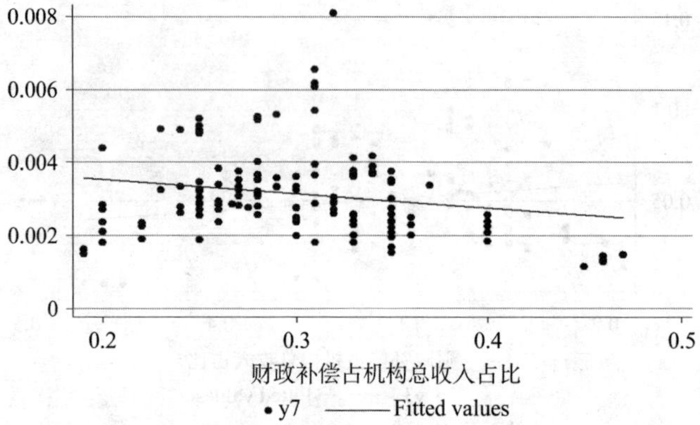
0.008
0.006
0.004
0.002
0
0.2
0.3
0.4
0.5
财政补偿占机构总收入占比
y7
Fitted values

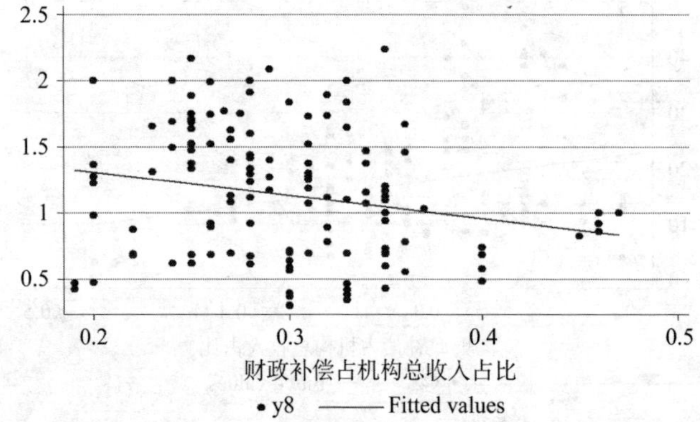
2.5
2
1.5
1
0.5
0.2
0.3
0.4
0.5
财政补偿占机构总收入占比
y8
Fitted values

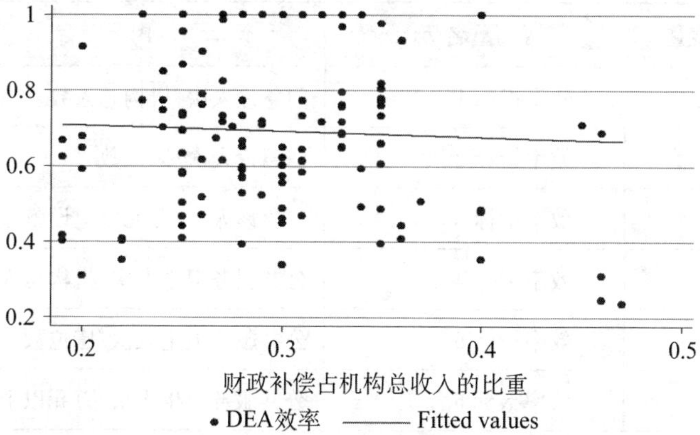

图 8－16　城市公立医院财政补偿占机构总收入的散点分布图

2. 对城市社区卫生服务机构的变量、解释变量及控制变量分别进行设置和描述

根据研究的内容将城市社区卫生服务机构的变量设置为 6 个效率指标，其中，产出变量包括代表医疗服务能力指标的年门急诊人次和代表总服务能力指标的年公共服务人次；投入变量为代表人力资源指标的社区卫生服务机构的总人数，代表物质资源指标的社区卫生服务机构的床位数和社区卫生服务机构拥有的万元设备数量，代表投入财力指标的财政补助金额数。每一个效率指标同样是依据产出变量与投入变量分别相除而得到的单位投入下的效率指标。其计算方法为，变量 y1 为门诊人次除以机构总人数而得；变量 y2 为门诊人次除以床位数而得；变量 y3 为门诊人次除以万元以上设备数量而得；变量 y4 为公共服务卫生人才除以机构总人数而得；变量 y5 为公共服务卫生人才除以床位数而得；变量 y6 为公共服务卫生人才除以万元以上设备数量而得。变量 e 为 DEA 的效率指标，具体的计算方法同之前的计算方法一样，将要测评的每个单元以 DMU 决策单元为表现形式，由多个 DMU 决策单元测评单位共同构成评价群体，以 DMU 决策单元的投入与产出指标的权重作为变量运算与产出指标进行综合分析，总投入越小，总产出就越大，该决策单元的效率值就越高。因此，用总产出和总投入的比值的大小来衡量决策单元是否呈现有效性。

表 8－12 城市社区卫生服务机构变量指标及变量解释

被解释变量	变 量 名 称	内 容
y1	效率指标 1	门急诊人次/机构总人数
y2	效率指标 2	门急诊人次/床位数
y3	效率指标 3	门急诊人次/万元以上设备数量
y4	效率指标 4	公共服务卫生人次/机构总人数
y5	效率指标 5	公共服务卫生人次/床位数
y6	效率指标 6	公共服务卫生人次/万元以上设备数量
e	DEA 效率指标	取值 0—1 之间，越接近 1 则效率越高
解释变量	**变量名称**	**内 容**
fiscp	财政补偿投入占比	表示外部的经济激励程度
控制变量	**变量名称**	**内 容**
prf	专业人员占比	表示内部的相对规模
GDP	人均 GDP	表示需求方的支付能力
wsjg	机构占比	表示社区举办类型

表 8－13 城市社区卫生服务机构投入和产出比计算的变量数据描述

变量	样本	最小值	最大值	均值	中位数	标准差
y1	395	0.003 97	0.232	0.052 5	0.046 4	0.031 5
y2	295	0.010 8	2.504	0.398	0.245	0.403
y3	395	0.007 76	0.954	0.223	0.188	0.146
y4	395	0.040 7	0.476	0.125	0.109	0.073 4
y5	295	0.077 6	4.505	0.897	0.589	0.898
y6	395	0.096 5	2.135	0.518	0.434	0.326

数据来源：根据社区卫生服务机构投入和产出数据综合计算得出。

为了更为直观地反映城市社区卫生服务机构各个变量指标数据的分布

情况，根据以上所有变量的指标数据以柱状图的形式来直接反映变量数据的分布情况，如图 8－17—图 8－26 所示：

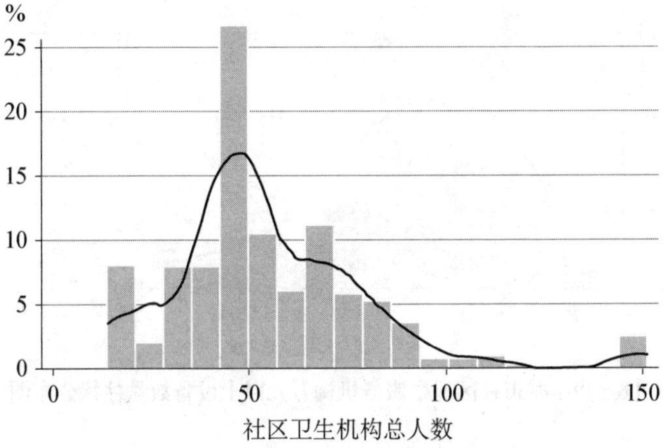

图 8－17　城市社区卫生服务机构总人数柱状分布图

从图 8－17 中可以看出，城市社区卫生服务机构的总人数在 50 人左右占主要比例，150 人的社区卫生服务机构也存在一定比例，占比约为 3%。

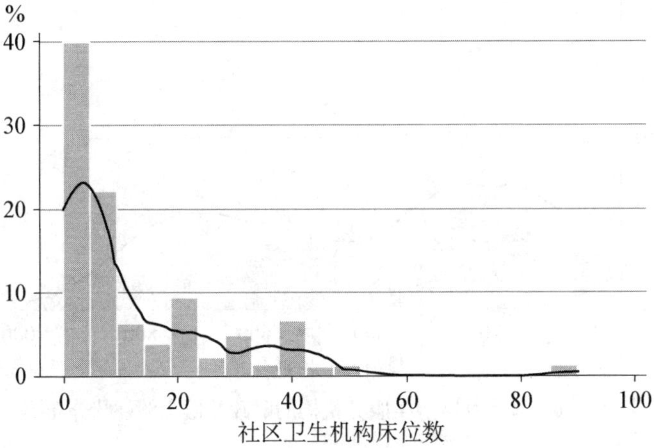

图 8－18　城市社区卫生服务机构床位数柱状分布图

从图 8－18 中可以看出，城市社区卫生服务机构的床位数主要分布在 20 张以下。

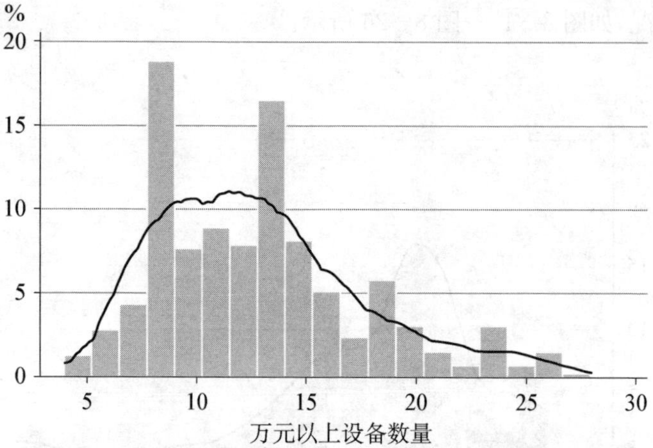

图 8-19 城市社区卫生服务机构万元以上设备数量柱状分布图

从图 8-19 中可以看出，城市社区卫生服务机构万元以上的设备数量在 5 万—20 万元分布较多。

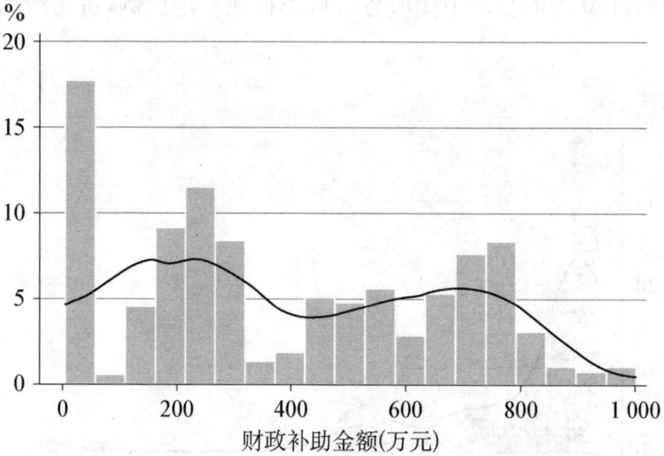

图 8-20 城市社区卫生服务机构的财政补偿金额柱状分布图

从图 8-20 中可以看出，城市社区卫生服务机构的财政补偿金额呈现双峰态势，处于 200 万元左右和 400 万—800 万元之间占主要，处于 100 万元以下的小金额补出占比约为 17%左右。

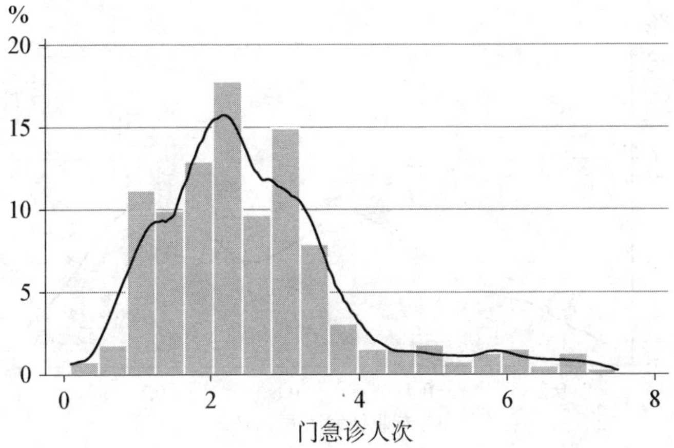

图 8－21　城市社区卫生服务机构门急诊人次柱状分布图

从图 8－21 中可以看出，城市社区卫生服务机构的门急诊人次以 1—4 次为主。

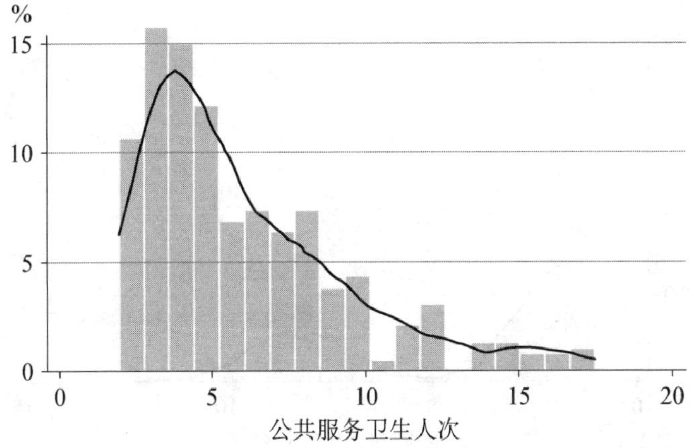

图 8－22　城市社区卫生服务机构公共服务卫生人次柱状分布图

从图 8－22 城市社区卫生服务机构的公共服务卫生人次柱状分布图中可以看出，城市社区卫生服务机构的公共服务卫生人次在 2—10 次为主要比例。

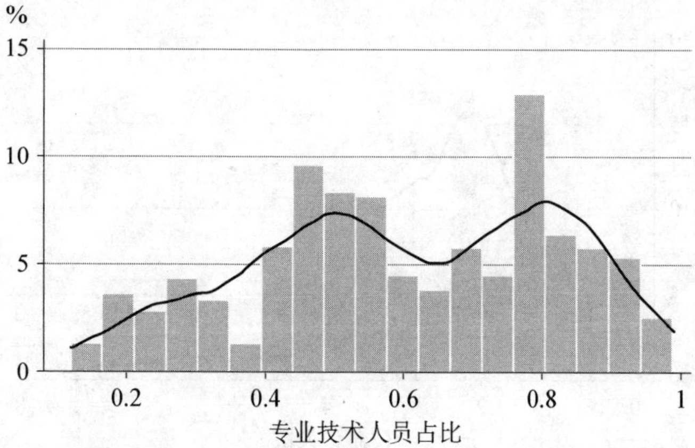

图 8－23　城市社区卫生服务机构专业技术人员占比柱状分布图

从图 8－23 中可以看出，城市社区卫生服务机构的专业技术人员比重以 40%—90%为主，50%左右占约 10%。

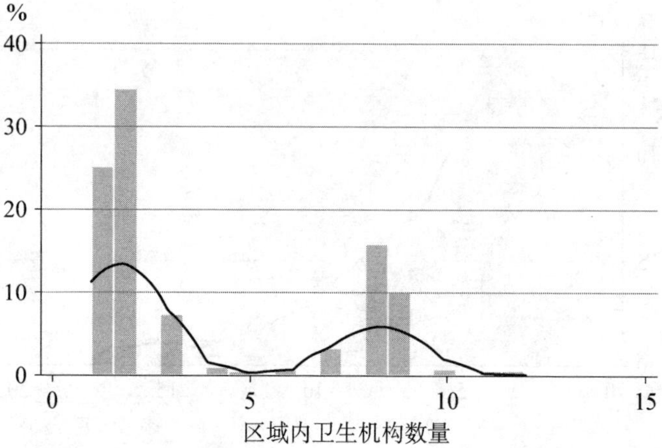

图 8－24　城市社区卫生服务机构区域内卫生机构数量柱状分布图

从图 8－24 中可以看出，城市社区卫生服务机构的区域内卫生机构数量在 2—8 分布较多。

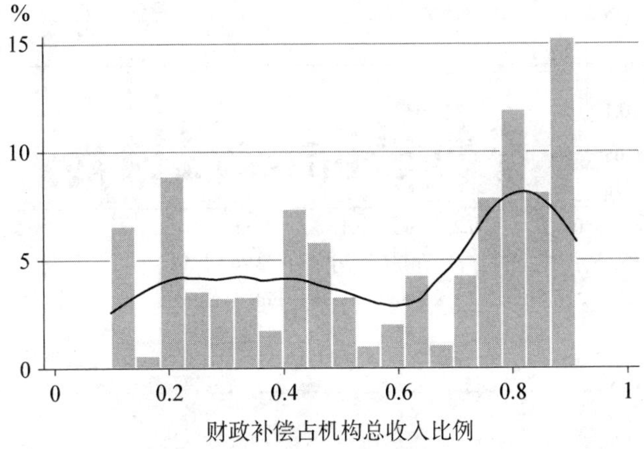

图 8－25　城市社区卫生服务机构财政补偿占机构总收入比例柱状分布图

从图 8－25 中可以看出，城市社区卫生服务机构的财政补偿占机构总收入的比例呈现多峰状态，其中分布在 20%、40% 和 80% 左右的占比表现较高。

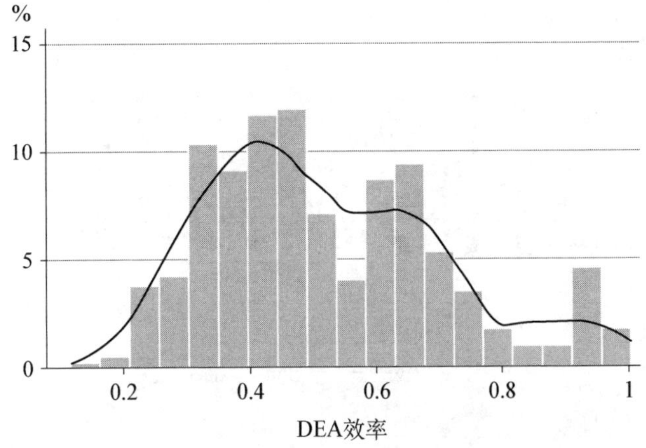

图 8－26　城市社区卫生服务机构 DEA 效率柱状分布图

从图 8－26 中可以看出，城市社区卫生服务机构的 DEA 效率指标除 1 以外，DEA 效率计算基本呈现中间小、两头大的分布状态。

为了更为直观地进行表述，同样将社区卫生服务机构变量之间的关系以散点分布图来表示，纵轴表示为因变量，横轴表示为自变量，直线为拟合线，城市社区卫生服务机构的散点分布如图 8－27 所示：

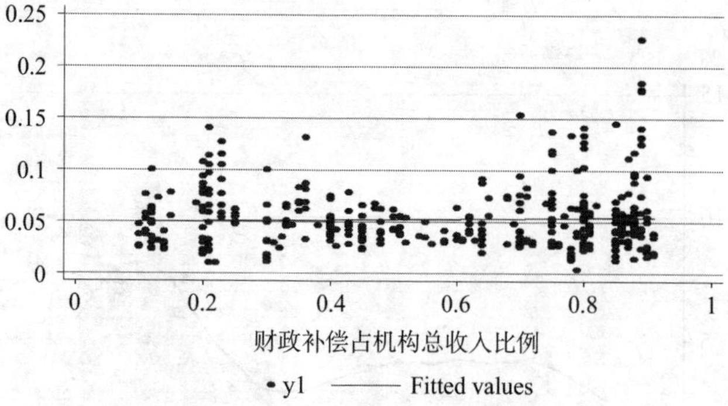
0.25
0.2
0.15
0.1
0.05
0
0
0.2
0.4
0.6
0.8
1
财政补偿占机构总收入比例
y1
Fitted values

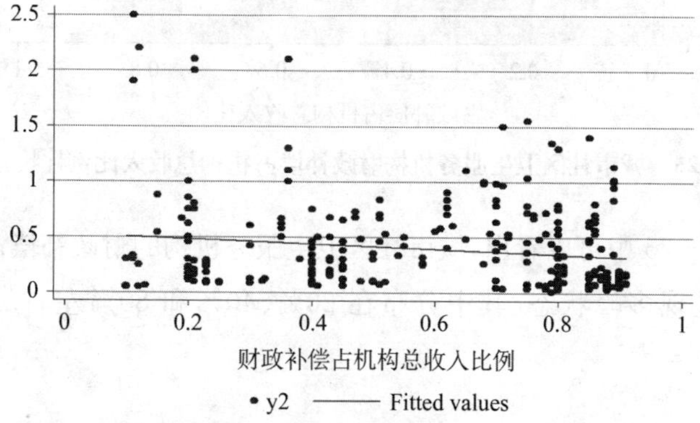
2.5
2
1.5
1
0.5
0
0
0.2
0.4
0.6
0.8
1
财政补偿占机构总收入比例
y2
Fitted values

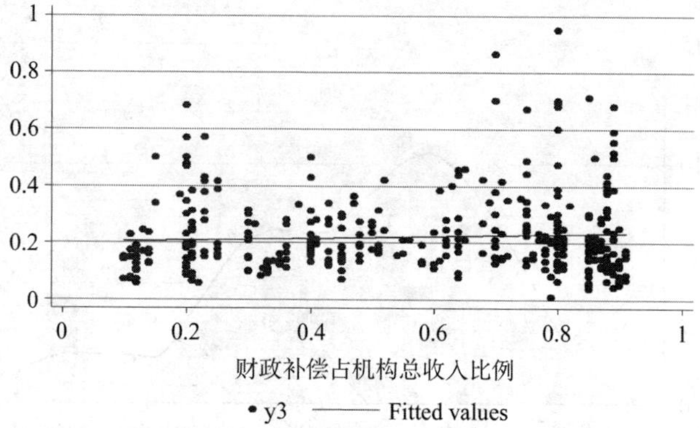
1
0.8
0.6
0.4
0.2
0
0
0.2
0.4
0.6
0.8
1
财政补偿占机构总收入比例
y3
Fitted values

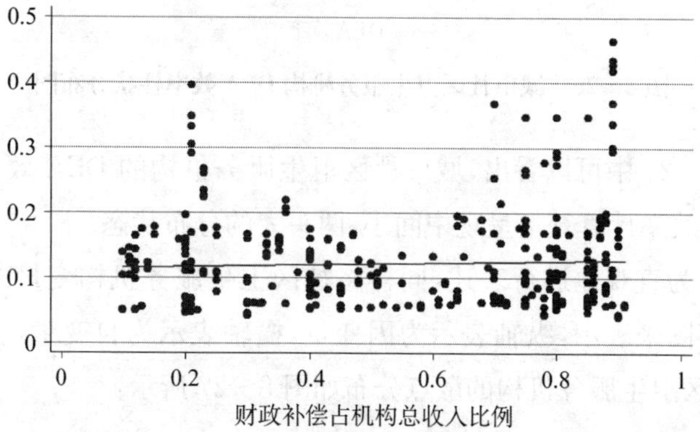
0.5
0.4
0.3
0.2
0.1
0
0
0.2
0.4
0.6
0.8
1
财政补偿占机构总收入比例
y4
Fitted values

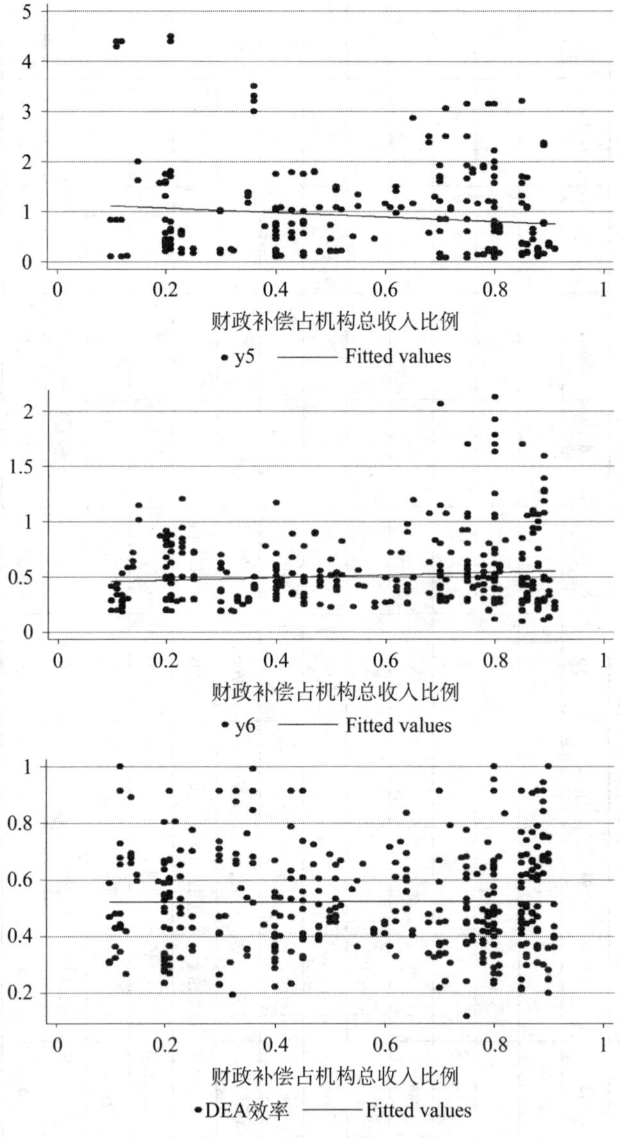

图 8 - 27　城市社区卫生服务机构的散点分布图

（三）相关性验证

1. 城市公立医院卫生服务机构的财政补偿投入与医疗服务效率的相关性验证

验证结果如表 8 - 14 所示：

表 8 - 14　城市公立医院卫生机构的财政补偿投入与服务效率的相关性验证

	e	y1	y2	y3	y4	y5	y6	y7	y8	fiscp	prf	mdcinc	inst
e	1												
y1	0.236 7 *	1											
y2	0.134	0.828 7 *	1										
y3	0.094 5	0.901 5 *	0.744 6 *	1									
y4	0.061 4	0.735 7 *	0.575 6 *	0.855 6 *	1								
y5	0.314 5 *	0.513 4 *	0.411 2 *	0.284 5 *	0.134	1							
y6	0.173 4 *	0.475 6 *	0.664 5 *	0.298 6 *	0.156	0.832 3 *	1						
y7	0.175 6 *	0.593 4 *	0.481 2 *	0.583 4 *	0.463 2 *	0.781 4 *	0.700 6 *	1					
y8	0.051 75	0.184 4 *	0.096 7	0.213 4 *	0.526 4 *	0.424 1 *	0.293 4 *	0.576 4 *	1				
fiscp	−0.100	−0.115	−0.043 3	−0.136	−0.234 2 *	−0.236 *	0.001 75	−0.194 5 *	−0.206 4 *	1			
prof	0.244 5 *	0.334 6 *	0.224 6 *	0.248 5 *	0.294 3 *	0.183 7 *	0.174	0.127	0.146	0.127	1		
mdcinc	0.155	−0.167	−0.129	−0.244 7 *	−0.267 5 *	0.177 *	0.156	0.076 7	0.154	0.16	0.055 2	1	
inst	−0.044 6	−0.046 7	−0.154	−0.086 1	0.020 8	0.005 30	−0.047 7	−0.046 68	0.067 7	0.045 5	0.367 4 *	0.076 2	1

Asterisk and explain(* : p<1)

根据表 8-14 所示，在城市公立医院卫生服务机构中，财政补偿投入在 8 个变量效率指标中具有 4 个显著性相关指标，表明财政补偿投入对城市公立医院卫生服务机构的医疗服务效率会产生影响，两者之间具有一定的相关性；公立医院的专业技术人员占比中出现了 6 个显著性相关指标，表明公立医院的专业技术人员占比对城市公立医院卫生机构的服务效率会产生影响，两者之间具有一定的相关性；药品收入的占比中出现了 3 个显著性相关指标，表明公立医院的药品收入占比对城市公立医院卫生机构的服务效率会产生影响，两者之间具有一定的相关性；机构数量的占比中出现了 1 个显著性相关指标，表明公立医院在机构数量的占比中对城市公立医院卫生机构的服务效率会产生影响，两者之间具有一定的相关性。

2. 城市社区卫生机构的财政补偿投入与医疗服务效率的相关性进行验证

验证结果如表 8-15 所示：

根据表 8-15 所示，在城市社区卫生服务机构中，财政补偿投入在 6 个变量效率指标中出现了 2 个显著性相关指标，表明财政补偿投入与城市社区卫生服务机构的医疗服务效率会产生影响，两者之间具有一定的相关性；社区卫生服务机构的人数占比中出现了 5 个显著性相关指标，表明社区卫生服务机构的人数占比对城市社区卫生服务机构的医疗服务效率会产生影响，两者之间具有一定的相关性；社区卫生服务机构的机构类别中出现了 4 个显著性相关指标，表明社区卫生服务机构的机构类别对城市社区卫生服务机构的医疗服务效率会产生影响，两者之间具有一定的相关性。

由相关性验证显示，不论是城市公立医院还是城市社区卫生服务机构，在相关性验证的结果上都反映出财政补偿投入与医疗服务效率之间存在相关性联系和影响。但是，相关性验证只是探索了政补偿投入与医疗服务效率之间存在的变量关系，而影响的程度可能还会受医疗卫生机构在人员数量、机构类别、药品收入等其他方面的因素的制约。因此，还需要进一步控制能够影响政补偿投入与医疗服务效率之间关系的其他变量关系，以回归分析来验证财政补偿投入与医疗服务效率之间的关联和影响。

表 8-15　城市社区卫生机构的财政补偿投入与服务效率的相关性验证

	e	y1	y2	y3	y4	y5	y6	fiscp	prof	wsjg
e	1									
y1	0.255 6 *	1								
y2	0.216 0 *	0.337 5 *	1							
y3	0.297 9 *	0.595 9 *	0.256 9 *	1						
y4	0.375 4 *	0.845 0 *	0.236 3 *	0.516 2 *	1					
y5	0.246 5 *	0.375 0 *	0.975 6 *	0.275 4 *	0.335 5 *	1				
y6	0.366 0 *	0.514 6 *	0.264 5 *	0.906 8 *	0.667 7 *	0.759 9 *	1			
fiscp	0.004 90	0.045 6	−0.147 9 *	0.067 9	0.058 6	−0.175 7 *	0.057 7	1		
prof	0.025 6	0.156 8 *	−0.274 8 *	0.037 52	0.787 3 *	−0.197 5 *	0.075 1	0.815 7 *	1	
wsjg	0.077 6	−0.046 5	0.116 1 *	0.417 3 *	−0.065 6	0.165 9 *	0.475 2 *	0.077 2	−0.075 5	1

Asterisk and explain(* : p<1)

三、回归结果与解释

上述采用相关性分析和验证的结论只是对各变量之间的相关性关系做了探索性说明，以此证实财政补偿投入与医疗卫生机构的医疗服务效率具有相关性。但是，这种相关性之间并不是绝对的，可能还受到其他外界因素的影响。为此，还需要进一步对能够影响财政补偿投入与医疗卫生服务机构的服务效率之间的影响变量进行控制，以回归分析来验证在控制住其他影响变量后财政补偿投入对医疗卫生服务效率的影响有多大。

（一）城市公立医院卫生服务机构的回归性分析

1. 西安市城市公立医院回归性分析

城市公立医院的回归性分析主要通过计算的 8 个效率指标来对主要变量进行回归分析，但是这里考虑到财政补偿投入后其应该具有一年的效力发挥时期，因此将财政补偿投入的时间滞后一年以保障财政补偿投入时效的准确性。在对城市公立医院的回归性分析中，使用了财政补偿投入的一阶滞后进行回归，然后将具有影响因素的药品收入比重、专业人员比重、机构数量占比以及控制时间效应等可能具有影响因素的指标进行控制，单纯从财政补偿投入的因素来对城市公立医院的医疗服务效率影响进行回归性分析。

根据表 8－16，西安市城市公立医院的整体医疗服务效率回归分析结果表明：

(1) 财政补偿投入在 8 个效率指标回归分析中有 4 个具有负的显著性影响关系，这表明财政补偿投入在增加的情况下，会造成效率指标 y1、y2、y7、y8 的效率降低。具体的影响关系表现为，财政补偿投入越增加，在效率指标 y1 和 y2 的分子相同的情况下，效率指标分母越大则产出的效率越低。这解释为，在产出指标门诊人次相同的情况下，财政补偿投入越高，对机构总人数和专业技术人员的影响关系越大，这种影响会造成医疗卫生服务效率的降低。其原因在于，西安市政府对公立医院的财政补偿是以直接拨付的形式为主进行补偿投入的，公立医院在获得财政补偿投入资金后在分配

表 8-16　城市公立医院效率回归分析表

VARIABLES	(1)y1	(2)y2	(3)y3	(4)y4	(5)y5	(6)y6	(7)y7	(8)y8
fiscp	−0.064 8 * (0.032 4)	−0.065 6 (0.044 8)	−0.054 5 (0.045 51)	−46.30 *** (15.432)	−0.002 54 (0.006 468)	−0.002 76 (0.005 417)	−0.086 68 ** (0.001 65)	−2.045 *** (0.646 5)
mdcinc	−0.032 2 ** (0.024 7)	−0.110 ** (0.044 2)	−0.141 *** (0.041 9)	−38.50 *** (12.40)	0.002 63 * (0.061 58)	0.006 41 (0.004 369)	0.000 766 (0.077 67)	1.156 2 * (0.665)
prof	0.115 *** (0.053 6)	0.184 *** (0.051 6)	0.154 *** (0.054 73)	45.43 *** (9.25)	0.006 28 *** (0.000 546)	0.005 86 *** (0.054 6)	0.002 89 *** (0.008 656)	0.805 4 * (0.450)
inst	0.002 55 ** (0.002 35)	0.013 5 ** (0.003 57)	0.005 02 ** (0.053 15)	−1.250 (1.164)	−0.000 142 (0.006 113)	−0.076 367 (0.007 669)	−0.005 766 (0.000 409)	0.014 (0.567)
t	0.004 025 8 (0.005 02)	−0.001 31 (0.005 37)	−0.005 405 (0.064 62)	−0.035 4 (0.62)	4.82e−05 (9.51e−05)	−4.39e−05 (0.060 191)	3.00e−05 (9.37e−05)	0.014 51 (0.045 9)
Constant	0.053 9 (0.054 6)	0.075 6 * (0.034 8)	0.106 *** (0.548 2)	33.18 *** (10.37)	−0.001 56 (0.006 45)	−0.741 (0.007 45)	0.056 5 (0.005 67)	0.247 (0.545 6)
Observations	108	108	108	108	108	108	108	108
R−squared	0.253	0.154	0.234	0.234	0.153	0.086	0.123	0.153

***：$p<0.01$，**：$p<0.05$，*：$p<0.1$。

形式上存在一定的偏差，这种偏差使得医院在补偿资金的使用上一方面要用于改善医院的硬实力条件。如扩大医院规模和购置更新设备等；另一方面要用于加强科研创新软实力的培养，例如，对医学科研创新和高技术人员引进等支付费用，这就造成公立医院获得的财政补偿投入资金难以再对医院员工的工资和福利进行调整和改善。加之西安市在对公立医院的人员经费补偿上将原先的全额工资制改为按编制实行的定额补偿制，并且根据不同医院所处的不同环境来对医院职工进行补偿。这就使得公立医院中大部分没有编制或是无法获得编制的员工产生消极和悲观的态度，在医疗卫生服务过程中容易产生不满意和抵触情绪，进而造成公立医院员工的工作积极性和服务性态度降低，使得公立医院的整体医疗服务效率降低。

同样，在效率指标 y7 和 y8 的分子相同的情况下，效率指标的分母越大，则产出的效率越低。解释为在产出指标住院人次相同的情况下，财政补偿投入的越高，对床位数和固定资产的影响关系就越大，这种影响会造成医疗卫生服务效率的降低。其原因在于，虽然公立医院在获得政府财政补偿投入资金后对医院的硬件实力和条件进行了改善，提高了公立医院的床位数和设备等医疗卫生器械，但由于缺乏专业的医疗技术人才以及现有的财政补偿政策对医疗卫生服务人员的积极性调动不高，致使公立医院在硬件条件增加的情况下，反而医疗服务效率会保持不变或是医疗服务效率降低。医疗服务效率的产出状况也反映出城市公立医院拥有的专业技术人员、床位数和拥有的固定资产等因素对公立医院产出的医疗服务效率有直接的影响关系。如果财政补偿投入能够合理地对公立医院的人力资源和物质资源进行投入和配置，那么对公立医院的医疗服务效率是能够有效改善和提高的。

(2) 药品收入占比在 8 个效率指标中具有 4 个显著为负的影响指标，2 个显著为正的影响指标。这表明公立医院中的药品收入占比对医疗服务效率产出具有影响关系。其中，y1、y2、y3、y4 4 个效率指标为负的显著性影响关系，表明药品收入占比越高，其医疗服务效率越低；在效率指标 y1、y2、y3、y4 的分子相同的情况下，效率指标 y1、y2、y3、y4 的分母越大，则产出的效率越低。这解释为，在产出指标门诊人次相同的情况下，药品收入占比越高，对机构总人数、专业技术人员、床位数和固定资产的影响关系越大，这种影响会造成医疗卫生服务效率的降低。而效率指标 y5 和 y8 两个效率指标为正的显著性影响关系，表明药品收入占比增加会提高医疗服务效率产出，在效率指标 y5 和 y8 的分子相同的情况下，效率指标 y5 和 y8 的分母越小，则产出的效率越高。具体表现为在产出指标住院人次相同的情况下，药品收入占比越高，对机构总人数和固定资产的影响关系越大，这种影响会提高医疗卫生的服务效率。这种现象表明，药品收入占比对公立医院的医疗服务效率即有正的影响关系又有负的影响关系。其原因在于，西安市对公立医院在药品收入上进行了调整和改革，规定三级公立医院在基本药物的配备和使用上，要按照基本药物配备制度的规定达到 15%的使用率；二级公立医院在基本药物的配备和使用上，要按照基本药物配备制度的规定达到 20%的使用率。虽然这一规定减轻了群众看病贵的状况，但是对于不同的医院则产生不同的效果。对于三级公立医院而言，不论是在人力资源、物质资源还是财政资源上都相对充足。因此，三级公立医院受药品收入的影响较小，药品收入占比对医疗服务效率产出影响程度较轻；但是对于二级公立医院而言，由于在人力资源、物质资源以及财政资源上都相对缺乏。因此，药品收入占比在一定程度上决定了二级医院在发展经营和员工福利上的好坏程度，这种影响程度对二级公立医院的医疗卫生服务效率产出会造成一定的影响。同样，医疗服务效率的产出状况也客观地反映出药品收入占比对不同的公立医院会产生不同的医疗服务效率，要提高公立医院的医疗服务效率就必须进一步合理地调整和使用基本药物配备制度的相关规定，并且对不同的公立医院进行合理的财政补偿投入，从而解决部分公立医院因缺乏财政资金投入而造成的医疗服务效率低下。

(3) 专业技术人员占比在 8 个效率指标当中都显示为正的显著影响关系。这表明在公立医院中专业技术人员的占比对公立医院的医疗服务效率产出具有绝对性的影响，专业技术人员所占的比例越高，医疗卫生服务机构产出的医疗服务效率就越高。

(4) 机构数量占比在 8 个效率指标当中有 3 个为正的显著影响关系。这表明公立医院在机构数量的占比上对医疗服务效率的产出有一定的影响。效率指标 y1、y2、y3 三个效率指标为正的显著性影响关系，表明机构数量占比越高其医疗服务效率越高。在效率指标 y1、y2、y3 分子相同的情况下，效率指标 y1、y2、y3 的分母越大则产出的效率越高。解释为在产出指标门诊人次相同的情况下，机构数量占比越高，对机构总人数、专业技术人员和床位数的影响关系越大，这种影响会造成医疗卫生服务效率的提高。原因在于西安市的医疗卫生机构布局规划还存在不合理性，使得三级医院和二级医院都相对集中在中心城区范围内，医疗卫生机构的数量越多对于医疗卫生的服务效率产出越高。因此，医疗卫生机构在数量上的占比同医疗服务效率的产出是呈现正相关的影响关系。但是，从服务效率的产出状况也客观地反映出，虽然医疗卫生机构在数量上的占比同服务效率的产出是正相关的影响关系，但是在 8 个效率指标中只有 3 个为正的显著性影响关系。原因在于西安市在医疗卫生布局规划上急需合理调整和完善，现有的医疗卫生服务机构布局导致部分三级医院和二级医院相对集中并且靠近，造成三级医院的就诊量要明显大于二级医院的就诊量，使得三级医院的卫生资源不够用而二级医院的卫生资源却相对空置，反而使得医疗卫生服务的整体效率降低。因此，只有合理地对三级医院和二级医院的卫生资源进行配置和整合，并且在后期医疗卫生布局规划上采取合理的调整和配置，才能提高医疗卫生服务的整体效率。

2. 通过计算的 DEA 效率指标，再次对主要变量进行回归分析

这里同样考虑到财政补偿投入后其应该具有一年的效力发挥时期。因此，将财政补偿投入的时间滞后一年以保障财政补偿投入时效的准确性，并且将药品收入比重、专业人员比重、机构占比以及控制时间效应等可能性影响因素分别逐步加入控制变量进行回归。通过回归性分析，DEA 效率回归结果显示在前 5 列、第 6 列和第 7 列则分别表示为二级医院和三级医院的回归分析结果。通过回归性分析结果，来具体分析财政补偿投入与不同级别公立医院间的效率影响关系，进而验证上述分析结论。

根据表 8－17，城市公立医院的 DEA 效率回归分析结果表明：

(1) 财政补偿投入在 DEA 效率的 5 个模型中表现都不明显，其中在二级医院和三级医院中的表现也不显著。这表明，不论是二级医院还是三级医院，财政补偿投入与医疗服务效率产出的影响关系不大。这与表 8－16 的效率回归分析结果基本一致。表 8－16 的效率回归分析结果显示，财政补偿投入在增加的情况下会造成效率指标的降低，并且对影响效率指标降低的原因进行了解释分析，从整体上反映出财政补偿投入与公立医院的医疗服

表 8－17　城市公立医院 DEA 效率回归分析表

VARIABLES	(1)DEA	(2)DEA	(3)DEA	(4)DEA	(5)DEA	(6)二级医院	(7)三级医院
fiscp	−0.145 (0.434)	−0.239 (0.419)	−0.365 (0.433)	−0.343 (0.383)	−0.354 3 (0.348)	0.354 3 (0.452)	−0.396 (0.466)
mdcinc		0.539 ** (0.235 2)	0.485 ** (0.640)	0.536 ** (0.245 7)	0.440 ** (0.134 9)	0.553 2 * (0.453 8)	−0.045 9 (0.534 9)
prof			0.419 ** (0.134)	0.557 *** (0.170)	0.523 *** (0.153 4)	−0.184 3 (0.230)	0.334 ** (0.234)
inst				−0.040 5 * (0.034 43)	0.045 99 * (0.045 3)	−0.107 ** (0.044 3)	0.053 47 * (0.045 46)
t					0.076 5 *** (0.043 3)	0.081 7 *** (0.015 48)	0.075 1 *** (0.043 0)
Constant	0.784 *** (0.134 0)	0.406 * (0.247)	0.134 5 (0.243)	0.154 (0.220)	−0.043 48 (0.154 8)	−0.043 50 (0.434 9)	0.253 (0.254 3)
Observations	108	108	108	108	108	48	60
R−squared	0.033	0.033	0.085	0.53	0.359	0.414	0.364

*** p<0.01，** p<0.05，* p<0.1

务效率产出之间虽有影响关系但影响不大。而表 8－17 的 DEA 效率回归分析则具体从二级医院和三级医院的回归结果上显示出，财政补偿对二级医院和三级医院的医疗服务效率产出都不具有一定的影响关系；并且为了稳健性验证，还逐步加入能够对财政补偿投入与公立医院医疗服务效率产出造成影响的控制性变量进行验证，但验证结果依然显示，财政补偿投入对公立医院的医疗服务效率产出不具有显著的影响关系。这就再次表明公立医院的医疗服务效率产出并不是财政补偿投入越高，医疗服务效率的产出就越高。尽管财政补偿投入对公立医院的医疗服务效率具有一定的影响，但这种影响关系并未呈现显著性影响关系，也不具有决定性影响关系。

（2）药品收入在 DEA 4 个模型中都显示为显著性为正的影响关系。这表明药品收入相比较财政补偿投入对公立医院的医疗服务效率产出是有影响性的。根据 DEA 效率回归结果显示，在二级医院中药品收入对二级医院的医疗服务效率具有显著性影响关系，而药品收入对三级医院的医疗服务效率显示出不显著的影响关系。这与表 8－16 的效率回归分析的结论基本一致，表明药品收入对二级医院的医疗服务效率产出影响要大于对三级医院的医疗服务效率产出影响。

(3) 专业技术人员的占比对医疗服务效率的影响除二级医院以外都显示出显著性为正的影响关系。这与表8-16的效率回归分析结果基本一致，但不同点出现在二级医院在专业技术人员占比对医疗服务效率的产出关系上显示为不显著影响关系，表明二级医院在专业技术人员数量上的占比相对较低，因此造成二级医院的医疗服务效率产出相对较低，这进一步说明专业技术人员在医院中的数量占比对医疗服务效率的产出具有重要影响。

(4) 机构数量占比对医疗服务效率的影响显示为，机构数量占比对二级综合级医院的影响为负的显著性影响关系，而对三级综合医院的影响为正的显著性影响关系。这与表8-16的效率回归分析结果基本一致，表明三级医院在医疗服务效率的产出上，受周边机构数量的影响程度要小于二级综合医院受周边机构数量的影响。这反映出西安市在医疗卫生机构布局上的不合理，三级医院在布局结构上与二级医院的布局结构相对集中和靠近，使得群众选择三级医院的就诊量明显要高于选择二级医院的就诊量，造成二级医院的医疗服务效率产出受到一定程度的影响。

(5) 从时间效应上的反映来看，时间效应都显示具有正的显著性影响关系。这表明不论是三级医院还是二级医院，虽然财政补偿与公立医院的医疗服务效率相关性影响不大，三级医院和二级医院在医疗服务效率的产出程度上也各有高低，但是从时间的推移上反映，西安市公立医院医疗服务效率的产出在整体上还是呈现逐年提升的。

（二）城市社区卫生服务机构的回归分析

1. 西安市城市社区卫生服务机构的回归分析

城市社区卫生服务机构的回归分析主要是通过计算的6个效率指标对主要变量进行回归分析。这里同样考虑到财政补偿投入后其应该具有一年的效力发挥时期，因此将财政补偿投入的时间滞后一年以保障财政补偿投入时效的准确性，在对城市社区卫生服务机构的回归分析中，使用了财政补偿投入占比的一阶滞后进行回归。同时将具有影响因素的专业人员比重、卫生机构占比，是否为政府性质、事业性质以及个体性质等分类，并对时间效应、区域人均GDP和财政收入等相关影响因素进行控制，从而对城市社区卫生服务机构的医疗服务效率影响进行回归分析。

表 8-18　　城市社区卫生服务机构效率回归分析表

VARIABLES	(1)y1	(2)y2	(3)y3	(4)y4	(5)y5	(6)y6
L. fisp	0.044 2 ** (0.013 8)	0.223 *** (0.236 4)	0.102 ** (0.043 4)	0.152 (0.043 27)	−0.964 (0.646)	0.154 (0.126)
prof	0.024 39 ** (0.032)	−0.007 4 (0.235)	−0.032 90 (0.043 5)	0.151 *** (0.035 3)	0.484 2 (0.493)	0.098 6 (0.164)
inst	0.001 47 * (0.003 249)	0.034 7 *** (0.008 370)	0.016 9 *** (0.005 232)	0.003 353 ** (0.004 52)	0.087 2 *** (0.064 04)	0.034 3 *** (0.006 643)
gov	0.032 0 * (0.003 47)	−0.123 (0.264 0)	0.064 4 ** (0.023 1)	−0.054 8 ** (0.025 2)	−0.242 (0.595)	−0.154 ** (0.076 40)
institution	0.034 631 (0.003 29)	−0.163 7 (0.232 1)	−0.075 4 *** (0.022 57)	0.003 56 (0.015 7)	−0.434 2 (0.543 9)	−0.199 *** (0.046 4)
individual	−0.053 5 *** (0.003 350)		−0.087 9 *** (0.025 2)	−0.002 551 (0.032 22)		−0.076 46 (0.043 45)
enterprise		−0.245 8 (0.230)			−0.745 2 (0.546 1)	
Per-GDP	8.55e−08 (1.05e−023)	2.75e−03 * (1.53e−04)	1.36e−07 (3.12e−05)	8.84e−08 (2.45e−05)	5.74e−06 (3.51e−06)	1.20e−07 (8.28e−06)
gov−receipts	2.68e−02 (2.70e−023)	−2.18e−06 *** (4.06e−05)	2.35e−08 (1.01e−05)	1.06e−06 * (6.08e−08)	−4.60e−06 *** (9.75e−05)	1.49e−06 (2.47e−37)
t	−0.004 53 *** (0.001 59)	0.035 2 *** (0.024 4)	−0.019 1 *** (0.006 420)	−0.006 469 * (0.004 07)	0.213 *** (0.073 3)	−0.031 8 * (0.016 437)
Constant	0.053 44 *** (0.008 324)	0.523 * (0.294)	0.217 *** (0.032 9)	0.117 *** (0.021 0)	1.078 * (0.648)	0.394 *** (0.078 2)
Observations	315	235	315	315	235	315
R-squared	0.089	0.179	0.267	0.164	0.166	0.235

***：p<0.01，**：p<0.05，*：p<0.1。

根据表 8-18，城市社区卫生服务机构效率的回归分析结果表明：

（1）财政补偿在 6 个效率指标中有 3 个显示为显著性影响关系。其中，效率指标 y1、y2、y3 分别为正的显著性影响关系，表明财政补偿程度越大则效率指标 y1、y2、y3 的效率越高，财政补偿投入则增加；效率指标 y1、y2、y3 在分子相同的情况下，分母越大则产出的效率越高，财政补偿投入则减小。这解释为，在产出指标门急诊人次相同的情况下，财政补偿投入越高，对机构总人数、机构的床位数和机构拥有的万元以上设备的影响关系越大，这种影响会造成医疗卫生服务效率的提高。而在产出指标门急诊人次相同的情况下，财政补偿投入越低，对机构总人数、机构的床位数和机构拥有的万元以上设备的影响关系越大，这种影响会造成医疗卫生服务效率的降低。原因在于,西安市对社区卫生服务机构的建设和发展加大了财政补偿投入的力度。在对社区卫生服务机构的人员补偿上,不仅按照事业单位的薪资标准进行核定发放,还对进行专业医疗培训的员工和全科医生给予全额补偿。同时,在人事考核和岗位调动上实现人事绩效考核制度,将医疗卫生服务人员的工资水平和晋升标准与提供卫生服务的态度及效率相挂钩,提升了社区卫生服务人员的工作积极性和满意度。加之西安市对社区卫生服务机构实行了“药品三统一”的政策,采用统一采购、统一价格以及统一配送管理的形式,进一步完善了社区卫生服务机构的财政补偿政策,使得社区卫生服务机构的员工不再考虑和担心工资福利与药品加成之间的关系,只需要改善服务态度和提高服务效率即可,这就促使社区卫生服务机构的医疗服务效率得到提高。

西安市在财政补偿上还加大了对社区卫生服务机构在基本建设和设备配置上的投入。在对社区卫生服务的基本建设上,对基本建设所需的资金和费用政府财政给予全额补偿,在对设备配置和购置上对社区卫生服务机构所需要的医疗卫生设备按照相关规定核定后给予全额补偿。政府对社区卫生服务机构的财政补偿投入,不仅提高了社区卫生机构的规模,还改善了社区卫生服务机构的硬件设施,提升了医疗卫生的医疗服务效率,使得居民在社区卫生服务机构就诊的数量明显增加。因此,政府财政补偿投入对社区卫生服务机构有一定的相关性影响,并且这种相关性影响能够提高社区卫生服务机构的医疗服务效率产出。

(2) 专业技术人员占比在 6 个效率指标中有 2 个效率指标显示为正的显著性影响关系。这表明在社区卫生服务机构中专业技术人员的拥有量,对社区卫生服务机构的医疗服务效率产出具有重要的影响。但是,在 6 个效率指标中仅有 2 个效率指标为正的显著性影响,原因在于社区卫生服务机构由于举办的主体性质不同,所以在专业技术人员的拥有量上也不同。因此,虽然专业技术人员的占比量对社区卫生服务机构的医疗服务效率产出具有重要的影响关系,但因为社区卫生服务机构在举办主体的性质差异上产生的影响,同样会造成社区卫生服务机构医疗服务效率的降低。

(3) 卫生机构数量占比在 6 个对效率指标中都显示为正的显著性影响关系。这表明社区卫生服务机构的数量越多,医疗服务效率的产出越高,原因在于西安市不仅在财政补偿投入上加大了对社区卫生服务机构的建设和支持力度，同时还对西安市的部分一级医院和卫生院进行整体改造和转型，以社区卫生服务中心或社区卫生服务站的形式覆盖西安市的每个辖区和街道，保障居民出门就诊步行20分钟就能到达社区卫生服务机构。这种大面积、大覆盖率的基层医疗卫生服务机构以社区卫生服务机构的形式保证了居民就诊的便利性，进而提高了社区卫生服务效率的产出。因此，社区卫生服务机构的数量与医疗服务效率的产出呈现正的相关性影响关系，社区卫生服务机构的数量越多，医疗服务效率的产出率越高。

(4) 从社区卫生服务机构的举办性质来看，具有政府性质的社区卫生服务机构在6个效率指标中有4个显示为具有显著性影响关系。其中效率指标y1和y3表现为正的显著性影响关系，效率指标y4和y6表现为负的显著性影响关系，原因在于，具有政府性质的社区卫生服务机构在政府的主导参与下不论是在人力资本、物质资源还是财政资金投入上都具有保障性。因此，由政府性质举办的社区卫生服务机构不仅拥有一定数量的专业技术人员，同时还拥有大量的医疗设备配置，这对提高医疗服务效率的产出具有重要的影响。但是，正因为政府性质举办的社区卫生服务机构拥有一定的保障性，致使政府性质举办的社区卫生服务机构在服务态度和服务观念上相对淡薄，尤其是对部分具有公益性的医疗卫生服务更是表现出消极和不情愿的态度，容易导致群众对医疗卫生服务态度的不满而造成服务效率的降低。具有事业单位性质的社区卫生服务机构在6个效率指标中有2个显示为具有显著性影响关系，其中效率指标y3和y6表现为负的显著性影响关系，原因在于，具有事业单位性质的社区卫生服务机构在享受财政补偿政策和投入支持的力度上，没有政府性质举办的社区卫生服务机构大，政府对事业单位性质的社区卫生服务机构只是对提供的公共卫生服务进行财政补偿。因此，不论是在人力资本、物质资源还是财政资金投入上，事业单位性质的社区卫生服务机构都相对比较缺乏。尤其是在缺失财政资金补偿的情况下，事业单位性质的社区卫生服务机构既要维持经营发展，又要提供基本医疗卫生服务，对专业技术人员引进和设备更新配置所需要的资金费用投入不足。由此，导致事业单位性质的社区卫生服务机构的医疗服务效率降低。具有集体和个人性质举办的社区卫生服务机构在6个效率指标中有2个显示为具有显著性影响关系，其中效率指标y1和y3表现为负的显著性影响关系，原因在于，具有集体和个人性质举办的社区卫生服务机构同具有事业单位性质的社区卫生服务机构一样，在享受财政补偿政策和投入支持的力度上没有政府性质举办的社区卫生服务机构大。具有集体和个人性质举办的社区卫生服务机构同样在人力资本、物质资源以及财政资金投入上相对缺乏资金支持，所获得的财政补偿也只是针对提供公共卫生服务的多少数量来进行财政补偿的，而补偿的资金不足以维持对机构的发展和运营。因此，用于对专业技术人员的培训和医疗设备的配置更新就略显不足，会造成医疗服务效率的降低。而具有企业性质举办的社区卫生服务机构，因数据自动剔除而无法显示是否具有影响关系。通过对不同的社区卫生服务机构的举办性质做回归性分析来看，不同类别的社区卫生服务机构所提供的医疗服务效率也略有不同。要提高社区卫生服务机构的整体医疗服务效率，就要加大政府的财政补偿投入力度，尤其是对不同性质类别的社区卫生服务机构做到一视同仁的财政补偿投入，这样才能提高社区卫生服务机构的整体医疗服务效率。

(5) 人均 GDP 对效率指标 y2 的显示结果为正的显著性影响关系。这表明西安市人均 GDP 的增长对医疗服务效率也具有一定的影响关系。人均 GDP 的提高意味着居民的生活水平和生活质量的提高，同时居民对于健康的需求也越来越高，这就促使社区卫生服务机构需不断地提高医疗服务效率和医疗服务质量来满足居民对卫生服务的需求，进而提高医疗卫生的整体服务效率。

(6) 从时间效应上看，虽然不同性质举办的社区卫生服务机构在回归分析结果中均呈现出显著性影响关系，并且所取得的效果各不相同。但是，从时间的推移上反映，西安市社区卫生服务机构的医疗服务效率产出在整体上是呈现逐年提升的。

2. 通过计算的 DEA 效率指标，再对主要变量进行回归分析

这里同样考虑到财政补偿投入后其应该具有一年的效力发挥时期，因此将财政补偿投入的时间滞后一年以保障财政补偿投入时效的准确性，并且将专业人员比重、卫生机构占比等因素分别逐步加入控制变量进行回归，并分别对不同性质的社区举办机构进行回归。

根据表 8-19，城市社区卫生服务机构 DEA 效率的回归分析结果表明：

表 8 - 19　　城市社区卫生服务机构 DEA 效率回归分析表

VARIABLES	(1)e	(2)e	(3)e	(4)e	(5)gov	(6)institution	(7)enterprise	(8)individual
L. fisp	0.001 68 (0.048 6)	−0.068 80 * (0.047 6)	−0.087 69 (0.067 89)	−0.078 5 * (0.076 6)	0.475 0 ** (0.185)	0.165 5 (0.146)	0.477 (0.565)	0.077 9 (0.675 0)
inst		0.003 80 * (0.063 36)	0.003 71 * (0.086 38)	0.007 99 * (0.083 12)	0.006 55 ** (0.005 78)	0.006 59 ** (0.006 93)	0.006 52 ** (0.016 5)	−0.065 00 * (0.006 76)
prf			0.078 7 (0.077 61)	−0.008 68 (0.086 0)	−0.652 (0.109)	−0.657 *** (0.178)	0.647 *** (0.170)	−2.910 *** (0.577)
t				0.064 4 *** (0.005 98)	0.054 6 *** (0.057 5)	0.061 3 *** (0.013 7)	0.056 8 *** (0.027 3)	0.065 2 *** (0.017 59)
Constant	0.537 *** (0.028 6)	0.526 *** (0.068 2)	0.519 *** (0.087 9)	0.310 *** (0.043 61)	0.026 7 (0.165 0)	0.519 *** (0.082 50)	0.106 (0.165 6)	0.765 *** (0.768 1)
Observations	318	315	315	315	156	92	52	15
R−squared	0.003	0.004 4	0.006	0.148	0.148	0.368	0.275	0.876 5

*** p<0.01, ** p<0.05, * p<0.1

(1) 财政补偿在 DEA 4 个效率模型中显示出具有 2 个显著性影响关系，尤其是在政府性质举办的社区卫生服务机构回归结果中显示为正的显著性影响关系。这与表 8－18 的效率回归分析结果基本一致，说明财政补偿投入对政府性质的社区卫生服务机构的医疗服务效率产出具有一定的影响作用，而对其他性质的社区卫生服务机构的医疗服务效率影响作用不大。其原因在于，一方面政府财政补偿对具有政府性质的社区卫生服务机构的财政资金补偿投入较多，使得政府性质的社区卫生服务机构在各种投入指标上都相对较高，因此影响程度也较大；另一方面，政府性质的社区卫生服务机构在整个社区卫生服务体系中数量占比较多，因此在服务效率测算当中的样本量也相对较多，所以医疗服务效率的产出率就相对较高。而其他性质的社区卫生服务机构不仅在财政补偿上获得的资金投入较小，无法与政府性质的社区卫生服务机构获得的资金投入相比。另外，其他性质的社区卫生服务机构在整个社区卫生服务机构体现中的机构数量占比上也相对较少，无法同政府性质的社区卫生服务机构数量相比较。因此，其他性质的社区卫生服务机构的整体医疗服务效率的产出量也就相对较小。

(2) 专业技术人员占比对医疗服务效率的影响关系，除了企业性质的社区卫生服务机构显示为正的显著性影响关系外。事业单位性质和集体及个人性质举办的社区卫生服务机构显示都为负的显著性影响关系。而政府性质的社区卫生服务机构则显示为表现不显著，这与表 8－18 的效率回归分析结果基本一致。其原因在于，西安市企业性质的社区卫生服务机构多是由原卫生院或是企业医院等卫生服务机构经过整体改造或转型而来，专业技术人员的数量占比要大于其他性质的社区卫生服务机构。因此企业性质的社区卫生服务机构服务在效率的产出率上显示结果相对较高；而事业单位性质和集体及个人性质举办的社区卫生服务机构，由于缺乏财政资金的补偿和投入，对提高医疗卫生服务所获得的收益，既要用于维持机构的运营和发展，又要对必要设备进行配置和更新，而用于专业技术人员的培养和引进所需的资金和费用支出明显不足，致使事业单位性质和集体及个人性质举办的社区卫生服务机构在专业技术人员的拥有量上占比较小，使得医疗卫生服务的效率降低。但值得注意的是，政府性质的社区卫生服务机构虽然在专业技术人员的数量上占有优势，但由于政府性质的社区卫生服务机构拥有充足的财政补偿资金作保障。因此不会积极主动地提供医疗卫生服务，在服务态度和服务理念上也相对淡薄，容易产生“旱涝保收”的消极怠工观念，反而使得政府性质的社区卫生服务机构提供的医疗服务效率偏低。

（3）卫生机构的数量占比对医疗服务效率的影响都显示为正的显著性影响关系。这与表 8－18 的效率回归分析结果基本一致。但不同的是仅在集体和个体性质举办的社区卫生服务机构中显示为负的显著性影响关系。其原因在于，西安市不仅对基层社区卫生服务机构加强了财政补偿和投入的力度，还将原卫生院或是企业医院等卫生机构经过整体改造或转型建设成社区卫生服务机构，以此来改善和提高对居民医疗就诊的服务环境和服务质量，保障西安市的居民在每个辖区或是街道都有社区卫生服务机构。这种“大范围、大覆盖”的基层社区卫生服务机构，不仅使西安市的医疗卫生资源从大医院下沉到基层社区卫生服务机构，更使得基层社区居民享受到了快捷便利的医疗卫生服务，使得西安市的医疗卫生服务效率呈整体上升的态势。但在基层医疗卫生机构中，集体和个体性质举办的社区卫生服务机构由于在整体机构中占比数量较小，加之政府对这类型的社区卫生服务机构在支持和发展的财政资金投入力度上偏小。因此，致使这类型的社区卫生服务机构会以市场为导向、以服务竞争为发展目标，虽然也提供基本医疗卫生服务和基本公共卫生服务，但目的主要是营利性，而使得公益性服务的目标偏失。因此，在一定程度上会使造成医疗卫生服务的整体效率降低。

（4）从时间效应上都显示为正的显著性影响关系。这表明随着时间的推移社区卫生服务机构在整体医疗服务效率产出上具有显著性的提高。这与表 6－19 的效率回归分析结果基本一致，这也证实虽然财政补偿投入与医疗服务效率产出之间的影响关系程度不大，但两者之间确实存在一定的相关性，并且增加财政补偿投入从时间效应上看会促使医疗服务效率的提高。

四、小结

对西安市财政补偿投入与城市公立医疗卫生服务机构的医疗服务效率影响进行了实证分析，分析结论表明：

第一，财政补偿投入与城市公立医疗卫生服务机构的医疗服务效率存在一定的相关性联系，但这种相关性联系对医疗服务效率的产出不具有决定性的影响作用。

首先，在城市公立医院中，从效率回归分析和DEA回归分析中得出，财政补偿投入对二级医院和三级医院都具有一定的相关性影响，但这种相关性影响对医疗服务效率的产出不具有决定性的影响作用，不能得出财政补偿投入越多服务效率越高的结论。对医疗服务效率产出具有重要影响作用的因素还有公立医院拥有的专业医疗技术人员的数量、专业机构的拥有量以及药品收入占比等重要因素，财政补偿投入只是作为对医疗服务效率产出具有重要影响的诸多因素之一，不具有决定性作用。但是，财政补偿投入作为能够影响公立医院医疗服务效率产出的重要因素，其作用和影响也是不可或缺的。其原因在于，在对二级医院和三级医院的具体分析中得出，二级医院受财政补偿投入的影响要大于三级医院受财政补偿投入的影响。二级医院相比较三级医院的影响而言，获得的财政补偿投入在公立医院服务机构中占比相对较少，二级医院在缺乏财政资金补偿和投入的情况下，既要维持机构的运营发展又要提供基本医疗卫生服务，就只能依靠药品收入来进行维持和补偿，导致二级医院对药品收入的依赖性较大，在一定程度上使医疗卫生服务偏离对服务效率的注重，而关注对服务效益的创收，使得二级医院的服务效率减低。因此，对于二级医院而言，财政补偿投入就具有重要的影响作用。这种影响作用还表现在，假如二级医院能够获得足额的财政补偿投入，那么二级医院就拥有足够的资金用于维持机构的运营和发展，同时还能够使二级医院不会因为资金问题而注重创收，致使提供的医疗卫生服务效率降低。同样，对于三级医院而言，虽然比二级医院在人力资源、物质资源以及财政资源上都相对充足，但是作为公立性医疗卫生服务机构，其本质目标是提供公益性服务，这就使得三级医院在某种程度上会受政策性影响而造成部分资金亏损。因此，三级医院也是需要政府财政补偿投入来弥补由政策性亏损造成的资金损失，财政补偿投入对于三级医院也具有重要的影响作用。

其次，在城市社区卫生服务机构中，从效率回归分析和DEA回归分析中得出，财政补偿投入对城市社区卫生服务机构具有重要的影响作用，并且在一定程度上会对城市社区卫生服务机构的产出效率做出决定性影响关系。而且这种决定性影响关系并不是单一存在的，城市社区卫生服务机构的医疗服务效率同样受专业技术人员拥有量、机构数量以及人均GDP等重要因素的影响。但是，值得注意的是财政补偿投入的因素相比对公立医院的影响作用而言，对社区卫生服务机构的影响作用更大。其原因在于，城市社区卫生服务机构因为举办性质的不同，所以对财政补偿投入的需求也不同，进而造成的医疗服务效率也不同。实证分析表明，由事业单位性质、企业性质以及集体和个人性质举办的社区卫生服务机构受财政补偿投入的影响要大于政府性质举办的社区卫生服务机构。政府性质举办的社区卫生服务机构是由政府出资建立或改造而来，在财政补偿和投入上享受政府财政的全额资金补偿和投入，在人力资源、物质资源和财政资源上对相对充足。而事业单位性质、企业性质以及集体和个人性质举办的社区卫生服务机构，在财政补偿上只享受提供基本公共卫生服务的补偿资金，对于在医疗卫生服务以及建设发展和员工福利待遇上并不享受财政补偿投入。因此，对于事业单位性质、企业性质以及集体和个人性质举办的社区卫生服务机构而言，既要维持机构的运营和发展又要保障员工的工资福利待遇，不可避免地会将医疗服务效率市场化，以创收为提供服务的目标，使原有的公益性服务产生偏差。因此，财政补偿投入对事业单位性质、企业性质以及集体和个人性质举办的社区卫生服务机构具有重要的影响作用，并且在一定程度上会决定这些类型的社区卫生服务机构是以市场化创收为目的提供卫生服务，还是以公益性为目标提供卫生服务。而对于政府举办的社区卫生服务机构而言，虽然财政补偿投入的程度相比其他类型的社区卫生服务机构要相对充足，但同样具有一定的影响作用。政府举办的社区卫生服务机构，往往因为拥有充足的财政补偿资金作保障，而在提供医疗卫生服务的过程中不会存在紧迫感，并且在提供卫生服务上态度消极、观念淡薄，反而使得这类社区卫生服务机构的医疗服务效率降低。因此，财政补偿投入对于城市社区卫生服务机构具有重要的影响作用，并且这种影响作用在一定程度上会对医疗服务效率产生不同的影响。

第二，从效率回归分析和DEA回归分析中得出，专业技术人员的拥有量对城市公立医疗卫生机构的医疗服务效率产出具有重要的影响关系。不论是对公立医院还是对社区卫生服务机构的分析，都得出专业技术人员的拥有量对医疗服务效率的产出具有重要的影响作用，并且专业技术人员在卫生服务机构中享受的工资福利和晋升待遇，对医疗服务效率的高低具有重要的影响因素。因此，从研究分析得出，不论是公立医院还是社区卫生服务机构，只有加大和提高医疗卫生专业技术人员的数量比例，才能提高医疗卫生服务的整体效率。

第三，从时间效应上看，不论是对公立医院还是对社区卫生服务机构的分析，都在时间效应上反映出正的显著性影响关系。这表明财政补偿投入从时间效应上看对医疗服务效率是有影响的，并且这种影响随着时间的推移是逐年提升的。

第九章　结论与建议

第一节　研究结论

一、区域经济发展的不平衡，会影响医疗卫生事业的整体发展进程

西安市的医疗卫生事业在整体发展进程中还存在相对缓慢的状况。主要原因在于西安市的区域经济发展还存在不平衡，导致西安市各区域间的医疗卫生服务机构发展水平呈现高低不齐的状态。其中，经济发展水平较好的区域，医疗卫生服务机构发展水平较快，医疗服务技术较高，卫生服务效率相对较高；而经济发展水平相对较低的区域，医疗卫生服务机构发展水平较慢，医疗服务技术较低，卫生服务效率相对较差。从实证研究的结论得出，西安市内区域经济条件和状况相对较好的莲湖区、雁塔区、碑林区和新城区的医疗卫生服务机构不论是在机构数量、技术水平、服务效率还是人员素质上都要高于经济条件和经济状况相对较低的灞桥区、未央区、长安区、临潼区和阎良区。尽管，西安市政府在卫生事业的政策制定和财政投入的支持力度上，加大了对经济条件和经济状况相对较差的区域内医疗卫生服务机构的扶持力度；但是，从整个区域的医疗卫生发展水平来看，区域经济的发展水平程度对区域内的医疗卫生发展具有最为直接和重要的影响，医

疗卫生事业的发展水平与区域间的经济增长快慢是具有相关性的。不平衡的区域经济发展水平必然会导致区域间的医疗卫生事业发展水平不平衡，从而降低西安市的整体医疗卫生服务效率，导致医疗卫生服务市场因为医疗卫生事业发展水平的不平衡，而偏离公益性服务的性质和特征。因此，区域经济的增长必须与医疗卫生事业的发展保持协调一致，才能使医疗卫生事业的发展稳步前进。

二、医疗卫生结构在布局和资源配置上的不合理致使医疗卫生服务效率整体偏低

西安市在医疗卫生结构布局和资源配置上存在不合理性。这种不合理的布局和资源配置不仅降低了西安市医疗卫生服务的整体效率，同时还是造成西安市居民“看病难”的重要原因。

在医疗卫生结构的布局上。西安市不论是在三级综合医院、二级综合医院还是社区卫生服务机构上，布局结构都普遍存在中心城区的医疗卫生服务机构在数量和级别上要明显高于周边城区的医疗卫生服务机构的数量和级别。在公立医院中，西安市几乎所有的三级综合医院（包括三级甲等综合医院）和较好的二级综合医院都集中分布在位于中心城区范围内的新城区、莲湖区、碑林区和雁塔区，而只有个别的三级医院和二级医院交叉分布于周边城区范围内的灞桥区、未央区、临潼区和长安区内。这种“中心城区集中、周边城区分散”的医疗卫生结构布局使得大量的医疗卫生资源配置过度集中于中心城区范围内的公立医院，使得周边城区范围内的医疗卫生服务机构获得的资源配置相对较少。而近年来，随着新型城镇化的不断发展，越来越多的居民开始向城区外扩散和聚集，各种新区的设立也促使新区的环境和条件越来越好，促使大量原先居住在中心城区范围内的居民也开始向城区外搬迁，这就使得原先居住在中心城区的居住数量开始明显低于周边城区范围内的居民居住数量，而公立医院却不能随意搬迁变动，这就使得公立医院在结构布局上只突出了地理位置优势而忽略居民的实际需求服务。居住于周边城区范围的居民为了得到更好的医疗服务，就不得不到中心城区的公立医院进行就诊医疗，将大量时间浪费在往返路途中。这不仅

降低了医疗服务就诊的效率，同时还使居民产生看病难的抱怨情绪。同样在社区卫生服务机构中，位于中心城区范围内的社区卫生服务机构几乎都是由政府部门举办或是由原先的一级医院或医院门诊转型和改造而来，这类社区卫生服务机构不论是在财政投入力度、设备配置、技术水平还是政策支持上都要强于周边城区范围的社区卫生服务机构，导致周边城区居住的居民要想获得较好的医疗卫生服务，就必须选择较远的中心城区公立医院或是公立医疗卫生机构，将大量的时间和精力浪费在卫生服务之外，同样造成对医疗服务效率的影响和看病难的怨言。因此，西安市不合理的医疗卫生结构布局会影响并且降低西安市城市医疗卫生机构的整体服务效率。

在医疗卫生资源的配置上，西安市的医疗卫生资源配置同样反映出中心城区的医疗卫生资源配置要高于周边城区的医疗卫生资源配置，公立医院的医疗卫生资源配置要高于社区卫生服务机构的医疗卫生资源配置。西安市在医疗卫生资源的配置上主要是对公立医院中的三级综合医院、较好的二级综合医院以及由政府举办的社区卫生服务机构进行优先资源配置。而且三级综合医院、二级综合医院以及由政府举办的社区卫生服务机构都集中在中心城区的范围内。因此，中心城区的医疗卫生资源配置要明显高于周边城区的医疗卫生资源配置。在公立医院和社区卫生服务机构中，公立医院所获得的医疗卫生资源配置又要高于社区卫生服务机构的医疗卫生资源配置。其原因在于，公立医院作为城市医疗卫生服务体系中的主要力量，不仅担负着救死扶伤的重要职责，同时还承担着医学科研和发展的重要使命。因此，在医疗卫生资源的配置上获得较多，尤其是三级综合医院担负的责任和承担的使命要大于二级综合医院，所以三级综合医院所获得的医疗卫生资源配置要高于二级综合医院获得的医疗卫生资源配置，而社区卫生服务机构在医疗卫生资源获得的配置上虽然没有公立医院获得的资源配置高。但是，近年来西安市政府为了加大基层医疗卫生服务的建设和发展，在财政投入力度上以及医疗卫生资源配置上加大对社区卫生服务机构的倾斜和建设，目的在于对西安市医疗卫生资源进行合理配置，使部分过度集中于公立医院的医疗卫生资源下沉到基层社区卫生服务机构当中，提高基层社区卫生服务机构的服务效率。但在对社区卫生服务机构的医疗卫生资源配置上，政府部门举办的社区卫生服务机构获得的资源配置要高于事业单位、企业部门以及集体和个人举办的社区卫生服务机构。其原因在于，目前西安市对城市社区卫生服务机构的医疗卫生资源配置是以不同性质的举办主体来区分对待的，对不同性质的主体采用不同的配置方式。这种不同性质的举办主体获得不同程度的医疗卫生资源配置，必然会对医疗卫生服务的整体效率产生影响，降低西安市城市医疗卫生服务的整体服务效率。因此，西安市在医疗卫生资源配置上的不合理，同样会对医疗卫生服务效率产生影响。不仅会造成医疗卫生资源在利用率上的使用不当和浪费严重，同时还会使医疗卫生服务的效率整体偏低。

三、卫生总费用的投入不足，会影响医疗卫生服务机构的发展

西安市卫生总费用的投入不足对医疗卫生机构的发展产生了一定的限制和制约；同时，西安市对医疗卫生机构的财政补偿机制还存在不完善的地方，不仅降低了西安市医疗卫生服务的整体效率，还成为西安市居民“看病贵”的重要原因。在卫生总费用投入方面，西安市 2009—2015 年的卫生数据显示，西安市在卫生总费用的投入力度上还是略显不足。虽然从时间角度看，西安市用于卫生支出的总费用呈现逐年增长的态势，但增长程度相比较财政支出的年均增长幅度还存在一定的差距。尤其是卫生总费用的投入不足，会影响医疗卫生服务过程中对卫生资源的消耗性补偿，从而引起卫生资源的总量不足，造成卫生资源在分配结构上的分配不均和使用结构上的偏差，致使医疗费用的日益上涨和医疗卫生资源使用效率低下，不仅影响了西安市整体服务效率的产出，同时还造成居民产生“看病贵”的抱怨。

卫生总费用的投入不足还对医疗卫生服务机构的发展产生一定的限制和制约，尤其是对部分缺失财政补偿的医疗卫生服务机构和卫生预防保健部门，因为卫生总费用的投入不足而缺失必要的发展资金和运营经费，致使这些机构员工的基本工资无法正常发放以及机构无法正常运行和发展，相关业务经费的缺口只能依靠提高医疗服务价格和实行药品加成来自行进行差额弥补。加之新医改政策规定将原有的财政投入、药品加成收入和医疗服务收费三个主要资金补偿渠道改为财政投入和服务收费两个资金补偿渠道，并且取消药品加成收入，这就使得部分缺失财政补偿资金的医疗卫生服

务机构经费更加不足，只能依靠提高医疗卫生服务价格来自行对需要的资金进行差额弥补，反而更加重了居民对医疗卫生服务“看病贵”的怨言。

四、政府财政补偿机制的不健全，会降低医疗卫生服务机构的整体服务效率

政府财政补偿机制的不健全同样会降低医疗卫生服务机构的整体服务效率。根据实证分析得出，政府的财政补偿投入与医疗卫生服务机构之间具有一定的相关性，甚至部分医疗卫生服务机构的发展对财政补偿投入的依赖性更大。在财政补偿机制不健全、卫生筹资渠道不畅、社会投资措施吸引力不强的情况下，政府财政补偿投入对部分条件较弱的医疗卫生服务机构的影响还是较大的。这些条件较弱的医疗卫生服务机构在获得有限的财政补偿资金后大部分被用于支付员工工资、日常运营费用和部分固定资产支出，而员工的薪资福利、基本设施建设以及医疗物品消耗等，只能通过额外的方式来获取资金进行自行差额弥补。加之西安市对医疗卫生服务机构的财政补偿投入由原先的定额支付改为定项支付后，财政补偿投入的额度也由原先的全额补偿变为现在的差额补偿，这就使得财政补偿收入相对降低和减少。同时，西安市还存在卫生总费用投入不足的缺口，进而使得部分缺失财政补偿投入或是获得财政补偿投入不足的医疗卫生服务机构，只能依靠私下以药补医的方式来维持机构运营和资金差额弥补。这就导致医疗卫生服务在质量和效率上的整体降低，不仅偏离了医疗卫生服务公益性的本质，还造成了居民群众“看病贵”的不满情绪。因此，对于医疗卫生服务效率的提升最重要的就是必须制定适合的、稳定的财政补偿机制来弥补医疗卫生所需资金的缺失和不足，减少取消药品加成后自行差额弥补的现象，降低居民群众“看病贵”的不满情绪。

五、卫生管理机制不健全，会影响医疗卫生服务效率的产出

西安市在卫生管理机制和卫生激励机制上的不健全和不完善，不仅影响了医疗卫生服务效率的产出，同时还是造成居民群众对医疗卫生服务效

率低下、服务态度不满意的重要原因。

在对公立医院的卫生管理上，西安市的医疗卫生服务机构还没有打破横向按部门划分或者纵向按行政隶属关系划分的条块分割局面，这种条块分割的管理体系造成医疗卫生服务机构在统一规范管理上存在无法有效整合管理的问题。这具体表现在，公立医院中对三级综合医院和二级综合医院的管理和考核，有的是按照公立医院的归属部门执行管理和绩效考核，有的则是按照行政隶属规划执行管理和绩效考核，这就造成同一区域的公立医院因部门划分或行政隶属的影响而具有不同的管理准则和考核标准，没有统一的管理方式和考核制度。这样不仅会造成政府卫生部门在制定政策和规划管理上出现结构布局和资源配置不合理的现象，同时还会造成医疗卫生服务机构在设备配置和建设管理上产生差距，影响西安市医疗卫生服务的整体效率产出。

在对社区卫生服务机构的管理上，虽然西安市政府加大了社区卫生服务机构的管理和建设力度，在人力资源、物质资源以及财政资金上都加大了投入和支持力度，但在管理方式上还是存在对不同性质举办的社区卫生服务机构实行不同的管理方式，进而造成不同性质举办的社区卫生服务机构在管理方式、考核标准和资金补偿上存在一定的差别，对西安市的基层医疗卫生服务效率产出造成影响。

同时，西安市卫生管理机制的不完善还造成公立医院和社区卫生服务机构在双向转诊制度的衔接上出现相互协调不通畅、合作水平不紧密的问题。公立医院与社区卫生服务机构之间缺乏有效的利益协调机制和激励机制，使得社区卫生服务机构与三级综合医院、二级综合医院之间存在经济利益无法协调的难处。社区卫生服务机构与公立医院特别是在与二级综合医院进行“双向转诊”之时，会为了各自的经济利益得失而使得双向转诊制度无法在实际操作和运行中达到理想的医疗服务效果。因此，西安市卫生管理机制的不完善，不仅会影响医疗服务效率的产出，同时还会影响公立医院和社区卫生服务机构间的双向协调关系。

六、卫生激励机制的缺失会影响医疗卫生服务效率的提高

西安市在卫生管理中还缺乏卫生激励制度。西安市医疗卫生服务机构

的人员配置在整体医疗服务素质和医疗技术水平上的偏差较大。在中心城区的公立医院中集中了大量优秀的专业卫生技术人员，造成中心城区医院或城市卫生服务机构的人员在整体医疗服务素质和医疗技术水平上都要高于周边城区医院以及二级医院的专业技术人员医疗服务素质和专业技术水平。其原因在于，卫生管理中缺失相关的卫生激励政策，使得大量专业技术人才在选择过程中过多地考虑待遇和晋升，宁愿拥挤在中心城区的公立医院，而不愿选择周边城区的医疗卫生服务机构，造成中心城区医疗卫生资源过度拥挤，周边城区医疗卫生资源严重不足，致使整体医疗服务效率失衡和降低。

在社区卫生服务机构中，由政府部门举办的社区卫生服务机构专业技术人员数量又要高于事业单位、企业部门和集体及个人举办的社区卫生服务机构中的专业技术人员数量。这就使政府部门举办的社区卫生服务机构专业技术人员在整体医疗服务素质和医疗技术水平上要高于事业单位、企业部门和集体及个人举办的社区卫生服务机构专业技术人员的整体医疗服务素质和医疗技术水平，同样会造成基层社区卫生服务整体效率的失衡和降低。因此，西安市要解决卫生激励制度造成的问题就要改变原有的卫生管理机制，建立新的卫生激励制度，引导医疗专业技术人员向基层医疗卫生服务机构下沉和转移。同时，还要加大专业医疗技术人员队伍的建设，加强对医疗卫生人员的培训管理，积极招聘高层次的卫生技术人员和卫生管理人员，从改变管理方式和提高管理水平上改变西安市整体医疗服务效率和医疗技术水平偏低的问题。

第二节　政策建议

一、合理配置卫生资源，调整卫生结构布局

第一，对卫生资源的配置，首先要优先配给城市社区卫生服务机构，加大和完善对城市二级医院的卫生资源配置，巩固并且发展城市三级医院的卫生资源配置。卫生资源的有限性决定了对卫生资源的配置不可能做到绝

对的公平公正。那么在有限的卫生资源条件下如何发挥医疗卫生资源配置的最佳优势？

首先就是要保证居民都能够享受到最基本的医疗卫生服务，满足居民享有健康保障的基本权益。因此，对于卫生资源的配置，先要做到对社区卫生服务机构实现医疗卫生资源的优先配置，原因在于社区卫生服务机构作为城市最基层的医疗卫生服务机构提供了更为便捷、价廉和快速的医疗卫生服务，这是二级医院和三级医院都无法相比较的优势。加大对社区卫生服务机构的资源配置不仅能够使区域内的医疗卫生资源配置得到有效利用，减少卫生资源的浪费，同时还能够使社区卫生服务机构获得充足的经济和物质支持，实现"人人享有基本医疗卫生服务"的基本权益。从当前西安市的医疗卫生服务来看，要做到对卫生资源的合理配置就必须要优化和调整现有的医疗卫生资源配置，将卫生资源配置的重点向社区卫生服务机构转移，优先对社区卫生服务机构进行卫生资源配置，并且满足社区卫生服务机构的所需，加强和改善社区卫生服务机构的服务质量和服务环境，将医疗卫生服务以广大基层群众和贫困人群为根本的服务对象，实现公平和效率相结合的公益性卫生服务。

其次，要加大和完善对城市二级医院的卫生资源配置。二级医院作为医疗卫生体系的中间一层级，一直处于高不成低不就的"哑铃型"状态。向上的三级医院不论是在资源、环境还是资金配置上都是二级医院无法相比的。向下的社区卫生服务机构在资源配置、政策支持以及资金配给上同样要远远大于二级医院。如此，二级医院所处的发展环境相对比较艰难，这会对二级医院的建设以及提供的医疗服务效率发展造成一定的影响。但是，二级医院依然是医疗卫生服务供给的主体，承担着对广大群众提供医疗卫生服务的任务，尤其是部分专科医院更是医疗卫生服务体系中不可缺少的医疗卫生服务机构。因此，对于城市二级医院要加大和完善对卫生资源的配置，在发展和建设上所需的医疗卫生配置、基本建设投资以及专业技术人员培养等要做到资源配置的统筹规划，制定科学合理的具有发展性、前瞻性和稳定性的卫生资源配置。

再次，要巩固和发展对城市三级医院的卫生资源配置。三级医院作为整个医疗卫生服务体系的主体机构，承担着极其重要的医疗卫生服务责任。

虽然目前西安市一半以上的卫生资源都集中在三级医院（尤其是三级甲等医院占比更大），但从总的服务存量和增量上看，三级医院所占的医疗卫生资源依然较低，这就需要加强对三级医院的医疗卫生资源配置，重新调整和规划现有的资源分配方案。对需要巩固和发展的机构和部门进行卫生资源的统筹规划和合理配置，对过度追求利益的机构和部门要进行资源配置的调整，将资源闲散、功能重叠以及规划不合理的机构和部门及时进行规范化调整和取消，避免有限的卫生资源过度和重复浪费。

第二，增强各级医疗卫生服务机构之间的协调与合作。要提高医疗卫生服务机构的医疗服务效率，最重要的就是改善现有区域间的卫生结构布局，减少区域间的卫生服务差距。西安市的医疗卫生服务系统在以医疗技术水平带动经济效益增长的目标下，将大部分医疗卫生服务机构和卫生资源都集中布局在人口密集的中心城区，对周边城区或是中小型医疗卫生服务机构在布局设置和卫生资源配给上缺乏合理的规划和配置。这种区域间的卫生服务机构布局不合理现象，不仅会导致医疗卫生服务的效率降低，更会使医疗卫生服务的公平性和可及性差距越来越大。区域间的卫生机构布局不合理，还降低了各级医疗卫生服务机构之间的协调性和合作性。在人口集中的地区，由于医疗卫生服务机构相对集中，结构布局呈现一定的规模性和级别性，集中在这些区域的医疗卫生服务机构多数是医疗卫生级别较高和条件较好的三级医院（包括三甲医院）或是具有领域优势的二级医院和专科医院。这些医疗卫生服务机构多布局在中心城区或是离中心城区较近的区域，致使这些区域的医疗卫生服务效率相对较高。相反，在人口稀少的地区，由于缺乏具有一定规模和级别的医疗卫生服务机构，同时又缺乏具有专业性的卫生服务机构，这些区域的医疗卫生服务效率相对较低。这种高服务效率区域和低服务效率区域之间由于医疗卫生服务机构在服务定位、服务功能、服务范围和项目以及针对的服务人群上存在极大的差异，导致各级医疗卫生服务机构之间在相互协调与合作上的衔接和配合还存在巨大的差距。尤其是近年来西安市的新型城镇化建设和开发使得城区外的环境越来越好于城区内环境，交通的便利使得原先城区内的居民开始逐渐向城区外迁移和定居。但是按照西安市现有的医疗卫生服务机构布局，城区外还缺乏能够具有承担性和规模性的大型公立医院。迁移至城区外生活居住的居民在选择医疗卫生服务上还是只能去中心城区具有承担性和规模性的大型公立医院。因此，西安市在改善和提升医疗卫生服务效率上就需要打破这种区域间不合理的卫生结构布局，减少区域间的卫生服务差距，对区域间不合理的卫生结构布局在现有基础上重新布局，即按照城市发展的规划方案对医疗卫生服务机构的结构布局和卫生资源配置分布进行合理的调整。以区域卫生规划为指导，对区域内的医疗卫生服务机构进行逐步合理的调整和布局，根据不同区域内的具体情况以及居民的实际卫生服务需求，对现有的各级医疗卫生服务机构进行评估和考核，通过重建、改建、转型或是转换等方式，对区域内的医疗卫生服务机构进行调整、转型和改制，建立功能健全、层次分明、资源共享的完善医疗卫生服务体系。规范和强化各类层级、各类别的医疗卫生服务机构之间相互协调和合作的良性关系，减少卫生资源之间的闲置浪费和区域内医疗卫生服务机构的恶性竞争，形成区域内医疗卫生服务机构布局合理、功能配置齐全、服务定位准确、资源利用高效的新局面。

第三，提升医疗卫生服务机构的医疗服务效率，优化城市医疗卫生机构的综合服务能力。城市医疗卫生服务机构是促进城市经济发展和维护社会稳定不可或缺的重要保障，只有提升并且优化城市医疗卫生服务机构的医疗卫生服务能力，才能最大程度地提高人民群众的健康水平，构建和谐稳定的社会环境。而要优化城市医疗卫生服务机构的服务能力首先就要加强和完善以政府为主导的卫生规划，结合区域内的卫生服务环境，根据卫生服务的需求对各级卫生服务机构进行合理定位。加快完善和建立以社区卫生服务机构为主的基层医疗卫生服务体系，使城市医疗卫生服务体系实现卫生资源下沉，通过改造和设立大量的基层社区卫生服务机构来提高卫生服务的可及性和公平性。其次要结合区域内拥有优质卫生资源配置的二级、三级医院，共同建立从上到下分级医疗、分工合作的卫生服务体系，加快构建和完善社区卫生服务机构和上级医院之间的双向转诊制度，稳固双向转诊流程和业务处理的规范性。努力将小病、常见病控制在社区卫生服务机构，大病和疑难杂症在医院诊治，实现“康复在社区、救治在医院”的双向服务流程。最后还要加强医疗卫生服务机构间的稳定合作关系，将社区卫生服务与上级医院之间的建设纳入城市发展、社会经济发展和社区建设的总体规划中，以社区卫生服务建设带动整体卫生服务的可持续发展，带动和提高城市医疗卫生服务机构的综合医疗服务效率。

同时，还要通过优化医疗卫生服务的技术规范，来提升医疗卫生服务机构的整体医疗服务效率。建立以公益性服务为主的医疗技术方式与先进的管理体制，摒弃和改变原先以追求经济利益为目标的卫生服务方式。将民众是否满意卫生服务以及民众在卫生服务中的受益程度多少作为评价卫生服务是否具有效率的测评标准。将城市卫生服务系统中的各级医疗卫生服务机构之间相互链接和协调，通过共同的合作机制和高效的管理模式，来解决长久以来医疗卫生服务效率低下和相互分离的状况，保障城市医疗卫生服务机构间医疗服务效率的有效供给以及综合服务能力的提升。

二、加大对卫生费用的投入力度，完善医疗卫生服务机构的财政补偿机制

第一，增加政府对卫生费用的投入力度，鼓励和发展多元化的卫生筹资方式。政府对卫生费用的投入力度是政府卫生职能的重要体现，也是决定卫生投入效率的重要因素。首先需要政府在对卫生费用的投入上遵循成本收益的原则，积极调整财政卫生支出结构和投入方式，在投入结构上保障卫生投入的公平性和稳定性，并且建立具有规范性的卫生投入机制来提高卫生资金投入的效率。同时，调整政府对卫生费用的支出方向，将投入重点由医疗卫生服务向公共卫生服务转移，由城市大中型综合医院向基层社区卫生服务机构转移，优先对医疗卫生服务中的公共卫生服务和基本医疗服务进行充分的财政资金保障，将这部分卫生资金从总的医疗卫生经费中单独列出并且给予专项的资金配置保障。对贫困人群及下岗职工等弱势群体，政府要通过财政资金直接投入进行补偿或是通过购买服务的方式进行补偿投入，确保政府对卫生领域资金投入的有效性和重点投入上的优先性。

其次，要明确政府的卫生职责，强化政府财政投入对公共卫生和基本医疗卫生服务的保障。加大改变原先政府对“卫生投入过低、居民自费过高”的局面，在当前各级政府财力情况有限、卫生费用投入力度不足的情况下。各级政府要克服困难，继续加大对卫生费用的投入力度，加大政府卫生投入

在财政总支出上的比重，不断优化卫生投入的结构，通过加大政府对卫生费用的投入力度来进一步调整卫生费用的存量，增大卫生费用的增量，确保政府卫生投入的总额，以此对医疗卫生事业的改革和发展起到支持和推进作用。

第三，政府还要鼓励和发展多元化的卫生筹资方式。在坚持以政府为主导地位的卫生投入方式不变的情况下，积极利用和充分发挥市场机制的作用。以卫生服务需求为导向，鼓励和发展各类社会多元化、多渠道的卫生投入方式，加大对医疗资源相对薄弱、卫生需求相对急迫的城市和郊区进行卫生资金投入和补充。加强引导和鼓励社会、民营及个人资本在适合条件的情况下和适宜的项目上进入医疗卫生领域，对基本医疗卫生服务和公共卫生服务进行投入，实现多层次、多样化的卫生筹资方式，以此不断扩充卫生筹资渠道的路径。

第二，完善政府对医疗卫生服务机构的财政补偿机制，探索实现多渠道的财政补偿方式。政府在对医疗卫生服务机构的财政补偿机制上，一直处于财政投入不足的被动补偿局面。这种被动的财政补偿局面一方面使得医疗卫生服务机构长期处于财政补偿资金不足的状态；另一方面造成医疗卫生服务机构由于缺乏财政资金的必要投入而被迫将公益性服务转化为市场化服务，以追求效益利润为最终目的。为此，政府的财政补偿投入必须改变原先的财政补偿机制，对服务能力较强的三级综合医院，除了对国家政策规定的政策性亏损给予补偿以及对必要的公共卫生服务进行补偿，并且对符合国家发展的医疗技术研发资金进行财政资金拨付补助以外，还要将剩余的大量财政资金投入到二级综合医院和社区卫生服务机构的建设和发展中，改变现存的“哑铃型”医疗卫生服务体系状况。同时，对二级综合医院所需的必要发展资金还要增加和加大财政资金的补偿投入力度，提高二级综合医院的技术水平和建设发展，使二级综合医院的整体医疗服务效率得到逐步提升。

其次，在加大对公立医院的财政资金补偿力度的同时，还要加大对社区卫生服务机构的财政补偿和投入力度。其中对部分一级医院和卫生院要加大整体转型和改造的建设规模，对一些条件和能力尚不充足的社区卫生服务机构还要加大政府财政的投入力度，保障政府财政补偿资金的足额到位。

同时在探索实现多渠道的财政补偿方式上，一方面，要逐步转变以往向医疗卫生服务供方进行补偿投入的机制，改变按医疗卫生服务供方需求指标核定财政补偿投入的方式，逐步将财政补偿的投入方向转向对卫生服务的需求方进行补偿投入，以需求方的指标核定来进行财政补偿投入，并且尽可能地采用政府直接购买服务的方式，直接对卫生服务的需求方进行财政补偿。另一方面，还要加大探索其他经济补偿的来源方式，实现多渠道的财政补偿。除了完善政府对医疗卫生服务机构的财政补偿机制外，还要加大社会筹资和个人付费等多渠道筹资路径，提高医疗卫生服务机构的财政支持力度，鼓励全社会资助医疗卫生事业的发展，建立医疗卫生服务机构的全社会补偿机制，创造有利于社会捐赠等支持医疗卫生事业发展的优良环境，从多渠道获得医疗卫生服务机构的补偿资金。

第三，改革医疗卫生服务的定价机制，提高医疗卫生服务的可及性。针对目前医疗卫生服务机构服务定价不合理的状况，首先要以医疗卫生服务成本为依据来理顺和调整医疗卫生服务成本与服务价格之间的关系，使卫生服务的定价机制能够既合理地反映医疗卫生服务的劳动价值，消除因药品提成和高效设备重复使用造成的高昂医疗卫生服务费用。同时还能够弥补因政策性亏损带来的损失，及时依据价格指数和成本规定对各项医疗卫生服务机构提供的卫生服务项目标准进行规范化定价和调整。对大型医疗设备的检查和治疗项目要逐步降低服务的定价，对体现医疗卫生服务者劳动技术价值的服务检查项目如诊断治疗、手术护理和康复指导等服务项目在定价上可以适当提高，并且按照政府的指导价格制定相应的价格定价机制。在财政补偿上要按照合理补偿成本方式、兼顾群众承受能力的原则，根据市场供求的变化制定合理的定价方式，并且以价格指数为调整依据形成自动调整机制，最终体现医疗卫生服务定价的公益性原则。

在改革医疗卫生服务定价机制的同时，还要确保建立规范的医疗卫生服务市场。对医疗卫生服务机构的药品采购实现集中招标、统一配送的方式，逐步将医疗卫生服务机构中药品收入的占比降低，努力遏制和取消医疗卫生机构在药品购销环节中的药品利益渠道，降低医疗卫生机构的服务成本，扭转医药服务市场价格虚高现象，使更多的民众能够享受医疗卫生服务的可及性。

三、健全医疗卫生服务机构的管理体制，提升医疗卫生服务机构的医疗服务能力

第一，加强政府对医疗卫生服务机构的监督管理，建立健全有效的监督管理机制。政府的职责决定了政府必须对医疗卫生服务市场进行有效的监督管理，及时矫正医疗卫生服务市场中的缺陷并解决医疗卫生服务供给者的行为偏差，实现医疗卫生资源的有效配给，使医疗卫生服务的供给方与服务需求方都能够实现效率的最大化，为医疗卫生事业的发展提供和创造良好的发展环境。为此，政府在对医疗卫生服务的管理方式上，必须改变原有的传统医疗卫生服务管理方式，将以往传统管理角色上的命令方、指挥方和供给方转变为具有现代管理意义的监管方、调解方和仲裁方。尤其是在监督管理方面，政府部门必须加大和规范对医疗卫生服务市场的监督管理。

首先，在对医疗卫生服务机构的收支管理上，要不断加大对医疗卫生服务机构的收支成本监督管理。对医疗卫生服务机构的开支和收入流程要做到程序透明和监管严格，避免医疗卫生服务机构在药品流通和服务供给中发生追求利润的扭曲行为。其次，在监督管理上应建立严格的预算绩效评估管理制度。对医疗卫生服务机构的业绩指标、成本收益核算、执行过程与医疗服务结果进行严格的评估核算和考察监督，规范医疗卫生服务机构在投资建设和收益分配上的程序化和规范化管理，对医疗卫生服务机构的收支行为和结余额度进行严格的控制和监管。再次，提高医疗卫生服务机构的医疗服务效率，实现医疗卫生服务的管理透明度。不断加强对医疗卫生服务机构在发展规划和投资建设上的监督管理，对医疗卫生服务机构在设备配置和发展规划等项目上所需的资金要建立相应的项目管理制度。严格按照项目规划和审批的方案进行执行和监督检查，并且对已经实施的建设项目要进行定期的考察和评估，提高项目在管理水平和资金使用上的效率。只有加强政府对医疗卫生服务机构的监督管理，才能将有限的财政资金使用在最需要的地方，才能对医疗卫生服务供给者进行有效的满足和约束，进而保证医疗卫生服务领域社会公众利益最大化的实现。

第二，完善医疗卫生服务的激励机制和约束机制，加快医疗卫生服务机构专业队伍的建设。在对医疗卫生服务激励机制和约束机制的建立上，要采用标准的评价准则和科学的指标设定，来鼓励和完善医疗卫生服务。

在完善医疗卫生服务的激励机制上，要将原有的按要素平均分配的原则和方式转变为按服务和绩效分配的方式，推行和试行岗位绩效工资将医疗卫生服务人员的业绩工资和待遇与完成工作的服务质量、服务态度以及服务数量相挂钩，对每一位员工的绩效任务要做到及时考核和反馈，并且在奖惩的过程中做到公开透明。同时，加大明确医疗卫生服务人员在工作岗位和职位上的工作目标以及明确达到任务目标后的奖励措施，并且对不能完成工作任务的工作员工也要使其明确未完成任务的惩罚措施，对于未完成的工作目标任务还要及时与员工进行沟通，确保从工作考核到业务奖惩的每一个环节都能实现服务优先和效率提升的双重激励机制。

医疗卫生服务人员在按服务和绩效分配的方式进行医疗服务的同时，必须在医疗卫生服务机制当中建立相应的服务约束机制。既要避免医疗卫生服务人员为了提升服务量和提高服务业绩，故意引导服务需求者进行不必要的项目检查和重复检验，同时还要防止医疗卫生服务机构和人员对卫生服务需求者以虚开药品和服务材料费用来增加工作业绩。针对此类事件的发生卫生管理部门必须要及时予以处理，对于行为严重者还应当取缔其医疗卫生服务工作的资格，切实保障具有公正性和公益性的医疗卫生服务环境。

要努力提升医疗卫生服务人员的专业技术水平，加大对医疗卫生服务人才的培养力度。虽然目前医疗卫生服务机构的总服务人数看似较多，但与实际所需要的专业技术人数相比，不论是在专业技术水平还是在人员需求量上都还具有很大的空间。因此，必须根据卫生事业的发展规划和卫生机构的发展需求来增加和配置对专业技术人才的要求，努力提升医疗卫生服务人员专业技术水平，加快对医疗卫生服务人才的培养。鼓励和支持医疗卫生人员通过转岗培训、规范化培训以及在职继续教育等方式和途径，多渠道提升医疗卫生服务素养，使医疗卫生服务人员在学历教育和专业技术水平上得到全面提升。

第三节　研究展望

一、研究贡献

首先，本书从概念界定和理论分析的角度阐述并探索了政府财政补偿城市公立医疗卫生机构的原因，并且对城市公立医疗卫生机构的供给主体——公立医院和社区卫生服务机构在发展概况、职能界定、主体类别、管理调控以及财政补偿措施等作了详细分析和解释。

其次，以西安市为例，从实证分析的角度对政府财政补偿投入与城市公立医疗卫生服务机构的医疗服务效率影响关系进行实证分析。从分析结论得出政府财政补偿投入对城市公立医院的医疗服务效率会产生相关性影响，但对医疗服务效率的产出不具有决定性的影响，从而不能得出财政补偿投入越多医疗服务效率越高的结论。但是，财政补偿投入作为能够影响公立医院医疗服务效率产出的重要因素，其作用和影响是不可或缺的。同样，政府财政补偿投入对城市社区卫生服务机构的医疗服务效率也具有相关性影响。但不同的是，政府财政补偿投入对城市社区卫生服务机构的医疗服务效率不仅具有重要的影响作用，并且在一定程度上还会对城市社区卫生服务机构的医疗服务效率产出具有决定性影响。因此，政府财政补偿投入对城市公立医疗卫生服务机构的影响，根据卫生机构的主体类别不同，所产生的影响和提供的医疗卫生服务效率也不同，不能单独以财政补偿投入的大小程度来作为对西安市城市公立医疗卫生服务机构医疗服务效率的衡量标准。

最后，从实证研究的结论对如何提高城市医疗卫生服务效率提出了研究结论和政策建议，从客观的角度对西安市医疗卫生服务中出现的“看病难、看病贵以及服务效率低下”的问题进行了详细的原因分析和总结，包括：医疗卫生结构布局和资源配置的不合理会造成医疗卫生服务“看病难”；卫生总费用投入不足以及政府财政补偿机制的不健全会造成医疗卫生服务“看病贵”；卫生管理机制和激励机制不完善会造成“医疗卫生服务效率低下”。同时，针对“看病难、看病贵以及服务效率低下”这些问题提出了适宜的政策建议，以期能够改善和提高西安市城市医疗卫生服务效率。

二、研究不足

本书在研究政府财政补偿投入对城市公立医疗卫生服务机构医疗服务效率的影响研究中还存在一定的局限和不足：

首先，在研究指标的设定和数据的收集上，限于个人能力，只选取了具有代表性的公立医疗卫生机构的投入指标、产出指标以及财政投入指标来对效率进行影响分析。对于能够影响城市公立医疗卫生机构服务效率的其他因素，虽有解释和说明但并未深入进行研究和探讨，只是单纯从政府财政补偿投入的角度对城市公立医疗卫生服务机构的医疗服务效率进行了影响分析。因此，希望后续的研究能够从更多的角度对能够影响医疗卫生服务机构的医疗服务效率的因素作深入分析。

其次，在研究的对象上，城市公立医疗卫生服务体系实际上是由以公立医院为主体、正在发展完善中的社区卫生服务机构以及提供专业性公共卫生服务的疾病预防控制机构、卫生监督机构和采供血机构等专业防御机构共同组成的。但是，同样限于个人能力，本书的研究只包含了对城市公立医疗卫生机构的供给主体公立医院和城市社区卫生服务机构的研究，而没有涉及对城市专业性卫生防御机构的研究。对于研究分析的相关指标和所需要的研究数据，因为收集的时间周期较短，因而在效率的实证测评上还有待进一步跟踪和观测来加以验证。期望在后续的研究中能够对这部分研究内容加以弥补和完善。

附　录

附录1：国务院关于印发“十三五”深化医药卫生体制改革规划的通知

国发〔2016〕78号

各省、自治区、直辖市人民政府，国务院各部委、各直属机构：

现将《“十三五”深化医药卫生体制改革规划》印发给你们，请认真贯彻执行。

国务院

2016年12月27日

“十三五”深化医药卫生体制改革规划

为全面深化医药卫生体制改革，推进健康中国建设，根据《中华人民共和国国民经济和社会发展第十三个五年规划纲要》《中共中央国务院关于深化医药卫生体制改革的意见》和《“健康中国2030”规划纲要》，编制本规划。

一、规划背景

“十二五”以来特别是党的十八大以来，在党中央、国务院的坚强领导下，各地区、各有关部门扎实推进医改各项工作，取得了重大进展和明显成效。全民医保体系加快健全，基本医保参保率保持在95%以上，城乡居民医保制度逐步整合，筹资和保障水平进一步提高，城乡居民大病保险、重特大疾病医疗救助、疾病应急救助全面推开，商业健康保险快速发展。县级公立医院综合改革全面实施，城市公立医院综合改革试点持续拓展深化，医疗服务和药品价格改革有序推进，公立医院管理体制和运行机制不断完善。分级诊疗制度建设加快推进，基层医疗卫生机构综合改革持续深化，医疗卫生机构分工协作逐步加强，基本公共卫生服务均等化水平稳步提高。国家基本药物制度得到巩固完善，药品流通领域改革力度不断加大，药品供应保障体系逐步健全。医教协同深化临床医学人才培养改革，住院医师规范化培训制度初步建立，以全科医生为重点的人才队伍建设不断加强，医务人员积极性得到进一步调动。医药卫生监管持续加强，信息化建设积极推进。中医药发展政策机制逐步完善，作用得到更好发挥，惠民效果进一步放大。健康服务业政策环境显著改善，社会办医加快发展。以省为单位实施综合医改试点，积累了有益经验。经过努力，2015年居民人均预期寿命比2010年提高了1.51岁，个人卫生支出占卫生总费用比重由35.29%下降到29.27%，80%以上的居民15分钟内能够到达最近的医疗点，人民健康水平总体上优于中高收入国家平均水平，医药费用不合理过快增长势头得到初步遏制，基本医疗卫生服务公平性、可及性显著提升。实践证明，深化医改方向正确、路径清晰、措施得力、成效显著，用较少的投入取得了较高的健康绩效，群众看病难、看病贵问题得到明显缓解，获得感不断增强，深化医改在国民经济和社会发展中的重要作用日益显现。

“十三五”时期是我国全面建成小康社会的决胜阶段，也是建立健全基本医疗卫生制度、推进健康中国建设的关键时期。当前，人民生活水平不断提高，健康需求日益增长，但我国卫生资源总量不足、结构不合理、分布不均衡、供给主体相对单一、基层服务能力薄弱等问题仍比较突出，维护和促进人民健康的制度体系仍需不断完善。特别是随着医改进入攻坚期和深水区，深层次体制机制矛盾的制约作用日益凸显，利益格局调整更加复杂，改革的整体性、系统性和协同性明显增强，任务更为艰巨。同时，我国经济发展进入新常态，工业化、城镇化、人口老龄化进程加快，以及疾病谱变化、生态环境和生活方式变化、医药技术创新等，都对深化医改提出了更高要求。面对新的形势和挑战，需要在巩固前期改革成果、认真总结经验的基础上，进一步统一思想、坚定信念、增强定力，进一步加强组织领导、制度创新和重点突破，推动医改由打好基础转向提升质量、由形成框架转向制度建设、由单项突破转向系统集成和综合推进，用中国式办法破解医改这个世界性难题，为保障人民健康、促进经济社会发展增添新动力。

二、指导思想、基本原则和主要目标

（一）指导思想。高举中国特色社会主义伟大旗帜，全面贯彻党的十八大和十八届三中、四中、五中、六中全会精神，以马克思列宁主义、毛泽东思想、邓小平理论、“三个代表”重要思想、科学发展观为指导，深入学习贯彻习近平总书记系列重要讲话精神，紧紧围绕统筹推进“五位一体”总体布局和协调推进“四个全面”战略布局，认真落实党中央、国务院决策部署，牢固树立和贯彻落实创新、协调、绿色、开放、共享的发展理念，坚持以人民为中心的发展思想，坚持正确的卫生与健康工作方针，树立大健康理念，全力推进卫生与健康领域理论创新、制度创新、管理创新、技术创新，加快建立符合国情的基本医疗卫生制度，实现发展方式由以治病为中心向以健康为中心转变，推进医药卫生治理体系和治理能力现代化，为推进健康中国建设、全面建成小康社会、实现“两个一百年”奋斗目标和中华民族伟大复兴中国梦提供坚实基础。

（二）基本原则。

坚持以人民健康为中心。把人民健康放在优先发展的战略地位，以公平可及、群众受益为目标，坚守底线、补齐短板，作出更有效的制度安排，维护基本医疗卫生服务的公益性，使全体人民在共建共享中有更多获得感。

坚持保基本、强基层、建机制。将基本医疗卫生制度作为公共产品向全民提供，推动医疗卫生工作重心下移、医疗卫生资源下沉，提升基层医疗卫生的职业吸引力和服务能力，以问题为导向推动制度创新和攻坚突破。

坚持政府主导与发挥市场机制作用相结合。在基本医疗卫生服务领域，坚持政府主导，落实政府责任，适当引入竞争机制。在非基本医疗卫生服务领域，发挥市场活力，加强规范引导，满足多样化、差异化、个性化健康需求。

坚持推进供给侧结构性改革。实行政事分开、管办分开、医药分开、营利性和非营利性分开，优化供给侧治理能力和要素配置，提升服务效率和质量。对需求侧进行科学引导，合理划分政府、社会、个人责任，促进社会共治。

坚持医疗、医保、医药联动改革。按照腾空间、调结构、保衔接的要求，统筹推进管理、价格、支付、薪酬等制度建设，提高政策衔接和系统集成能力。落实部门责任，解放思想、主动作为，以自我革命的精神推进改革，形成强大合力。

坚持突出重点、试点示范、循序推进。理清改革内在逻辑，突出重要领域和关键环节，及时总结推广地方经验，发挥重点改革的突破性作用和试点的带动效应。把握好改革的力度和节奏，注重统筹兼顾，积极稳妥推进改革。

（三）主要目标。到 2017 年，基本形成较为系统的基本医疗卫生制度政策框架。分级诊疗政策体系逐步完善，现代医院管理制度和综合监管制度建设加快推进，全民医疗保障制度更加高效，药品生产流通使用政策进一步健全。到 2020 年，普遍建立比较完善的公共卫生服务体系和医疗服务体系、比较健全的医疗保障体系、比较规范的药品供应保障体系和综合监管体系、比较科学的医疗卫生机构管理体制和运行机制。经过持续努力，基本建立覆盖城乡居民的基本医疗卫生制度，实现人人享有基本医疗卫生服务，基本适应人民群众多层次的医疗卫生需求，我国居民人均预期寿命比 2015 年提高 1 岁，孕产妇死亡率下降到 18/10 万，婴儿死亡率下降到 7.5‰，5 岁以下儿童死亡率下降到 9.5‰，主要健康指标居于中高收入国家前列，个人卫生支出占卫生总费用的比重下降到 28%左右。

三、重点任务

“十三五”期间，要在分级诊疗、现代医院管理、全民医保、药品供应保障、综合监管等5项制度建设上取得新突破，同时统筹推进相关领域改革。

（一）建立科学合理的分级诊疗制度。坚持居民自愿、基层首诊、政策引导、创新机制，以家庭医生签约服务为重要手段，鼓励各地结合实际推行多种形式的分级诊疗模式，推动形成基层首诊、双向转诊、急慢分治、上下联动的就医新秩序。到2017年，分级诊疗政策体系逐步完善，85%以上的地市开展试点。到2020年，分级诊疗模式逐步形成，基本建立符合国情的分级诊疗制度。

1. 健全完善医疗卫生服务体系。优化医疗卫生资源布局，明确各级各类医疗卫生机构功能定位，加强协作，推动功能整合和资源共享。合理控制公立综合性医院数量和规模。大力推进面向基层、偏远和欠发达地区的远程医疗服务体系建设，鼓励二、三级医院向基层医疗卫生机构提供远程服务，提升远程医疗服务能力，利用信息化手段促进医疗资源纵向流动，提高优质医疗资源可及性和医疗服务整体效率。推进大医院与基层医疗卫生机构、全科医生与专科医生的资源共享和业务协同，健全基于互联网、大数据技术的分级诊疗信息系统。鼓励社会力量举办医学检验机构、病理诊断机构、医学影像检查机构、消毒供应机构和血液净化机构，鼓励公立医院面向区域提供相关服务，实现区域资源共享。加强医疗质量控制，推进同级医疗机构间以及医疗机构与独立检查检验机构间检查检验结果互认。

实施中医药传承与创新工程，推动中医药服务资源与临床科研有机结合，加强中医适宜技术的应用，充分发挥中医药在“治未病”、重大疾病治疗和疾病康复中的重要作用。在基层中医药服务体系不健全、能力较弱的地区，将中医医院中医门诊诊疗服务纳入首诊范围。按照军民融合发展战略，将军队医疗机构全面纳入分级诊疗体系。建立健全突发急性传染病医疗救治网络，推进构建陆海空立体化的紧急医学救援网络。

2. 提升基层医疗卫生服务能力。以常见病、多发病的诊断和鉴别诊断为重点，强化乡镇卫生院、社区卫生服务中心基本医疗服务能力建设。提升乡镇卫生院开展急诊抢救、二级以下常规手术、正常分娩、高危孕产妇初筛、儿科、精神疾病、老年病、中医、康复等医疗服务能力。加强县级公立医院综合能力建设和学科建设，重点加强县域内常见病、多发病相关专业科室以及紧缺专业临床专科建设，进一步降低县域外就诊率。规范社区卫生服务管理，推动实施社区卫生服务提升工程。促进先进适宜技术的普及普惠。建立与开展分级诊疗工作相适应、能够满足基层医疗卫生机构实际需要的药品供应保障体系，实现药品使用的上下联动和相互衔接。通过鼓励大医院医师下基层、退休医生开诊所以及加强对口支援、实施远程医疗、推动建立医疗联合体等，把大医院的技术传到基层。实施基层中医药服务能力提升工程“十三五”行动计划。到2020年，力争所有社区卫生服务机构和乡镇卫生院以及70%的村卫生室具备中医药服务能力，同时具备相应的医疗康复能力。

完善基层管理和运行机制。强化基层医疗卫生机构法人主体地位，落实人事、经营、分配等方面自主权。进一步完善基层医疗卫生机构绩效工资制度，收支结余部分可按规定提取职工福利基金、奖励基金。巩固完善多渠道补偿机制，落实基层医疗卫生机构核定任务、核定收支、绩效考核补助的财务管理办法，加强绩效考核，既调动基层医疗卫生机构和医务人员积极性，又防止出现新的逐利行为。建立基层医疗卫生机构及负责人绩效评价机制，对机构负责人实行任期目标责任制，对其他人员突出岗位工作量、服务质量、行为规范、技术难度、风险程度和服务对象满意度等内容。鼓励有条件的地方实施乡村一体化管理。

3. 引导公立医院参与分级诊疗。进一步完善和落实医保支付和医疗服务价格政策，调动三级公立医院参与分级诊疗的积极性和主动性，引导三级公立医院收治疑难复杂和危急重症患者，逐步下转常见病、多发病和疾病稳定期、恢复期患者。鼓励打破行政区域限制，推动医疗联合体建设，与医保、远程医疗等相结合，实现医疗资源有机结合、上下贯通。以资源共享和人才下沉为导向，将医疗联合体构建成为利益共同体、责任共同体、发展共同体，形成责、权、利明晰的区域协同服务模式。探索通过医师多点执业、加强基层医疗卫生机构药物配备、对纵向合作的医疗联合体等分工协作模式实行医保总额付费等方式，引导医疗联合体内部形成顺畅的转诊机制。

4. 推进形成诊疗—康复—长期护理连续服务模式。明确医疗机构急慢分治服务流程，建立健全分工协作机制，畅通医院、基层医疗卫生机构、康复医院和护理院等慢性病医疗机构之间的转诊渠道，形成“小病在基层、大病到医院、康复回基层”的合理就医格局。城市大医院主要提供急危重症和疑难复杂疾病的诊疗服务，将诊断明确、病情稳定的慢性病患者、康复期患者转至下级医疗机构以及康复医院、护理院等慢性病医疗机构。基层医疗卫生机构和慢性病医疗机构为诊断明确、病情稳定的慢性病患者、康复期患者、老年病患者、晚期肿瘤患者、残疾人等提供治疗、康复、护理服务。显著增加慢性病医疗机构提供康复、长期护理服务的医疗资源。完善相关政策措施，逐步推行日间手术。探索建立长期护理保险制度。加强残疾人专业康复机构建设，建立医疗机构与残疾人专业康复机构密切配合、相互衔接的工作机制。

5. 科学合理引导群众就医需求。建立健全家庭医生签约服务制度，通过提高基层服务能力、医保支付、价格调控、便民惠民等措施，鼓励城乡居民与基层医生或家庭医生团队签约。到2017年，家庭医生签约服务覆盖率达到30%以上，重点人群签约服务覆盖率达到60%以上。到2020年，力争将签约服务扩大到全人群，基本实现家庭医生签约服务制度全覆盖。

遵循医学科学规律，结合功能定位，明确县、乡两级医疗机构的医疗服务范围，对于超出功能定位和服务能力的疾病，为患者提供相应转诊服务。完善双向转诊程序，建立健全转诊指导目录，重点畅通向下转诊渠道，逐步实现不同级别、不同类别医疗机构之间有序转诊。完善不同级别医疗机构的医保差异化支付政策，适当提高基层医疗卫生机构医保支付比例，合理引导就医流向。对符合规定的转诊住院患者连续计算起付线。合理制定和调整医疗服务价格，对医疗机构落实功能定位、患者合理选择就医机构形成有效激励。

（二）建立科学有效的现代医院管理制度。深化县级公立医院综合改革，加快推进城市公立医院综合改革。到2017年，各级各类公立医院全面推开综合改革，初步建立决策、执行、监督相互协调、相互制衡、相互促进的管理体制和治理机制。到2020年，基本建立具有中国特色的权责清晰、管理科学、治理完善、运行高效、监督有力的现代医院管理制度，建立维护公益性、调动积极性、保障可持续的运行新机制和科学合理的补偿机制。

1. *完善公立医院管理体制*。妥善处理医院和政府关系，实行政事分开和管办分开，推动医院管理模式和运行方式转变。加强政府在方向、政策、引导、规划、评价等方面的宏观管理，加大对医疗行为、医疗费用等方面监管力度，减少对医院人事编制、科室设定、岗位聘任、收入分配等的管理。逐步取消公立医院行政级别。合理界定政府作为出资人的举办监督职责和公立医院的自主运营管理权限。健全政府办医体制，积极探索公立医院管办分开的多种有效实现形式。采取有效措施，统筹协调政府办医职能，形成合力。加强对政府、军队和企事业单位等各类主体举办公立医院的全行业监管，明确各方职责、权利和义务。落实公立医院独立法人地位。健全公立医院法人治理机制，落实内部人事管理、机构设置、收入分配、副职推荐、中层干部任免、年度预算执行等自主权。实行院长负责制，完善院长选拔任用制度，实行院长任期制和任期目标责任制。公立医院依法制订章程。建立健全公立医院全面预算管理制度、成本核算制度、财务报告制度、总会计师制度、第三方审计制度和信息公开制度。

2. *建立规范高效的运行机制*。取消药品加成（不含中药饮片），通过调整医疗服务价格、加大政府投入、改革支付方式、降低医院运行成本等，建立科学合理的补偿机制。逐步建立以成本和收入结构变化为基础的医疗服务价格动态调整机制，按照"总量控制、结构调整、有升有降、逐步到位"的原则，降低药品、医用耗材和大型医用设备检查治疗和检验等价格，重点提高诊疗、手术、康复、护理、中医等体现医务人员技术劳务价值的项目价格，加强分类指导，理顺不同级别医疗机构间和医疗服务项目的比价关系。通过规范诊疗行为、医保控费等降低药品、耗材等费用，严格控制不合理检查检验费用，为调整医疗服务价格腾出空间，并与医疗控费、薪酬制度、医保支付、分级诊疗等措施相衔接。放开特需医疗服务和其他市场竞争比较充分、个性化需求比较强的医疗服务价格，由医疗机构自主制定。继续推进公立医院后勤服务社会化。在公立医院综合改革中统筹考虑中医药特点，建立有利于中医药特色优势发挥的运行新机制。推进军队医院参与地方公立医院综合改革。规范公立医院改制，推进国有企业所属医院分离移交和改制试点，原则上政府举办的传染病院、精神病院、职业病防治院、妇幼保健院和妇产医院、儿童医院、中医医院(民族医院)等不进行改制。力争到2017年试点城市公立医院药占比(不含中药饮片)总体降到30%左右,百元医疗收入(不含药品收入)中消耗的卫生材料降到20元以下。

3. *建立符合医疗卫生行业特点的编制人事和薪酬制度。*创新公立医院编制管理方式,完善编制管理办法,积极探索开展公立医院编制管理改革试点。在地方现有编制总量内,确定公立医院编制总量,逐步实行备案制,在部分大中城市三级甲等公立医院开展编制管理改革、实行人员总量管理试点。落实公立医院用人自主权,对急需引进的高层次人才、短缺专业人才以及具有高级专业技术职务或博士学位人员,可由医院采取考察的方式予以公开招聘。完善医疗机构与医务人员用人关系。

地方可以按国家有关规定,结合实际合理确定公立医院薪酬水平,逐步提高人员经费支出占业务支出的比例,并建立动态调整机制。对工作时间之外劳动较多、高层次医疗人才集聚、公益目标任务繁重、开展家庭医生签约服务的公立医疗机构在核定绩效工资总量时予以倾斜。在绩效工资分配上,重点向临床一线、业务骨干、关键岗位以及支援基层和有突出贡献的人员倾斜,做到多劳多得、优绩优酬。按照有关规定,公立医院可以探索实行目标年薪制和协议薪酬。公立医院主管部门对院长年度工作情况进行考核评价,确定院长薪酬水平,院长薪酬与医院工作人员绩效工资水平保持合理比例关系。

4. *建立以质量为核心、公益性为导向的医院考评机制。*健全医院绩效评价体系,机构考核应涵盖社会效益、服务提供、质量安全、综合管理、可持续发展等内容,重视卫生应急、对口支援以及功能定位落实和分级诊疗实施情况等体现公益性的工作。将落实医改任务情况列入医院考核指标,强化医院和院长的主体责任。医务人员考核突出岗位工作量、服务质量、行为规范、技术难度、风险程度和服务对象满意度等指标,负责人考核还应包括职工满意度等内容。考核结果与政府投入、医保支付、人员职业发展等挂钩。

5. *控制公立医院医疗费用不合理增长。*逐步健全公立医院医疗费用控制监测和考核机制。设定全国医疗费用增长控制目标,各省(区、市)根据不同地区医疗费用水平和增长幅度以及不同类别医院的功能定位等,分类确定控费要求并进行动态调整。以设区的市为单位向社会公开辖区内各医院的价格、医疗服务效率、次均医疗费用等信息，对医疗机构费用指标进行排序，定期公示排序结果。落实处方点评制度。卫生计生等有关部门对公立医院药品、高值医用耗材、大型医用设备检查等情况实施跟踪监测。到2017年，全国公立医院医疗费用增长幅度力争降到10%以下，到2020年，增长幅度稳定在合理水平。

（三）建立高效运行的全民医疗保障制度。按照保基本、兜底线、可持续的原则，围绕资金来源多元化、保障制度规范化、管理服务社会化三个关键环节，加大改革力度，建立高效运行的全民医疗保障体系。坚持精算平衡，完善筹资机制，以医保支付方式改革为抓手推动全民基本医保制度提质增效。建立起较为完善的基本医保、大病保险、医疗救助、疾病应急救助、商业健康保险和慈善救助衔接互动、相互联通机制。

1. 健全基本医保稳定可持续筹资和报销比例调整机制。完善医保缴费参保政策，厘清政府、单位、个人缴费责任，逐步建立稳定可持续的多渠道筹资机制，同经济社会发展水平、各方承受能力相适应。在继续加大财政投入、提高政府补助标准的同时，强化个人参保意识，适当提高个人缴费比重。逐步建立城乡居民医保个人缴费标准与居民收入相挂钩的动态筹资机制，使筹资标准、保障水平与经济社会发展水平相适应。到2020年，基本医保参保率稳定在95%以上。

健全与筹资水平相适应的基本医保待遇动态调整机制。明确医保待遇确定和调整的政策权限、调整依据和决策程序，避免待遇调整的随意性。明确基本医保的保障边界。合理确定基本医保待遇标准。结合医保基金预算管理全面推进付费总额控制。改进个人账户，开展门诊费用统筹。按照分级管理、责任共担、统筹调剂、预算考核的基本思路，加快提高基金统筹层次。全面巩固市级统筹，推动有条件的省份实行省级统筹。加快建立异地就医直接结算机制，推进基本医保全国联网和异地就医直接结算，加强参保地与就医地协作，方便群众结算，减少群众“跑腿”、“垫资”。建立健全异地转诊的政策措施，推动异地就医直接结算与促进医疗资源下沉、推动医疗联合体建设、建立分级诊疗制度衔接协调。到2017年，基本实现符合转诊规定的异地就医住院费用直接结算。到2020年，建立医保基金调剂平衡机制，逐步实现医保省级统筹，基本医保政策范围内报销比例稳定在75%左右。

2. 深化医保支付方式改革。健全医保支付机制和利益调控机制，实行精细化管理，激发医疗机构规范行为、控制成本、合理收治和转诊患者的内生动力。全面推行按病种付费为主，按人头、按床日、总额预付等多种付费方式相结合的复合型付费方式，鼓励实行按疾病诊断相关分组付费（DRGs）方式。对住院医疗服务主要按病种付费、按疾病诊断相关分组付费或按床日付费；对基层医疗服务可按人头付费，积极探索将按人头付费与高血压、糖尿病、血液透析等慢病管理相结合；对一些复杂病例和门诊费用可按项目付费、按人头付费。有条件的地区可将点数法与预算管理、按病种付费等相结合，促进医疗机构之间有序竞争和资源合理配置。健全各类医疗保险经办机构与医疗卫生机构之间公开、平等的谈判协商机制和风险分担机制。建立结余留用、合理超支分担的激励约束机制。建立健全支付方式改革相关的管理规范、技术支撑和政策配套，制定符合基本医疗需求的临床路径等行业技术标准，规范病历及病案首页的书写，全面夯实信息化管理基础，实现全国范围内医疗机构医疗服务项目名称和内涵、疾病分类编码、医疗服务操作编码的统一。继续落实对中医药服务的支持政策，逐步扩大纳入医保支付的医疗机构中药制剂和针灸、治疗性推拿等中医非药物诊疗技术范围，探索符合中医药服务特点的支付方式，鼓励提供和使用适宜的中医药服务。到 2017 年，国家选择部分地区开展按疾病诊断相关分组付费试点，鼓励各地积极完善按病种、按人头、按床日等多种付费方式。到 2020 年，医保支付方式改革逐步覆盖所有医疗机构和医疗服务，全国范围内普遍实施适应不同疾病、不同服务特点的多元复合式医保支付方式，按项目付费占比明显下降。

3. 推动基本医疗保险制度整合。在城乡居民基本医保实现覆盖范围、筹资政策、保障待遇、医保目录、定点管理、基金管理“六统一”的基础上，加快整合基本医保管理机构。理顺管理体制，统一基本医保行政管理职能。统一基本医保经办管理，可开展设立医保基金管理中心的试点，承担基金支付和管理，药品采购和费用结算，医保支付标准谈判，定点机构的协议管理和结算等职能。加大改革创新力度，进一步发挥医保对医疗费用不合理增长的控制作用。加快推进医保管办分开，提升医保经办机构法人化和专业化水平。创新经办服务模式，推动形成多元化竞争格局。

4. 健全重特大疾病保障机制。在全面实施城乡居民大病保险基础上，采取降低起付线、提高报销比例、合理确定合规医疗费用范围等措施，提高大病保险对困难群众支付的精准性。完善职工补充医疗保险政策。全面开展重特大疾病医疗救助工作，在做好低保对象、特困人员等医疗救助基础上，将低收入家庭的老年人、未成年人、重度残疾人、重病患者等低收入救助对象，以及因病致贫家庭重病患者纳入救助范围，发挥托底保障作用。积极引导社会慈善力量等多方参与。逐步形成医疗卫生机构与医保经办机构间数据共享的机制，推动基本医保、大病保险、医疗救助、疾病应急救助、商业健康保险有效衔接，全面提供"一站式"服务。

5. 推动商业健康保险发展。积极发挥商业健康保险机构在精算技术、专业服务和风险管理等方面的优势，鼓励和支持其参与医保经办服务，形成多元经办、多方竞争的新格局。在确保基金安全和有效监管的前提下，以政府购买服务方式委托具有资质的商业保险机构等社会力量参与基本医保的经办服务，承办城乡居民大病保险。按照政府采购的有关规定，选择商业保险机构等社会力量参与医保经办。加快发展医疗责任保险、医疗意外保险，探索发展多种形式的医疗执业保险。丰富健康保险产品，大力发展消费型健康保险，促进发展各类健康保险，强化健康保险的保障属性。鼓励保险公司开发中医药养生保健等各类商业健康保险产品，提供与其相结合的中医药特色健康管理服务。制定和完善财政税收等相关优惠政策，支持商业健康保险加快发展。鼓励企业和居民通过参加商业健康保险，解决基本医保之外的健康需求。

（四）建立规范有序的药品供应保障制度。实施药品生产、流通、使用全流程改革，调整利益驱动机制，破除以药补医，推动各级各类医疗机构全面配备、优先使用基本药物，建设符合国情的国家药物政策体系，理顺药品价格，促进医药产业结构调整和转型升级，保障药品安全有效、价格合理、供应充分。

1. 深化药品供应领域改革。通过市场倒逼和产业政策引导，推动企业提高创新和研发能力，促进做优做强，提高产业集中度，推动中药生产现代化和标准化，实现药品医疗器械质量达到或接近国际先进水平，打造中国标准和中国品牌。建立更加科学、高效的药品审评审批体系。加快推进仿制药质量和疗效一致性评价，鼓励创制新药，鼓励以临床价值为导向的药物创新。加快防治艾滋病、恶性肿瘤、重大传染病、罕见病等临床急需新药及儿童用药等的审评审批。淘汰疗效不确切、风险大于效益的品种。加强医疗器械创新，严格医疗器械审批。建立药品上市许可持有人制度。加快重大传染病用药、儿童用药的研发和生产。在国家基本药物目录(2012 年版)中，2007 年 10 月 1 日前批准上市的化学药品仿制药口服固体制剂应在 2018 年底前完成一致性评价。

解决好低价药、“救命药”、“孤儿药”以及儿童用药的供应问题。扶持低价药品生产，保障市场供应，保持药价基本稳定。建立健全短缺药品监测预警和分级应对机制，加快推进紧缺药品生产，支持建设小品种药物集中生产基地，继续开展用量小、临床必需、市场供应短缺药品的定点生产试点。完善儿童用药、卫生应急药品保障机制。对原料药市场供应不足的药品加强市场监测，鼓励提高生产能力。

2. 深化药品流通体制改革。加大药品、耗材流通行业结构调整力度，引导供应能力均衡配置，加快构建药品流通全国统一开放、竞争有序的市场格局，破除地方保护，形成现代流通新体系。推动药品流通企业兼并重组，整合药品经营企业仓储资源和运输资源，加快发展药品现代物流，鼓励区域药品配送城乡一体化。推动流通企业向智慧型医药服务商转型，建设和完善供应链集成系统，支持流通企业向供应链上下游延伸开展服务。应用流通大数据，拓展增值服务深度和广度，引导产业发展。鼓励绿色医药物流发展，发展第三方物流和冷链物流。支持药品、耗材零售企业开展多元化、差异化经营。推广应用现代物流管理与技术，规范医药电商发展，健全中药材现代流通网络与追溯体系，促进行业结构调整，提升行业透明度和效率。力争到 2020 年，基本建立药品出厂价格信息可追溯机制，形成 1 家年销售额超过 5 000 亿元的超大型药品流通企业，药品批发百强企业年销售额占批发市场总额的 90%以上。

3. 完善药品和高值医用耗材集中采购制度。完善以省(区、市)为单位的网上药品集中采购机制，落实公立医院药品分类采购，坚持集中带量采购原则，公立医院改革试点城市可采取以市为单位在省级药品集中采购平台上自行采购，鼓励跨区域联合采购和专科医院联合采购。做好基层和公立医院药品采购衔接。推进公共资源交易平台整合。每种药品采购的剂型原则上不超过3种，每种剂型对应的规格原则上不超过2种。实施药品采购"两票制"改革（生产企业到流通企业开一次发票，流通企业到医疗机构开一次发票），鼓励医院与药品生产企业直接结算药品货款、药品生产企业与配送企业结算配送费用，严格按合同回款。进一步提高医院在药品采购中的参与度，落实医疗机构药品、耗材采购主体地位，促进医疗机构主动控制药品、耗材价格。完善药品价格谈判机制，建立统分结合、协调联动的国家、省两级药品价格谈判制度。对部分专利药品、独家生产药品进行公开透明、多方参与的价格谈判，逐步增加国家谈判药品品种数量，并做好医保等政策衔接。将加快药品注册审批流程、专利申请、药物经济学评价等作为药品价格谈判的重要内容。对实行备案采购的重点药品，明确采购数量、开具处方的医生，由医疗机构负责人审批后向药品采购部门备案。加强国家药品供应保障综合管理信息平台和省级药品集中采购平台规范化建设，提高药品集中采购平台服务和监管能力，健全采购信息采集共享机制。

开展高值医用耗材、检验检测试剂、大型医疗设备集中采购。规范和推进高值医用耗材集中采购，统一高值医用耗材编码标准，区别不同情况推行高值医用耗材招标采购、谈判采购、直接挂网采购等方式，确保高值医用耗材采购各环节在阳光下运行。

4. 巩固完善基本药物制度。巩固政府办基层医疗卫生机构和村卫生室实施基本药物制度成果，推动基本药物在目录、标识、价格、配送、配备使用等方面实行统一政策。加强儿童、老年人、慢性病人、结核病人、严重精神障碍患者和重度残疾人等特殊人群基本用药保障。探索在基本药物遴选调整中纳入循证医学和药物经济学评价方法。在国家基本药物目录中坚持中西药并重。完善基本药物优先和合理使用制度，坚持基本药物主导地位。完善基本药物供应体系。

5. 完善国家药物政策体系。健全管理体制，建立国家药物政策协调机制。推动医药分开，采取综合措施切断医院和医务人员与药品、耗材间的利益链。医疗机构应按照药品通用名开具处方，并主动向患者提供，不得限制处方外流。探索医院门诊患者多渠道购药模式，患者可凭处方到零售药店购药。推动企业充分竞争和兼并重组，提高市场集中度，实现规模化、集约化和现代化经营。调整市场格局,使零售药店逐步成为向患者售药和提供药学服务的重要渠道。

进一步完善药品价格形成机制,强化价格、医保、采购等政策的衔接,坚持分类管理,实行不同的价格管理方式,逐步建立符合我国药品市场特点的药价管理体系。建立健全医保药品支付标准,结合仿制药质量和疗效一致性评价工作,逐步按通用名制定药品支付标准。完善国家医药储备体系,在应急保障的基础上,完善常态短缺药品储备。完善中药政策,加强中药材质量管理,鼓励中药饮片、民族药的临床应用。探索建立医院总药师制度,完善医疗机构和零售药店药师管理制度,结合医疗服务价格改革,体现药事服务价值。建立药物临床综合评价体系和儿童用药临床综合评价机制,提高合理用药水平。

（五）建立严格规范的综合监管制度。健全医药卫生法律体系,加快转变政府职能,完善与医药卫生事业发展相适应的监管模式,提高综合监管效率和水平,推进监管法制化和规范化,建立健全职责明确、分工协作、运行规范、科学有效的综合监管长效机制。

1. 深化医药卫生领域“放管服”改革。按照简政放权、放管结合、优化服务的要求,推进医药卫生领域行政审批制度改革。对确需保留的行政审批事项,建立清单制度并向社会公示。转变监管理念,创新监管机制和监管方式,更加注重加强事中事后监管,提升监管效能。优化政府服务,提高服务水平。促进医疗卫生机构转变服务模式,改善服务质量。

2. 构建多元化的监管体系。完善政府监管主导、第三方广泛参与、医疗卫生机构自我管理和社会监督为补充的多元化综合监管体系。加强部门联动,加大监管力度,切实防止和减少损害群众健康权益的违法违规行为。引导第三方依法依规参与监管工作。建立医疗卫生机构自我管理制度,加强内涵管理。利用信息化手段对所有医疗机构门诊、住院诊疗行为和费用开展全程监控和智能审核。加强医保智能审核技术应用,推动全国所有统筹地区应用智能监控系统,逐步实现对门诊、住院、购药等各类医疗服务行为的全面、及时、高效监控。健全全国药品信息公共服务平台,公开价格、质量等信息。建立健全社会共治机制,加大信息公开和宣传教育力度,拓宽公众参与监管的渠道,主动接受社会监督。

3. 强化全行业综合监管。健全医药卫生法律法规和标准，推动监管重心转向全行业监管。加快出台基本医疗卫生法，建立健全中医药法规，完善相关标准规范。实行属地化监督，加强基层监督机构规范化建设和能力建设，建立健全综合监管保障机制。开展综合监管试点。推行随机抽取检查对象、随机选派执法检查人员的“双随机”抽查，依法查处违法违规行为，抽查情况及查处结果及时向社会公开。建立违法违纪“黑名单”制度，对进入“黑名单”的机构和人员依法依规严肃处理，情节严重的坚决曝光。健全医疗机构绩效考评制度，对医疗机构的基本标准、服务质量、技术水平、管理水平等进行综合评价，确保各医疗机构的功能任务符合医疗机构设置规划要求。强化临床路径管理，完善技术规范，提高诊疗行为透明度。加强对非营利性社会办医疗机构产权归属、财务运营、资金结余使用等方面的监督管理，加强对营利性医疗机构盈利率的管控，加强医疗养生类节目和医疗广告监管，促进社会办医健康发展。到2020年，对各级各类医疗卫生机构监督检查实现100%覆盖。

完善基本医保基金监管制度，加大对骗保欺诈等医保违法行为的惩戒力度。完善医疗保险对医疗服务的监控机制，将监管对象由医疗机构延伸至医务人员。强化药品质量监管，进一步规范药品市场流通秩序。加强药品注册申请、审批和生产、销售的全程监管，建立完善药品信息追溯体系，形成全品种、全过程完整追溯与监管链条。加强药品有效期和包装材料管理，规范过期药品等废弃药品及包装材料的处置。严控药品购销渠道，严格票据管理，减少流通环节，净化流通环境。加强部门之间的配合，依法依规严厉打击药品注册申请中数据造假、制售假劣药品、挂靠经营、“走票”、商业贿赂、非法经营等违法犯罪行为。强化药品价格行为监管，建立健全药品价格信息监测预警和信息发布制度，积极引导行业组织和市场主体加强诚信建设，自觉维护市场价格秩序。加强对市场竞争不充分的药品和高值医用耗材的价格监管。对价格变动频繁、变动幅度较大的，适时开展专项调查，对价格垄断、欺诈、串通等违法行为依法予以查处。

4. 引导规范第三方评价和行业自律。完善相关政策制度，鼓励符合条件的第三方积极开展或参与评价标准的咨询、技术支持、考核评价等工作，推动医疗机构考核评价由政府主导逐步向独立第三方评价转变。充分发挥行业协会学会、高等院校、科研院所等作用，积极培育第三方评价机构。强化行业自律，推动行业组织建立健全行业管理规范和准则，规范成员行为。引导和规范医疗机构建立内审制度，加强自我管理和自查自纠，提高医疗服务质量，保障医疗安全。加强全国医疗卫生行业监管信息管理，为医疗机构开展业务以及提升服务质量、服务效率、满意度等提供有效监控依据。

（六）统筹推进相关领域改革。

1. 健全完善人才培养使用和激励评价机制。从提升和改善薪酬待遇、发展空间、执业环境、社会地位等方面入手，调动广大医务人员积极性、主动性和创造性，发挥医务人员改革主力军作用。健全医务人员培训培养制度，使每名医务人员都有接受继续教育和职业再培训的机会。创新人才培养机制，基本建成院校教育、毕业后教育、继续教育三阶段有机衔接的标准化、规范化临床医学人才培养体系。完善医学教育质量保障机制，到2020年，完成本科临床医学专业首轮认证工作，建立起具有中国特色与国际医学教育实质等效的医学专业认证制度。深化医学教育改革，深入推进卓越医生教育培养计划，加强医学相关专业人才培养。继续开展农村订单定向医学生免费培养工作。完善毕业后教育制度，到2020年，所有新进医疗岗位的本科及以上学历临床医师均接受住院医师规范化培训，初步建立专科医师规范化培训制度，重点为县级医疗机构和边远地市医院培养一批专科医师。推进基层药学人员培养使用。大力推进全科医生制度建设，加强以全科医生为重点的基层人才队伍建设，通过规范化培训、助理全科医生培训、转岗培训等多种途径加大全科医生培养培训力度。到2020年，初步建立起充满生机和活力的全科医生制度，基本形成统一规范的全科医生培养模式，城乡每万名居民有2—3名合格的全科医生，全科医生总数达到30万人以上。实施中医药传承与创新人才工程，促进中医药传承与发展，建立健全中医药师承教育制度。

创新卫生人才使用机制，完善岗位设置管理制度，推行公开招聘制度，实行全员聘用制度，实现人员分类管理。改善从业环境和薪酬待遇，促进医疗资源向中西部地区倾斜、向基层和农村流动。在总结评估的基础上，继续实施全科医生特岗计划。允许医疗卫生机构突破现行事业单位工资调控水平，允许医疗服务收入扣除成本并按规定提取各项基金后主要用于人员奖励，其中医疗服务收入的内涵和与绩效工资制度衔接的具体办法另行研究制定。合理确定医疗卫生机构编外人员待遇，逐步实现同岗同薪同待遇，激发广大医务人员活力。严禁给医务人员设定创收指标，医务人员薪酬不得与药品、耗材、检查、化验等业务收入挂钩。基层医疗卫生机构内部绩效分配可采取设立全科医生津贴等方式，向承担签约服务等临床一线任务的人员倾斜。落实艰苦边远地区津贴、乡镇工作补贴政策，绩效工资分配向基层倾斜。创新人才评价机制，改革完善以岗位职责要求为基础，以品德、能力、业绩为导向，符合卫生人才特点的科学化、社会化评价机制。完善职称晋升体系和职称晋升办法，增加医疗卫生机构中高级岗位比例并向基层倾斜，拓宽医务人员职业发展空间。关心重视村医队伍建设，合理提高待遇，结合实际建立乡村医生退出机制。鼓励医师到基层、边远地区、医疗资源稀缺地区和其他有需求的医疗机构多点执业。

建立卫生人员荣誉制度，弘扬广大卫生与健康工作者“敬佑生命、救死扶伤、甘于奉献、大爱无疆”的精神，做好“人民好医生”称号评选宣传工作，通过多种形式增强医务人员职业荣誉感。依法严厉打击涉医违法犯罪行为特别是伤害医务人员的暴力犯罪行为，坚决从严查处涉医突发案件，维护正常医疗秩序，保护医务人员安全。完善医疗纠纷调解机制，健全院内调解、人民调解、司法调解、医疗风险分担机制有机结合的“三调解一保险”制度体系，构建和谐医患关系。到2020年，医疗责任保险覆盖全国所有公立医院和80％以上的基层医疗卫生机构。

2. 加快形成多元办医格局。持续开展健康领域大众创业、万众创新。鼓励社会力量兴办健康服务业，扩大健康服务相关支撑产业规模，优化健康服务业发展环境。健全非营利性和营利性医疗机构分类管理制度。进一步优化政策环境，督促各地落实在市场准入、社会保险定点、重点专科建设、职称评定、学术地位、医院评审等方面对所有医疗机构同等对待的政策措施。完善医师多点执业政策，改革医师执业注册制度。完善医疗资源规划调控方式，加快社会办医发展。允许公立医院根据规划和需求，与社会力量合作举办新的非营利性医疗机构，支持社会办医疗机构与公立医院加强合作，共享人才、技术、品牌。控制公立医院特需服务规模，提供特需服务的比例不超过全部医疗服务的10%。探索社会力量办营利性医院综合评价机制,鼓励社会力量投向满足群众多元需求的服务领域。鼓励和引导金融机构增加健康产业投入,探索无形资产质押和收益权质押贷款业务,鼓励发展健康消费信贷。支持符合条件的企业利用资本市场直接融资、发行债券和开展并购,鼓励引导风险投资。发挥商业健康保险资金长期投资优势,引导商业保险机构以出资新建等方式兴办医疗、养老、健康体检等健康服务机构。促进医疗与养老融合,发展健康养老产业。支持基层医疗卫生机构为老年人家庭提供签约医疗服务,建立健全医疗卫生机构与养老机构合作机制,支持养老机构开展康复护理、老年病和临终关怀服务,支持社会力量兴办医养结合机构。促进医疗与旅游融合,完善准入、运营、评价、监管等相关配套政策,加快推进健康旅游产业发展。促进互联网与健康融合,发展智慧健康产业。积极发展基于互联网的健康服务,促进云计算、大数据、移动互联网、物联网等信息技术与健康服务深度融合,为健康产业植入"智慧之芯"。促进中医药健康服务发展,推进中医药与养老、旅游等融合发展,实现中医药健康养生文化的创造性转化、创新性发展。到2017年,80%以上的医疗机构开设为老年人提供挂号、就医等便利服务的绿色通道,50%以上的养老机构能够以不同形式为入住老年人提供医疗卫生服务。到2020年,按照每千常住人口不低于1.5张床位为社会办医院预留规划空间,同步预留诊疗科目设置和大型医用设备配置空间;符合国情的医养结合体制机制和政策法规体系基本建立,所有医疗机构开设为老年人提供挂号、就医等便利服务的绿色通道,所有养老机构能够以不同形式为入住老年人提供医疗卫生服务。

3. 推进公共卫生服务体系建设。建立专业公共卫生机构与医疗机构、基层医疗卫生机构分工协作机制,健全基本公共卫生服务项目和重大公共卫生服务项目遴选机制。到2020年,基本公共卫生服务逐步均等化机制基本完善。推进政府购买公共卫生服务。完善公共卫生服务项目经费分配方式以及效果评价和激励约束机制,发挥专业公共卫生机构和医疗机构对项目实施的指导和考核作用,考核评价结果与服务经费拨付挂钩。建立健全专业公共卫生人员激励机制,人员和运行经费根据人员编制、经费标准、服务任务完成及考核情况由政府预算全额安排。鼓励防治结合类专业公共卫生机构通过提供预防保健和基本医疗服务获得合理收入,建立有利于防治结合的运行新机制。推进妇幼保健机构内部改革重组，实现保健和临床有机融合。在合理核定工作任务、成本支出的基础上，完善对医疗机构承担公共卫生服务任务的补偿机制。大力推进残疾人健康管理，加强残疾人社区康复。将更多成本合理、效果确切的中医药服务项目纳入基本公共卫生服务。完善现有药品政策，减轻艾滋病、结核病、严重精神障碍等重大疾病以及突发急性传染病患者的药品费用负担。推进居民健康卡、社会保障卡等应用集成，激活居民电子健康档案应用，推动预防、治疗、康复和健康管理一体化的电子健康服务。升级改造卫生应急平台体系，提升突发公共卫生事件早期发现水平。深入开展爱国卫生运动。

四、保障措施

（一）强化组织领导。各地要高度重视医改工作，由党委和政府主要负责同志或一位主要负责同志担任医改领导小组组长，亲自负责医改工作，充分发挥医改领导小组的统筹协调作用，统一推进医疗、医保、医药联动改革。坚持党总揽全局、协调各方，发挥各级党委（党组）领导核心作用，把医改纳入全面深化改革中同部署、同要求、同考核，为完成规划任务提供坚强保证。各地要依据本规划，结合实际制定具体实施方案，细化政策措施，精心组织实施。各有关部门要及时制定细化配套措施，加强协作配合，指导督促地方落实规划任务。

（二）强化责任落实。落实各级政府的领导责任、保障责任、管理责任、监督责任，建立责任落实和考核的刚性约束机制。加大政府卫生投入力度，到2020年，全面落实政府对符合区域卫生规划的公立医院投入政策，建立公立医院由服务收费和政府补助两个渠道补偿的新机制，细化落实政府对中医医院（民族医院）投入倾斜政策，逐步偿还和化解符合条件的公立医院长期债务。加强各级各类医药卫生机构党组织建设，强化基层党组织整体功能，在医改中发挥基层党组织战斗堡垒作用和党员先锋模范作用，增强改革执行力。

（三）强化改革探索。尊重和发扬基层首创精神，充分放权，鼓励地方锐意进取、因地制宜大胆探索，特别是针对一些矛盾和问题多、攻坚难度大的改革，主动作为、勇于攻坚，创造性开展工作。以省为单位深入实施综合医改试点，区域联动推进改革。建立完善常态化调研机制，加强对地方的指导，总结推广改革经验，及时将成熟经验上升为政策，努力做到下有所呼、上有所应。

（四）强化科技支撑。加强国家医药卫生科技创新体系建设，继续组织国家科技重大专项和重点研发计划项目，提升科技创新能力。依托各类重点实验室、国家临床医学研究中心和协同研究网络，大力推进临床诊疗指南和技术规范的研究和推广。加快科技成果转化和应用，提供更多满足人民群众健康需求的医药卫生技术和健康产品。

（五）强化国际合作。制订实施中国全球卫生战略，结合"一带一路"建设，建立完善国际交流合作机制，加强多双边交流合作，深入参与全球卫生治理，交流借鉴改革发展有益经验。搭建国际化公共服务平台，大力推进医疗卫生服务贸易发展，加快医疗卫生机构走出去步伐，扩大境外人员来华接受医疗卫生服务的规模。以中医药服务贸易为重点，以服务贸易标准为引领，提高中医药的全球影响力。

（六）强化督查评估。建立健全督查评估制度，充分发挥第三方评估作用，强化结果运用和激励问责。增强监测实时性和准确性，将监测结果运用到政策制定、执行、督查、整改全过程。国务院医改办会同相关部门对规划落实总体情况进行监督检查和评估分析，统筹研究解决规划实施过程中的重要问题，重大情况及时向国务院报告。支持民主党派、无党派人士围绕深化医改建言献策，就重要改革任务的落实开展民主监督。

（七）强化宣传引导。坚持正确的舆论导向，加强正面宣传和舆论引导，大力宣传医改进展成效、典型经验和先进人物，加强政策解读，及时回应社会关切，合理引导社会预期，提高群众对改革的知晓率和参与度，提高医务人员投身改革的积极性和能动性，营造全社会关心、理解和支持医改的良好氛围。发展健康文化，净化传播环境，加强健康知识传播，引导公众正确认识医学发展规律，树立正确的生命观念和就医理念，提升公众健康素养水平。加强思想政治工作，进一步引导树立良好医德医风，发扬医务人员职业精神。发挥统一战线优势，最大限度凝聚共识，推动医改向纵深发展。

附录2：卫生部等五部委联合发布《关于公立医院改革试点的指导意见》

为贯彻《中共中央国务院关于深化医药卫生体制改革的意见》和国务院《医药卫生体制改革近期重点实施方案(2009—2011年)》，经国务院同意，卫生部、中央编办、国家发展改革委、财政部和人力资源社会保障部日前印发了《关于公立医院改革试点的指导意见》(以下简称《指导意见》)。根据《指导意见》，按照先行试点、逐步推开的原则，各省、自治区、直辖市分别选择1—2个城市(城区)作为公立医院改革试点城市；国家在各地试点城市范围内，选出16个有代表性的城市，作为国家联系指导的公立医院改革试点城市，积极稳妥推进公立医院改革试点工作。

《指导意见》分为四个部分，共十八条，明确了公立医院改革试点的指导思想、基本原则、总体目标、主要任务、实施步骤、主要内容和组织领导。《指导意见》指出，试点要坚持公立医院的公益性质，把维护人民健康权益放在第一位，实行政事分开、管办分开、医药分开、营利性和非营利性分开，推进体制机制创新，调动医务人员积极性，提高公立医院运行效率，努力让群众看好病。要按照"适度规模、优化结构、合理布局、提高质量、持续发展"的要求，坚持中西医并重方针，统筹配置城乡之间和区域之间医疗资源，促进公立医院健康发展，满足人民群众基本医疗服务需求，切实缓解群众看病贵、看病难问题。

《指导意见》提出，试点要坚持公平与效率统一，政府主导与发挥市场机制相结合；坚持公立医院的主导地位，鼓励多元化办医；坚持发展、改革和管理相结合；坚持总体设计，有序推进，重点突破，系统总结；坚持中央确定改革方向和原则，立足我国国情，鼓励地方解放思想，因地制宜，大胆探索创新。

《指导意见》指出，试点的总体目标是形成公立医院改革的总体思路和主要政策措施，为全面推动公立医院改革奠定基础。要构建公益目标明确、布局合理、规模适当、结构优化、层次分明、功能完善、富有效率的公立医院服务体系，探索建立与基层医疗卫生服务体系的分工协作机制，加快形成多元化办医格局，形成比较科学规范的公立医院管理体制、补偿机制、运行机制和监管机制，加强公立医院内部管理，促使公立医院切实履行公共服务职能，为群众提供安全、有效、方便、价廉的医疗卫生服务。

《指导意见》明确了九项试点的主要内容：一是完善公立医院服务体系，加强公立医院规划和调控，优化公立医院结构布局，建立公立医院之间、公立医院与城乡基层医疗卫生机构的分工协作机制；二是改革公立医院管理体制，明确各级政府举办公立医院的职责，积极探索管办分开的有效形式，逐步实现公立医院统一管理，建立协调、统一、高效的公立医院管理体制；三是改革公立医院法人治理机制，明确政府办医主体，科学界定所有者和管理者责权，探索建立以理事会等为核心的多种形式的公立医院法人治理结构，制定公立医院院长任职资格、选拔任用等方面的管理制度，探索建立医院院长激励约束机制；四是改革公立医院内部运行机制，完善医院内部决策执行机制和财务会计管理制度，深化公立医院人事制度改革，完善分配激励机制；五是改革公立医院补偿机制，合理调整医药价格，逐步取消药品加成政策，加大政府投入，实现由服务收费和政府补助两个渠道补偿，完善医疗保障支付制度；六是加强公立医院管理，确保医疗安全，提高医疗服务质量，改善医院服务；七是改革公立医院监管机制，加强公立医院医疗服务安全质量监管和经济运行监管，充分发挥社会各方面对公立医院的监督作用；八是建立住院医师规范化培训制度，开展住院医师规范化培训；九是加快推进多元化办医格局，鼓励、支持和引导社会资本发展医疗卫生事业，鼓励社会力量举办非营利性医院。

《指导意见》强调，公立医院改革试点任务重、难度大，要充分认识公立医院改革的重要性、复杂性和艰巨性，切实加强对公立医院改革试点的领导。试点工作由国务院深化医药卫生体制改革领导小组统一领导，试点城市人民政府和所在地省级人民政府负责实施，卫生部组织推动试点工作，其他有关部门积极支持配合。试点城市人民政府要制订试点实施方案和配套政策措施，突出重点方面和关键环节，深入探索，大胆尝试，力求有所突破，取得实效。要加强对试点工作的指导、评估和监督，及时总结试点情况，完善有关政策措施，推进试点工作积极稳妥地开展。

附录3：陕西省“十三五”深化医药卫生体制改革实施方案

为推进“健康陕西”建设，加快建成覆盖城乡居民的基本医疗卫生制度，实现人人享有基本医疗卫生服务，根据国务院《“十三五”深化医药卫生体制改革规划》和《陕西省国民经济和社会发展第十三个五年规划纲要》，结合全省医改实际，制定本实施方案。

一、基本原则

坚持以保障人民健康为中心。把人民健康放在优先发展的战略位置，牢固树立把基本医疗卫生制度作为公共产品向全民提供的理念，强化政府主导，落实政府责任，注重人人参与、人人享有。建立健全基本医疗卫生制度，提升基本医疗卫生服务的效率和质量，实现全民公平获得，保障人民健康，促进人的全面发展。

坚持保基本、强基层、建机制。以公平可及、群众受益为出发点，强化目标和问题双导向，提高群众就医保障待遇。统筹城乡发展，推动医疗卫生工作重心下移，全面提升基层医疗卫生服务能力。用体制创新促进医疗卫生资源下沉，用机制创新调动各方积极性，加快建成全覆盖的医疗卫生运行新机制。

坚持联动改革、协同推进。注重部门之间、上下层级之间以及各改革领域间的联动，提升医疗卫生行业治理体系和治理能力现代化水平，提高政策衔接和系统集成能力。强化政府主导和市场机制相结合、顶层设计和基层实践相结合、解决当前重大问题与建立长效机制相结合，发挥好叠加效应。

坚持示范引领、统筹实施。推进医疗卫生供给侧结构性改革，加快调整优化医疗资源布局，完善激励措施，强化分类指导，统筹推进公共卫生、医疗服务、医疗保障、药品供应、综合监管等领域改革。全面实施综合医改试点省各项改革任务，发挥重点改革的突破性作用和试点的带动引领效应。

二、主要目标

到2017年，基本形成较为系统的基本医疗卫生制度政策框架。分级诊疗制度初步建立，现代医院管理制度不断完善，综合监管制度建设加快推进，全民医疗保障制度更加完善，药品供应保障制度逐步健全。

到2020年，基本建成覆盖城乡居民的基本医疗卫生制度，实现人人享有基本医疗卫生服务。建立起比较完善的公共卫生服务体系和医疗服务体系、比较健全的医疗保障体系、比较规范的药品供应保障体系和综合监管体系、比较科学的医疗卫生机构管理体制和运行机制，群众看病难看病贵问题基本解决，主要健康指标达到全国较高水平。

三、重点任务

（一）推进分级诊疗制度。

1. 健全完善医疗卫生服务体系。优化医疗卫生资源布局，明确各级各类医疗卫生机构功能，加强专业公共卫生机构、基层医疗卫生机构和医院之间的分工协作，基本建立起布局合理、功能互补、层次分明、协作有力的医疗卫生服务网络。合理控制公立综合医院的数量和规模。打造15分钟医疗服务圈，实现医疗服务公平可及、群众就近就医。

2. 提升基层医疗卫生服务能力。以常见病、多发病的诊断和鉴别为重点，强化基层医疗卫生机构基本医疗服务功能，提升急诊抢救、二级以下常规手术、高危孕产妇初筛、儿科、精神疾病、老年病、中医、康复等医疗服务能力。重点加强县域内外转患者数量居于前10位病种所在科室建设，进一步降低县域外就诊率。

完善基层管理和运行机制。强化基层医疗卫生机构法人主体地位，落实人事、经营、分配等方面自主权。进一步完善基层医疗卫生机构绩效工资制度，收支结余部分可按规定提取职工福利基金、奖励基金。巩固完善多渠道补偿机制，落实基层医疗卫生机构核定任务、核定收支、绩效考核补助的财务管理办法，加强绩效考核，既调动基层医疗卫生机构和医务人员积极性，又防止出现新的逐利行为。建立基层医疗卫生机构及负责人绩效评价机制。对机构负责人实行任期目标责任制，对其他人员突出岗位工作量、服务质量、行为规范、技术难度、风险程度和服务对象满意度等内容。鼓励有条件的地方实施乡村一体化管理。

3. 改革医疗卫生服务模式。

（1）推进医疗联合体建设。城市主要组建医疗集团，以人才共享、技术支持、检查互认、处方流动、服务衔接等为纽带进行合作。县域主要组建医疗共同体，推进县镇村医疗卫生服务一体化管理。跨区域组建专科联盟，以专科技术协作为纽带，重点提升重大疾病救治能力。边远地区发展远程医疗协作网，开展远程会诊、远程教学、远程培训，利用信息化手段促进资源纵向流动。

（2）推进全科医疗体系建设。医疗卫生机构全部设立全科医学科，组建全科医生服务团队，为居民提供基本公共卫生、健康管理、初步诊断和双向转诊等服务。探索全科医生收入与签约履约挂钩机制。加大全科医生培养力度，确保每万名居民至少有 2 名全科医生（含中医），实现患者首诊在基层。

（3）推动医疗资源合理流动。加强医疗质量控制，医联体内部和同级医疗机构间检查检验结果互认。鼓励社会力量举办医学影像、病理学诊断和医学检验机构，推动医疗机构之间大型医用设备共享。全面推行医师多点执业，符合条件的医师可选择 2—3 个医疗机构执业，鼓励优先到基层医疗卫生机构多点执业。推行医师执业注册区域化管理和医疗机构、医师、护士证照电子化注册。

4. 建立完善双向转诊机制。明确医疗机构急慢分治服务流程，建立健全分工协作机制，畅通医院、基层医疗卫生机构、康复医院和护理院等慢性病医疗机构之间的转诊渠道，形成“小病在基层、大病到医院、康复回基层”的合理就医格局。制定常见病种出入院和双向转诊标准，实行报销比例差别化，积极推动慢性病患者、康复期患者向下转诊。运用信息技术等多种手段，实现不同级别和类别医疗机构之间有序转诊，重点畅通向下转诊渠道。

加强基层医疗卫生机构与公立医院药品采购和使用的衔接。以基层首诊率、上转率、下转率、医疗质量安全、患者满意度为主要内容,对分级诊疗实施情况进行考核评价。

5. 推进家庭医生签约服务制度。全面开展家庭医生签约服务,以老年人、慢性病和严重精神障碍患者、孕产妇、儿童、残疾人等为重点人群,逐步扩展到普通人群。2017年,重点人群签约服务覆盖率达到60%以上。在农村全面推广安康责任医师团队签约模式,在城市全面推广西安"医联体+全科医生"模式,开发含中医药服务在内的签约服务包,探索提供差异化服务、分类签约、有偿签约等多种签约服务,满足居民多层次服务需求。到2020年,家庭医生签约服务基本全覆盖,实现网格化管理、团队化服务。

(二)建立健全现代医院管理制度。

1. 完善公立医院管理体制。健全政府办医体制,科学界定和理顺部门管理职责,实行政事分开、管办分开,推动医院管理模式和运行方式转变,构建决策、执行、监督相互协调的公立医院管理机制。成立公立医院管理委员会,履行政府办医职能。健全医院内部管理机构、管理制度、议事规则、办事程序,规范内部治理结构和权力运行规则。健全公立医院法人治理机制,落实内部人事管理、机构设置、收入分配、年度预算执行等自主权。到2020年基本建立覆盖全省各级各类公立医院的权责明晰、运行规范、管理科学、监督有效的现代医院管理制度。

2. 建立公立医院补偿新机制。公立医院药品(不含中药饮片)实行零差率销售,所减少的合理收入,县级公立医院由财政全额补偿,省、市、县按比例分担;城市公立医院原则上按照医疗服务调价补偿90%、同级财政补偿5%、医院加强成本核算承担5%的比例分担。推进医疗服务价格改革,强化价格与医保、医药、医疗政策衔接,建立完善动态调整的价格形成机制。全面落实政府对符合区域卫生规划的公立医院投入政策,逐步偿还和化解符合条件的公立医院长期债务,形成公立医院由服务收费和政府补助两个渠道补偿新机制。

3. 建立符合医疗卫生行业特点的编制人事和薪酬制度。在地方现有编制总量内,确定公立医院编制总量,逐步实行备案制,在部分三级甲等公立医院开展编制管理改革，实行人员总量管理试点。深化人事薪酬制度改革，医院自主制定内部收入分配标准和方法，医务人员实行因岗定薪，同岗同酬，岗变薪变、优绩优酬。薪酬标准制订时应向临床一线、业务骨干、关键岗位以及支援基层和突出贡献人员倾斜，保证儿科、妇产科、急诊和精神卫生、结核、传染等公共卫生相关科室人员的平均收入不低于院内其他科室同等条件人员。允许医疗卫生机构突破现行事业单位工资调控水平，允许医疗服务收入扣除成本并按规定提取各项基金后主要用于人员奖励。

4. 健全以质量为核心的考核评价机制。实行公立医院院长年薪制和任期目标责任制，医院管理委员会负责制定年薪标准、任期目标和考核评价办法，由同级财政按考核结果兑现薪酬，与医院收入脱钩。按照突出公益性质和社会效益的原则，健全医院绩效评价指标体系，涵盖社会效益、服务质量、医疗安全、服务态度、服务流程、综合管理、可持续发展等内容，突出对功能定位、职责履行、医疗质量、费用控制、运行绩效、财务管理、成本控制和社会满意度的考核。医院考核结果向社会公开，并与财政补助、医保支付、工资总额以及院长聘用、薪酬、奖惩等挂钩。

5. 控制公立医院医疗费用不合理增长。逐步健全公立医院医疗费用控制监测和考核机制。根据医疗费用水平和增长幅度以及不同类别医院的功能定位等，明确控费要求并进行动态调整。以设区市为单位向社会公开辖区内各医院的价格、医疗服务效率、次均医疗费用等信息，对医疗机构费用指标进行排序，定期公示排序结果。落实处方点评制度。卫生计生等有关部门对公立医院药品、高值医用耗材、大型医用设备检查等情况实施跟踪监测。2017 年，全省公立医院医疗费用在同等规模情况下增长幅度力争降到 10％以下，到 2020 年，增长幅度稳定在合理水平。

6. 强化内部运行精细化管理。坚持“精、准、细、严”的原则，健全医院运行管理，落实全面预算管理制度、成本核算制度、财务报告制度、总会计师制度、第三方审计制度和信息公开制度，推进财务会计管理规范化，防止医院高能耗运行。加强医疗质量安全管控，规范临床检查、诊断、治疗、用药和植(介)入医疗器械等行为，推进预约诊疗、临床路径管理、优质护理。建立医院内部分诊制度，实行门诊一站式服务，优化医疗服务流程，改善群众就医体验。

（三）**健全基本医保制度**。

1. 健全基本医保筹资和报销比例调整机制。建立和完善与经济社会发展水平、各方承受能力相适应的基本医保稳定可持续筹资机制，健全与筹资水平相适应的待遇调整机制，合理确定政策范围内报销比例，逐步缩小与实际报销比例之间的差距。鼓励提供和使用适宜的中医药服务，适当提高报销比例，落实医保规定的医疗康复项目纳入基本医保支付范围，逐步扩大纳入医保支付的医疗机构中药制剂和针灸、治疗性推拿等中医非药物诊疗技术范围。

2. 深化医保支付制度改革。加强临床路径管理，推行临床路径＋病种付费方式，增加病种数量，综合开展按人头付费、按床日付费、总额预付等复合型付费方式，鼓励实行按疾病诊断相关组付费(DRGs)方式。建立医保经办机构与医疗机构之间公开、平等的谈判协商机制和医疗费用负担风险分担机制，建立节约留用、合理超支分担的激励约束机制，进一步发挥医保对医疗费用不合理增长的控制作用。实现基本医保与全国联网、省内外异地就医直接结算，方便群众就医报销。

3. 稳步推动基本医疗保险制度整合。在城乡居民基本医保实现覆盖范围、筹资政策、保障待遇、医保目录、定点管理、基金管理“六统一”的基础上，加快整合医保管理机构。开展医保基金管理中心试点，承担基金支付和管理，药品采购和费用结算，医保支付标准谈判，定点结构的协议管理和结算等职能。加快推进医保管办分开，提升医保经办机构法人化和专业化水平。提升医保经办机构标准化、专业化、信息化水平，提升服务质量和效率。推动基本医保、大病保险、医疗救助、疾病应急救助、商业健康保险有效衔接，实现“一站式”服务。全面实现基本医疗保险市级统筹，探索省级统筹。

4. 完善重特大疾病保障制度。在全面实施城乡居民大病保险制度的基础上，采取降低起付线、提高报销比例、合理确定合规医疗费用范围等措施，提高大病保险对困难群众支付的精准性。全面开展重特大疾病医疗救助工作，在做好低保对象、特困人员等医疗救助基础上，将低收入家庭的老年人、未成年人、重度残疾人、重病患者等低收入救助对象及因病致贫家庭重病患者纳入救助范围，发挥托底保障作用。

5. 推动商业健康保险发展。加快发展医疗责任保险、医疗意外保险，探索发展多种形式的医疗执业保险。丰富健康保险产品，发展消费型健康保险，促进各类健康保险发展。发挥健康保险机构在精算技术、专业服务和风险管理等方面的优势，鼓励和支持其参与医保经办服务。在确保基金安全和有效监管的前提下，以政府购买服务的方式，委托具有资质的商业保险机构等社会力量参与基本医保的经办服务，承办城乡居民大病保险。

（四）完善药品供应保障制度。

1. 加强药品生产质量安全监管。改革完善审评审批制度，对临床急需的新药和短缺药品优先进行形式审查和上报审评审批。加快推进仿制药质量和疗效一致性评价，推动企业提高创新和研发能力。加强对企业药品生产质量管理规范(GMP)执行情况和高风险品种的监督检查。加强药品短缺情况监测，解决低价药、“救命药”、儿童用药等紧缺药品的生产供应问题。建立完善药品信息追溯体系，严厉打击制售假劣药品的违法犯罪行为。

2. 完善药品耗材集中采购机制。落实药品分类采购政策，推进医用耗材网上阳光采购，通过分类分批实施、最低限价挂网、医院带量议价、网上阳光采购、价格区段管理、品种动态调整等方式降低采购价格。组建省内和省际采购联合体，对采购金额高、使用量大、重合度高的药品耗材，联合开展带量议价采购。进一步提高医院在药品采购中的参与度，落实医疗机构药品、耗材采购主体地位，促进医疗机构主动控制药品、耗材价格。

3. 推行药品耗材购销“两票制”。城市公立医疗机构全面实行药品耗材采购“两票制”，规范配送管理，压缩配送企业数量，提高配送集中度。鼓励药品生产企业直接为城市公立医疗机构配送药品耗材、医院与企业直接结算药品耗材货款。县、镇、村医疗卫生机构药品耗材采购在执行“三统一”的基础上，逐步向“两票制”过渡。强化县镇村一体化配送，提高配送效能。

4. 巩固基本药物制度。巩固政府办基层医疗卫生机构和村卫生室实施基本药物制度成果，推动基本药物在目录、标识、价格、配送、配备等方面实行统一政策。加强儿童、老年人、慢性病人、结核病人、严重精神障碍患者和重度残疾人等特殊人群基本用药保障，促进基本药物公平可及。二级及以上医院基本药物使用比例达到40%以上，镇村医疗卫生机构可分别使用

30%、20%的非基本药物。

5. 开展合理用药监测与干预。健全各级药品督查队伍，实行全程督查，加强重点监控品种、超常使用药品、高值医用耗材跟踪监测，及时预警干预。对医疗机构药物合理使用情况要进行考核排名，考核结果与院长评聘、绩效工资核定等挂钩。建立价格预警机制，打击价格垄断和欺诈等违法行为。二级及以上医疗机构设立总药剂师，规范医生处方行为，保障群众用药安全。

（五）建立严格规范的综合监管制度。

1. 推动管理方式转变。强化卫生行政部门行业管理职能，制定行业管理标准和办法。按照“放管服”的要求，进一步简政放权，加快职能转变，优化工作流程，更加注重加强事中事后监管，提升监管效能。推行随机抽取检查对象、随机选派执法检查人员的“双随机”抽查，依法查处违法违规行为，抽查情况及查处结果及时向社会公开。优化政府服务，提高服务水平。

2. 构建多元化监管体系。注重卫生法制建设，整合卫生计生执法力量，实行卫生、计生、中医药综合监督执法，建立健全各级卫生计生综合执法队伍。创新医疗服务、药品供应、医疗保障、公共卫生、中医药等领域监管方式，强化全程监督，推行全过程执法记录，提升依法管理能力，构建与事业改革发展相适应的监管体系。主动接受社会监督，深入开展行业信息公开、政务公开和院务公开，积极开展第三方评价，向社会公布评价结果。引导和规范医疗卫生机构建立主动公开制度。

3. 强化全行业综合监管。推动监管重心转向全行业监管，对区域内所有医疗卫生资源实行统一规划、统一准入、统一监管。建立违法违纪“黑名单”制度，对进入“黑名单”的机构和人员依法依规严肃处理，情节严重的坚决曝光。加强对非营利性社会办医疗机构产权归属、财务运营、资金结余使用等方面的监督管理。完善基本医保基金监管制度，加大对骗保欺诈等医保违法行为的惩戒力度。完善医疗保险对医疗服务的监控机制，将监管对象由医疗机构延伸至医务人员。到2020年，对各级各类医疗卫生机构监督检查实现100%覆盖。

（六）统筹推进相关领域改革。

1. 加强卫生人才队伍建设。

（1）加快医学人才培养。加强医教协同，科学规划实施卫生计生人才培养和培训。加强医学院校临床教学基地建设，鼓励有条件的高校增设临床医学专业。落实并完善住院医师规范化培训制度，扩大全科、儿科等紧缺专业培训规模。推进儿童医疗服务领域改革与发展，加强儿科医技人员队伍建设、完善儿童医疗服务体系，缓解儿童就医问题。注重中医师承导师、学科带头人、中青年骨干教师培养，强化师承教育和中医药传承研究，鼓励临床医学专业毕业生攻读中医专业学位。

（2）完善基层人才招聘使用政策。继续实施为县及县以下医疗卫生机构定向招聘医学本科毕业生政策。落实艰苦边远地区津贴、乡镇工作补贴政策，绩效工资分配向基层倾斜。改革完善以岗位职责要求为基础，以品德、能力、业绩为导向，符合卫生人才特点的科学化、社会化评价机制。完善职称晋升体系和办法，增加医疗卫生机构中高级岗位比例并向基层倾斜，拓宽医务人员职业发展空间。关心重视村医队伍建设，合理提高待遇，建立乡村医生退出机制。鼓励医师到基层、边远地区、医疗资源稀缺地区和其他有需求的医疗机构多点执业。

（3）增强医务人员职业荣誉感。弘扬广大卫生与健康工作者“敬佑生命、救死扶伤、甘于奉献、大爱无疆”的精神。依法严厉打击涉医违法犯罪行为特别是伤害医务人员的暴力犯罪行为，坚决从严查处涉医突发案件，维护正常医疗秩序，保护医务人员安全。完善医疗纠纷调解机制，健全院内调解、人民调解、司法调解、医疗风险分担机制有机结合的“三调解一保险”制度体系，构建和谐医患关系。到2020年，医疗责任保险覆盖所有公立医院和80％以上的基层医疗卫生机构。

2. 加快推动社会办医。

（1）鼓励社会力量以出资新建、参与改制等多种形式投资医疗行业，增加医疗服务供给，提供多层次多样化医疗服务。最大限度放宽社会办医的规划限制，社会资本举办康复、医养结合、护理院等机构，实行非禁即入。积极发展健康服务业，支持社会力量举办中医医疗机构。举办中医诊所的，将相关信息报所在地区县级中医药管理部门备案后即可开展执业活动。

(2) 优先支持社会资本举办非营利性医疗机构，落实社会办医在土地、投融资、价格、财税等方面的扶持政策。鼓励发展儿科、精神科、老年护理等专科医疗机构，支持与公立医院错位发展。非公立医疗机构与公立医疗机构在医保定点、职称评定、等级评审、技术准入、科研立项等方面享受同等待遇。

(3) 完善对非公立医疗机构的行业监管，将非公立医疗机构纳入统一的医疗质量控制与评价范围，加强对盈利率的管控，探索建立负面清单和不良行为积分管理制度，健全非公立医疗机构退出机制，促进其健康发展。

(4) 规范公立医院改制。采取迁建、整合、转型等途径，推动城市二级医院向社区卫生服务机构、专科医院、老年护理和康复等机构转型，推动企业所属医院分离移交和改制试点。传染病院、精神病院、职业病防治院、妇幼保健院和妇产医院、儿童医院、中医院(民族医院)不进行改制。

3. 推动公共卫生服务体制改革。逐步提高基本公共卫生服务项目补助标准，逐步增加服务内容，优先将儿童、妇女、老人和贫困人口纳入项目。全面推行孕产妇系统保健免费基本服务项目，向孕产妇免费提供生育全过程的基本医疗保健服务。推进政府购买公共卫生服务，提高资金使用效率。在核定任务、补助标准和绩效考核的基础上，基层医疗卫生机构获得的基本公共卫生服务经费可统筹用于经常性支出。完善公共卫生服务效果评价和激励约束机制，发挥专业公共卫生机构对项目实施的指导和考核作用，考核评价结果与服务经费拨付挂钩。建立健全专业公共卫生人员的激励机制，落实专业公共卫生机构人员的收入保障政策，人员和运行经费根据人员编制、经费标准、服务任务完成及考核情况由政府预算全额安排。

4. 推动中医药振兴发展。坚持中西医并重，推动中医药和西医药相互补充、协调发展。健全中医药管理体系，完善管理职能，提升管理能力。按照“特色树形象、结合攻难关”的思路，实施中西医协同创新计划，围绕重大疑难疾病，形成富有中医特色的临床路径与诊疗方案。推动中医药医疗、保健、科研、教育、产业、文化“六位一体”协调发展。将中医药改革纳入整体医改，进行同部署、同落实、同考核。发挥中医药在分级诊疗、签约服务、医养结合等方面的优势，落实中医药医保报销倾斜政策，优化中医医疗服务收费项目。

5. 推进信息化建设。加快省市县三级区域信息平台、三大基础数据库和业务系统建设，实现互联互通和业务协同，共享健康、诊疗、检查、用药等信息。注重信息技术创新应用，优化服务流程，强化管理评价。推行“互联网＋医疗”，开展在线预约诊疗、远程医疗、远程查房等项目，促进云计算、大数据、移动互联网等信息技术与健康服务业深度融合，共同发展。

四、保障措施

（一）强化组织领导。各地要高度重视医改工作，充分发挥医改领导小组的统筹协调作用，支持和鼓励建立医疗、医保、医药统一的管理体制，在组织层面实行“三医联动”。坚持党总揽全局、协调各方，发挥各级党委（党组）领导核心作用，把医改纳入全面深化改革中部署和考核，提高医改工作队伍能力，提高医改工作的效率和质量。各地要依据本实施方案，细化政策措施，精心组织实施。各部门要及时制定细化配套措施，指导督促地方落实好实施方案中各项任务。

（二）强化政府责任。各地要落实好政府领导责任、保障责任、管理责任、监督责任，建立责任落实和考核的刚性约束机制，全面落实政府对符合区域卫生规划的公立医院基本建设、大型设备购置、重点学科发展、人才培养、离退休人员费用、政策性亏损补贴、取消药品加成补偿政策。对2014年锁定的公立医院历史债务，用政府债务置换逐步化解。按照事权、财权相统一原则，明确各级政府投入责任，合理划分政府、社会与个人的卫生投入比例，形成投入补偿长效机制，加大对卫生的投入力度。

（三）强化督查评估。各地、各部门要增强医改监测的实时性和准确性，将监测结果充分运用到政策制定、执行、督查、整改全过程。建立健全科学、规范、合理的督查评估制度，提高督查评估队伍能力。以改革的路线图、时间表和可检验的成果为抓手，督促落实重点改革任务。强化督查结果运用，建立医改任务考核奖惩制度。建立定期通报制度，充分发挥第三方评估的作用，推动医改政策落地。建立常态化调研机制，深入基层，加快典型经验的复制推广，将成功做法和经验上升到政策、制度层面。

（四）强化宣传引导。各地、各部门要加强医改的正面宣传，及时回应社会关注的热点问题，鼓励社会各界支持和参与医改，为改革的顺利推进营造平稳有序的舆论环境。做好医改政策的宣传解读，合理引导群众预期，提高人民群众对医改的知晓率和支持率。宣传典型经验和先进人物，发挥卫生计生系统医改主力军的作用，提高医务人员参与改革的积极性和主动性，最大限度凝聚共识，努力开创全省医改新局面。

附录 4：西安市城市社区卫生服务财政补助办法

为明确政府对城市社区卫生服务的补助范围及内容，规范政府补助方式，加强财务管理，促进城市社区卫生服务事业发展，根据国家财政部、国家发展改革委员会、卫生部《关于城市社区卫生服务补助政策意见》（财社〔2006〕61 号）、《陕西省城市社区卫生服务财政补助办法》（陕财办社〔2006〕78 号）和西安市人民政府《贯彻〈国务院关于发展城市社区卫生服务的指导意见〉的实施意见》（市政发〔2006〕123 号）文件精神，结合我市的实际，制定本办法。

一、政府补助原则

（一）支持社区卫生服务机构向社区居民提供安全、有效、便捷、经济的公共卫生和基本医疗服务，维护社区卫生服务的公益性，不断提高社区居民的健康水平。

（二）社区卫生服务机构的设置应与当地的人口、经济发展水平相适应。要根据区域卫生规划的要求，合理确定社区卫生服务机构的数量、规模和布局，努力保证开展社区卫生服务基础设施和条件。

（三）坚持政府主导，鼓励社会参与，多渠道发展社区卫生服务。政府或社会力量举办的社区卫生服务机构为社区居民提供公共卫生服务，均可按照有关规定享受政府补助。

（四）加大政府投入力度，完善政府投入方式，创新社区卫生服务投入机制。通过实行绩效考评、购买服务等办法，着力提高资金使用和服务效率。

二、政府补助范围

（一）按规定为社区居民提供公共卫生服务的经费补助；

（二）社区卫生服务机构的基本建设、房屋修缮、基本设备配置、人员培训等经费补助；

（三）事业单位养老保险制度建立以前按国家规定支付的离退休人员的费用；

（四）国家规定的其他方面的投入。

三、政府补助内容、方式及责任划分

（一）公共卫生服务经费补助。政府或社会力量举办的社区卫生服务机构按市级以上政府的有关规定，为社区居民提供传染病、地方病、寄生虫病和有关慢性病预防控制，有关妇女、儿童、老年保健，健康教育，计划生育技术服务，卫生信息管理等公共卫生服务，列入政府补助范围。社区公共卫生服务由政府采取购买服务的方式，根据社区卫生服务机构服务人口数和提供的公共卫生服务项目、数量、质量以及人均综合补助定额，在全面考核评价的基础上核定补助。同时，要在社区卫生服务机构内建立完善按岗位管理的人事管理制度和收入分配办法，努力提高服务效率，并积极创造条件完善财政补助机制。全市社区卫生服务人均综合补助定额，从2007年起确定为每人每年不低于10元，其中省财政补助不低于2元，市、区两级财政各补助不低于4元。从2007年起，中央财政对我省按照社区卫生服务人口年人均4元标准补助，具体标准按照省财政厅核定标准补助。上述补助按各区服务人口等因素并统筹考虑各区社区公共卫生服务工作的绩效考核情况给予补助。社区卫生服务机构参与突发公共卫生事件处理和灾害防疫等工作所需补助经费，由区级财政部门会同卫生部门根据实际情况核定。

（二）房屋修缮、基本设备配置、人员培训和离退休人员等经费补助。社区卫生服务机构房屋修缮、基本设备配置和人员培训等所需资金按项目支出预算办法核定补助。符合区域卫生规划的政府举办的社区卫生服务机构,其房屋修缮、基本设备配置,经有关部门批准和专家论证后,进入财政专项资金补助滚动项目库,由同级政府按照轻重缓急的原则统筹安排。对社会力量举办的符合区域卫生规划的社区卫生服务机构,其房屋修缮、基本设备配置所需经费,同级政府可根据实际情况给予适当补助。根据社区卫生服务工作实际需要,针对社区卫生服务人员开展的岗位培训,市财政对全科医生培训给予适当补助,其他服务人员的培训,由同级财政给予适当补助,并根据是否取得相应的从业资格等考核结果核拨。在事业单位养老保险制度建立以前,政府举办的社区卫生服务机构符合国家规定离退休的人员费用,根据离退休人数和国家统一规定的离退休金、补贴项目和标准由同级财政核定补助。基本医疗服务原则上通过医疗保险、医疗救助以及个人付费等方式,由服务收费补偿。因政策原因造成的基本医疗服务亏损,由同级财政根据基本医疗服务成本与收费标准之间的差额,统筹考虑社区卫生服务机构的整体收支情况给予适当补助。

（三）固定资产投资。社区卫生服务机构建设要充分利用现有资源,对政府举办的一级、部分二级医院和国有企事业单位所属基层医疗机构进行转型或改造设立,同时,按照填平补齐的原则辅以改扩建和新建,保证社区卫生服务工作的实际需要。政府举办的社区卫生服务机构的建设项目,按照社区卫生服务机构建设标准、建设程序编报项目建议书、可行性研究报告、初步设计方案等,按分级管理的要求,经区级发展改革部门综合平衡、审核批准后,列入年度投资计划,核定安排所需资金,市级发展改革部门在审核各区社区卫生服务机构建设规划的基础上,安排补助资金并根据实际情况对困难区项目给予倾斜;同时,根据我市的实际情况积极向上级发展改革部门上报社区卫生服务机构建设项目,申请资金扶持。其它项目按规定纳入国家基本建设程序管理。

四、政府补助程序

各区财政、卫生部门根据各区社区卫生服务机构公共卫生工作进展情况，在工作统计和项目考核的基础上，将区级补助资金预拨到区卫生行政部门，并及时向市财政、卫生部门提出申请（附相关资料），市财政、卫生部门审核同意后，将市级补助资金预拨到区财政部门，同时，市财政、卫生部门做好项目考核汇总，向省财政、卫生部门提出资金申请。市级财政、卫生部门根据最终考核结果核定补助金额，据实拨付。

五、政府补助及社区卫生服务收支的管理和监督

（一）加强政府补助资金的监督管理。各级财政、发展改革、卫生等部门按照职责分工，依法对社区卫生服务政府补助资金的分配、核拨、使用，实施全过程监督管理，加强追踪问效。社区公共卫生服务经费补助要与服务效果挂钩，由卫生、财政部门在严格监督和考核评价社区卫生服务机构提供的服务情况的基础上予以核拨，努力提高社区卫生服务质量。对服务效果好的，适当给予奖励；对服务效果差的，相应扣减补助，以提高财政补助资金使用效益。按规定实行项目管理的房屋修缮、基本设备配置、人员培训等专项资金，必须专款专用。项目由卫生和财政部门共同组织立项、评审、实施、检查、验收。项目所需设备按规定实行政府采购。基本建设要按国家有关规定严格实施项目法人责任制，认真贯彻《中华人民共和国招标投标法》，保证设计、施工、监理、采购招标、投标工作公开、公正。建设项目要严格按照批准的规模、标准和内容建设，并按有关规定实施项目建设稽查、审计、竣工验收等制度。有关部门要加强监督、规范管理，保证工程质量。

（二）加强社区卫生服务机构收支的监督管理。社区卫生服务机构要实行独立法人、独立核算，各级财政、卫生部门要根据社区卫生服务机构的特点，加强财务监管，规范其收支行为，探索建立和完善社区卫生服务机构收支运行机制。为维护社区卫生服务特别是基本医疗服务的公益性，各区财政、卫生部门要结合本地实际，制定社区卫生服务机构的财务管理办法，明确收入和支出的范围、项目和标准，严格要求社区卫生服务机构将所有收入和支出纳入单位预算、统一管理。有条件的地区可开展收支两条线管理试点，政府举办的社区卫生服务机构取得的各项收入全部上交同级卫生行政部门或财政部门，支出由同级卫生行政部门或财政部门按规定核定安排。

各级卫生、财政部门还要建立和完善社区公共卫生服务绩效考评体系，将服务项目完成情况、社区居民满意度、社区居民健康指标改进等绩效因素，纳入考核范围，进行综合考核评价，为核拨政府补助提供可靠的依据。探索社区卫生服务财务收支公示制度，让社区居民参与监督。同时，开展经常性的监督检查和重点检查，督促社区卫生服务机构规范收支管理，提供价格低廉、优质高效的服务。

（三）加强内部财务管理。社区卫生服务机构要严格执行国家有关事业单位以及医院财务会计制度，建立健全内部财务管理办法、机制，规范会计核算，提高财务收支透明度。要严格执行政府有关部门确定的收支项目、标准，不得违规收费和超范围、超标准开支。对违反规定挤占、挪用、截留财政资金和造成损失浪费的部门、单位和个人，要按有关规定严肃查处。各级财政、发展改革、卫生部门要在当地政府的领导下，按照上述要求，结合本地实际情况，研究制定具体措施和办法，各负其责，健全机制，抓好落实，确保社区卫生服务事业健康有序地发展。

附录5：西安市社区卫生服务机构收支两条线管理实施意见（暂行）

为建立科学合理的社区卫生服务收支运行管理体系，形成以政府投入为主的科学稳定的社区卫生服务筹资和投入机制，加强财务监管，规范收支行为，促进社区卫生服务事业健康发展，根据《西安市人民政府贯彻〈国务院关于发展城市社区卫生服务的指导意见〉的实施意见》（市政发〔2006〕123号）和《西安市城市社区卫生服务财政补助办法》（市财发〔2007〕327号）的有关规定，制定我市社区卫生服务机构收支两条线管理实施意见。

一、实施原则

（一）坚持政府主导原则。落实政府责任，充分发挥区县政府发展社区卫生服务的主体作用。

（二）坚持公益性原则。社区卫生服务机构提供公共卫生服务和基本医疗服务，不以营利为目的，注重公平、质量、效率和可及性。

（三）坚持收支分离原则。强化成本核算、完善预算管理、加强考核监管，确保社区卫生服务机构的正常运行，逐步建立科学合理的收支管理机制。

二、实施范围

政府举办的符合条件的社区卫生服务机构原则上均应实行收支两条线管理。

三、管理内容

实行收支两条线管理的社区卫生服务机构，其收入全部纳入区县财政专户管理，其支出纳入部门预算管理，不得坐收坐支。

四、收支两条线管理的必要条件

1. 具有独立法人机构，财务独立核算。其中：目前未独立核算的社区卫生服务中心（站）需与原主办单位财、物分离。

2. 实行收支两条线的社区卫生服务中心（站）实行一体化管理。社区卫生服务中心下设的社区卫生服务站的人员、设备、资金归中心统一调配和管理。

3. 编制部门确定社区卫生服务机构编制。

4. 区人事（人事劳动）部门按照国家相关规定确定社区卫生服务机构人员的工资标准。

五、实施办法

（一）收入管理

1. 社区卫生服务机构的收入包括财政补助收入、上级补助收入、医疗收入、药品收入和其他收入。其中，医疗收入、药品收入和其他收入等全部收入，按照收支两条线管理的规定，全额上缴区财政专户。

2. 社区卫生服务机构必须严格执行国家和本市社区卫生服务收费项目和标准，规范收入行为。取得的各项收入分项如实填报，及时入账，并按规定及时足额上缴区财政专户。

（二）支出管理

1. 社区卫生服务机构的支出包括医疗支出、药品支出、其他支出、专项支出等。按性质划分为基本支出和项目支出两类。

2. 基本支出包括人员经费、日常公用经费、药品、材料费等。人员经费根据人事部门核定的工资标准确定；日常公用经费实行定额管理，并根据社区卫生服务机构业务特点及工作情况调整，以保证业务工作的正常开展；药品、材料支出按照规定方式采购的药品、材料实际成本确定。

3. 项目支出包括设备购置、房屋修缮、房租、公共卫生服务、信息化建设、人才培养等，按照实际工作需要，统筹核定。

（三）结余管理

社区卫生服务机构的基本支出可结转下年继续使用。项目当年已经完成或者由于政策变化、计划调整而中止或撤销，以及无故未使用形成的结余资金，由财政部门收回后统筹安排使用；项目当年已执行但尚未完成或者因故需推迟到下年度执行形成的结余资金报经财政部门审核确认后，可按项目结转下年继续使用。财政专户结余资金，主要用于社区卫生事业发展，具体项目由区卫生部门会同财政部门确定。

（四）管理方式

1. 社区卫生服务中心应按照行政事业单位账户开设的相关规定，在银行开设一个专用账户和一个基本账户。专用账户用于社区卫生服务中心各项收入的收取、归集和上缴，此账户不能发生支出业务；基本账户用于社区卫生服务中心的经费收支核算。

2. 社区卫生服务中心使用财政部门统一监印的票据，定期将各项收入上缴到财政专户，分别注明医疗收入、药品收入和其他收入，以及当期欠费的具体金额，同时上报相关报表和说明。

3. 财政部门在财政专户中增设社区卫生服务收入科目，按社区卫生服务中心和收入的具体内容（社区卫生医疗收入、社区卫生药品收入和社区卫生其他收入）进行明细核算，并根据支出管理的要求，每月按进度及时拨付资金，确保社区卫生服务机构正常运行。按照《2008年政府收支分类科目》的规定，社区卫生服务收入列入收入分类科目103类“非税收入”04款“行政事业性收费收入”47项“卫生行政事业性收费收入”99目“其他缴入财政专户的卫生行政事业性收费”项下。社区卫生服务支出列入支出功能分类科目210类“医疗卫生”03款“社区卫生服务”相关项级科目。

4. 社区公共卫生服务经费纳入社区卫生服务机构部门预算，按照《西安市城市社区公共服务卫生项目考核办法（试行）》（市卫发〔2008〕65号）的规定拨付。各单位对社区公共卫生服务经费按项目进行明细核算，准确反映社区公共卫生服务经费的收支状况。

六、财政财务管理

1. 财政、卫生部门应当督促社区卫生服务机构及时足额上缴有关收入，并定期进行核查；加强专户资金的日常管理；按照部门预算的管理要求，指导和审核社区卫生服务机构编制部门预算。

2. 社区卫生服务机构应当严格执行医院财务和会计制度，建立健全内部财务管理制度，规范会计核算，提高财务收支透明度；建立健全药品、医用耗材等物资的出入库、盘存、核销等管理制度，防止国有资产流失；严格执行政府确定的收支项目、标准，不得违规收费和超范围、超标准开支。

3. 社区卫生服务机构应当严格执行预算，按照收支平衡的原则，合理安排各项资金，不得超预算安排支出。年度预算执行中，除政策性因素外，一般不予调整。对合理的超支部分（包括政策性减收因素）经财政部门审核、批准后予以弥补。

七、监督检查

（一）坚持单位内部监督与财政监督、审计监督、社会监督相结合，事前监督、事中监督、事后监督相结合，日常监督与专项检查相结合，不断规范和加强收支两条线管理。

（二）财政、卫生、审计、发展改革、物价、人事、监察等部门根据各自职能，对社区卫生政府补助资金的分配、核拨、使用情况进行监督管理。

（三）对隐瞒、滞留、挪用、坐支应上缴专户收入等违反规定的行为，按照《财政违法行为处罚处分条例》的相关条款进行处理。收支两条线管理是建立科学合理的社区卫生服务收支运行机制的关键环节，政策性强，各区应当根据本实施意见，结合本地区实际，研究制定社区卫生服务机构收支两条线管理实施细则，促进收支两条线管理工作的科学化、制度化和规范化。

附录6：关于基层医疗卫生机构经费补偿的实施意见

为确保国家基本药物制度顺利实施，保证基层医疗卫生机构平稳运行和发展，调动基层医疗卫生机构医务人员积极性，根据《国务院办公厅关于建立健全基层医疗卫生机构补偿机制的意见》（国办发〔2010〕62号）精神，结合我省实际，经省政府同意，制定本实施意见。

一、总体要求

在基层医疗卫生机构实施基本药物制度，要按照保障机构有效运行和健康发展、保障医务人员合理待遇的原则同步落实补偿政策，建立稳定的补偿渠道和补偿方式；同时坚持以投入换机制，大力推进基层医疗卫生机构综合改革，引导基层医疗卫生机构主动转变运行机制，提高服务质量和效率，发挥好承担基本公共卫生服务和诊疗常见病、多发病的功能。

二、建立健全稳定长效的多渠道补偿机制

实施基本药物制度后，政府举办的乡镇卫生院、城市社区卫生服务机构的人员支出和业务支出等运行成本通过服务收费和政府补助补偿。基本医疗服务主要通过医疗保障付费和个人付费补偿；基本公共卫生服务通过政府建立的城乡基本公共卫生服务经费保障机制补偿；经常性收支差额由政府按照“核定任务、核定收支、绩效考核补助”的办法补助。各市、县政府要按照核定的编制人员数和服务工作量，参照当地事业单位工作人员平均工资水平核定工资总额。政府负责其举办的乡镇卫生院、城市社区卫生服务机构按国家规定核定的基本建设经费、设备购置经费、人员经费和其承担公共卫生服务的业务经费。按扣除政府补助后的服务成本制定医疗服务价格，体现医疗服务合理成本和技术劳务价值，并逐步调整到位。按上述原则补偿后出现的经常性收支差额由县级政府进行绩效考核后予以补助。

（一）落实政府对基层医疗卫生机构的专项补助经费。政府举办的基层医疗卫生机构基本建设和设备购置等发展建设支出，由县级政府根据基层医疗卫生机构发展建设规划足额安排，中省给予一定补助。落实政府对实施基本药物制度和综合改革的基层医疗卫生机构的补偿经费。省财政以2009年全省卫生财务决算报表中基层医疗卫生机构药品加成收入数为基数，安排中省综合补偿资金，并纳入年初预算。中省补偿资金年度预算分配的具体方案，由省财政厅商省卫生厅提出，报省政府批准后下达。市级政府根据当地实际情况，统筹使用中省补偿资金，并向贫困地区倾斜。同时，市、县财政部门要不断完善本地经费补偿办法，落实综合补偿资金，并纳入年初预算。落实基本公共卫生服务经费。进一步提高基本公共卫生人均经费标准，从2011年起，各级政府按照不低于人均25元的标准落实基本公共卫生服务经费，建立稳定的基本公共卫生服务经费保障机制。市、县卫生行政和财政等部门要健全绩效考核机制，根据服务数量和质量等绩效将基本公共卫生服务经费及时足额拨付到基层医疗卫生机构。基层医疗卫生机构承担的突发公共卫生事件处置任务由政府按照服务成本核定补助。基层医疗卫

生机构人员工资由县级财政全额预算安排，对其编制内的职工应缴纳的养老保险、基本医疗保险等统筹费用单位负担部分及按国家标准核定的离退休人员费用给予全额补助。人员培训和人员招聘所需支出，由财政部门根据政府卫生投入政策、相关人才培养规划和人员招聘规划合理安排补助。

（二）调整基层医疗卫生机构收费项目、收费标准和医保支付政策。调整基层医疗卫生机构收费项目，将现有的挂号费、诊查费、注射费（含静脉输液费，不含药品费）以及药事服务成本合并为一般诊疗费，不再单设药事服务费，合并项目内容由省物价局会同省卫生厅、省人力资源社会保障厅等部门按照国家具体规定制定。一般诊疗费的收费标准可在原来分项收费标准总和的基础上适当调整，并在不增加群众现有个人负担的前提下，合理确定医保支付比例。收费标准暂定为10元，在医保基金中支付。调整后的医疗服务收费及医保支付政策在全省基层医疗卫生机构执行。基层医疗卫生机构其他服务仍按现有项目和标准收费。对已合并到一般诊疗费里的原收费项目，不得再另行收费或变相收费。今后有关收费标准调整和医保支付政策，由省物价局、省卫生厅、省人力资源社会保障厅、省财政厅等部门，根据中省政策并综合考虑我省基层医疗卫生机构实施基本药物制度、财政补助情况、服务能力利用率、医务人员劳务成本、医保承受能力等因素制定。各级卫生、人力资源社会保障、价格等相关部门要制定具体监管措施，加强监管，防止基层医疗卫生机构重复收费、分解处方多收费。

（三）落实对基层医疗卫生机构经常性收支差额的补助。在落实人员基本工资、绩效工资在内的各级政府专项补助和调整医疗服务收费后，基层医疗卫生机构的经常性收入仍不足以弥补经常性支出的差额部分，经绩效考核后，由县级政府在年度预算中足额安排，实行先预拨后结算，并建立起稳定的补助渠道和长效补助机制。各地要根据政府卫生投入政策，结合本地实际制定经常性收支核定和差额补助的具体办法。基层医疗卫生机构的收支结余要按规定留用。具备条件的地区可以探索实行收支两条线管理。

三、大力推进基层医疗卫生机构综合改革

（一）进一步明确基层医疗卫生机构的功能定位。基层医疗卫生机构主

要提供基本公共卫生服务和基本医疗服务，其诊疗科目、床位数量、科室设置、人员配备、基础设施建设和设备配备要与其功能定位相适应。鼓励基层医疗卫生机构提供中医药等适宜技术和服务。

（二）完善基层医疗卫生机构编制标准和人事分配制度。省编办要在广泛调研论证的基础上，根据实行新农合后重点镇的发展、变化和撤乡并镇的实际情况，依据区域人口等基本情况，修订完善基层医疗卫生机构的编制标准，并督促、指导各市按照修订后的编制标准组织各县（市、区）重新核定基层医疗卫生机构的人员编制。县级人力资源社会保障部门会同卫生行政部门，按照事业单位岗位设置管理的政策规定，指导基层医疗卫生机构科学设岗。坚持按需设岗、竞聘上岗，按岗聘用、合同管理，全面实行聘用制度和岗位管理制度，建立基层医疗卫生机构卫技人员合理流动机制。在研究制定人员分流、竞聘上岗等相关政策时要充分听取基层医疗卫生机构工作人员的意见，妥善安置未聘人员，相关费用由县级政府按国家有关规定统筹研究解决，同时，要将实施基本药物制度的基层医疗卫生机构的绩效工资制度同步落实到位。中省财政将在"以奖代补"资金中给予适当补助。

（三）充分发挥医保对基层医疗卫生机构综合改革的促进作用。依托城乡基层医疗卫生机构，加快推进基本医保门诊统筹，将一般诊疗费纳入支付范围，并逐步提高参保人员在基层医疗卫生机构就诊费用的报销比例，进一步引导群众到基层医疗卫生机构看病就医。推进医保付费方式改革，探索按人头付费、按病种付费、总额预付等付费方式，引导基层医疗卫生机构主动积极地开展服务，努力提高服务质量，合理控制服务成本。

（四）建立基层医疗卫生机构考核和激励机制。各市、县要制定基层医疗卫生机构绩效考核办法，根据管理绩效、基本医疗和公共卫生服务的数量和质量、服务对象满意度、居民健康状况改善等指标对基层医疗卫生机构进行综合量化考核，并将考核结果与资金安排和拨付挂钩。对绩效考核差的可扣减资金安排，对绩效考核好的可给予适当奖励。县级卫生行政部门要督促、指导基层医疗卫生机构加强内部管理，强化收支管理，严格成本核算和控制。

（五）充分调动医务人员积极性。实施基本药物制度后，要保障基层医务人员合理收入水平不降低。县级卫生行政部门要指导基层医疗卫生机构坚持多劳多得、优绩优酬，重点向关键岗位、业务骨干和作出突出贡献的工作人员倾斜，适当拉开收入差距；建立以聘用合同和岗位职责为基础、以服务数量和质量以及服务对象满意度为核心的考核和激励制度，并将考核结果作为实施绩效工资、调整岗位、续订或解除聘用合同的依据。要实施好万名医师培训计划等基层卫生人员培训项目，向基层医务人员提供更多的培养培训机会，对长期在基层工作的卫生技术人员在职称评审、待遇政策等方面给予适当倾斜，及时帮助解决实际困难。要加强政策宣传，使广大医务人员理解、支持和积极参与基层医疗卫生机构改革。对非政府举办的基层医疗卫生机构，县级政府要制定具体政策，通过购买服务等方式对其承担的公共卫生服务给予合理补助，并将其中符合条件的机构纳入医保定点范围，执行与政府办基层医疗卫生机构相同的医保支付和报销政策。

四、多渠道加大对乡村医生的补助力度

对村卫生室主要通过政府购买服务的方式进行合理补助。县级卫生行政部门要在核定村卫生室承担公共卫生服务项目和服务人口数量能力的基础上，安排不低于40%的基本公共卫生服务工作量由村卫生室承担，并相应落实不低于40%的基本公共卫生服务经费。各地在推进医保门诊统筹工作中，应将符合条件的村卫生室门诊服务纳入新农合报销范围。各级财政要在房屋建设、设备购置以及人员培训等方面对村卫生室给予一定扶持，采取多种形式对村卫生室进行补助。有条件的地方要将实行乡村一体化管理的村卫生室纳入基本药物制度实施范围并落实补偿政策，省财政给予一定补助。对实行药品零差率销售的考核达标村卫生室提供的基本医疗服务，省财政按每个行政村一个卫生室每年5 000元的标准给予补助。市、县财政部门要研究制定村卫生室基本医疗服务补偿办法，结合省财政补助，综合考虑服务人口数量和提供基本医疗服务质量等因素，确定具体的补助标准，原则上每个行政村每年补助总额不低于10 000元。

五、建立健全基层医疗卫生机构补偿机制的工作要求

（一）加强组织领导。各市、县有关部门要把建立健全基层医疗卫生机构补偿机制作为实施基本药物制度和基层医疗卫生机构综合改革的关键环节抓紧落实，将政府补助资金纳入财政预算和基建支出计划足额安排，及时调整医疗服务收费项目和医保支付政策，建立起稳定、长效、合理的基层医疗卫生机构补偿机制。各市县要根据本实施办法，尽快制定本地区的具体实施办法，并报上级相关部门备案。

（二）落实补偿责任。省政府对建立基层医疗卫生机构补偿机制、保障基层医疗卫生机构正常运行和医务人员合理待遇水平负总责，统筹考虑各市、县财政和各项医保基金承受能力，合理确定医疗服务收费项目和标准，明确各级财政分担比例和具体办法，加大对贫困地区的补助力度。市、县级人民政府要在预算中足额安排并及时拨付应由本级财政负担的补助资金，认真落实调整后的医疗服务收费和医保政策。中省财政通过“以奖代补”等方式进行补助支持实施基本药物制度。省、市、县财政部门可采取先预拨后结算的方式及时下达补助资金，保障基本药物制度按计划进度顺利实施。

（三）强化督促指导。各市医改办要会同财政、编制、卫生、人力资源社会保障等部门加强对本地医改工作的检查指导，定期进行考核，及时总结经验，不断完善政策，并将贯彻落实本意见的情况报送省医改领导小组办公室。

附录7：国家卫生计生委关于印发2017年卫生计生工作要点的通知

2017年卫生计生工作的总体要求是：高举中国特色社会主义伟大旗帜，紧紧围绕“五位一体”总体布局和“四个全面”战略布局，全面贯彻党的十八大和十八届三中、四中、五中、六中全会精神，全面贯彻习近平总书记系列

重要讲话精神，贯彻落实全国卫生与健康大会精神，坚持稳中求进工作总基调，以新形势下党的卫生与健康工作方针为指引，以促进人口均衡发展、推进健康中国建设为主线，以抓落实为主旋律，持续深化医改，加快建立基本医疗卫生制度框架，推进计划生育服务管理改革，优化生育全程服务管理，进一步提高基本公共卫生和基本医疗服务质量和水平，大力发展中医药，促进健康产业发展，全面加强党的建设，采取针对性更强、覆盖面更大、作用更直接、效果更明显的举措，努力全方位、全周期维护人民健康，以优异成绩迎接党的十九大胜利召开。

一、坚持预防为主，提升人民群众健康素质

（一）大力推进健康促进。倡导健康生活方式，继续开展全民健康素养促进行动、健康中国行等品牌活动。试点开展规划、公共政策、重大工程健康影响评价评估，广泛开展健康促进县（区）建设。加快推进健康教育专业机构和基地建设，因地制宜推动基层计划生育专干承担健康教育职责培训。建设健康科普专家库和资源库，规范养生保健类节目栏目，打造权威健康科普平台。提升12320卫生热线服务水平。推动公共场所控烟，推广戒烟服务，加强烟草流行监测，增强控烟履约成效。

（二）加强重大疾病防治。发挥国务院防治重大疾病工作部际联席会议作用，密切部门协作，统筹实施重大疾病防治专项规划。加强传染病监测预警和疫情处置，开展致病菌识别网建设。强化疫苗采购供应和接种安全管理，扩大预防接种异常反应保险补偿试点。推动艾滋病自我检测，加强重点人群宣传教育和综合干预，推进经性途径传播综合防控试点，调整国家免费抗病毒治疗药品目录，举办艾滋病防治国际研讨会。修订《结核病预防控制工作规范》，推进结核病分级诊疗和综合防治服务模式试点，加强耐药结核病患者诊断、报告和管理。在西藏及四川藏区先行推广石渠县包虫病防治经验。推进以“三减三健”为主题的第二阶段全民健康生活方式行动，开展国家慢性病综合防控示范区建设和复审，推进癌症、高血压、糖尿病等规范治疗和管理。宣传贯彻加强心理健康服务的指导意见，总结推广精神卫生综合管理试点经验，做好严重精神障碍患者登记报告和随访管理。

（三）提升卫生应急能力。推进国家卫生应急移动处置中心、国家卫生应急队伍建设，推动实现国家队各省份全覆盖。组织开展全国卫生应急技能竞赛，指导协调各地及区域应急演练。制订《突发事件卫生应急预案管理办法》。积极参与国际应急医疗防疫队伍申报认证，启动《国际卫生条例（2005）》外部评估的研判和准备工作。推动国家紧急医学救援综合基地和海（水）上、航空类基地布局建设。充实全国突发中毒事件、核和辐射事件卫生应急力量。进一步完善联防联控工作机制，强化部门协作效能。理顺国家及地方突发公共卫生事件应急平台体系运行管理机制。广泛开展卫生应急"五进"活动。加强突发急性传染病监测评估预警，及时做好各类突发事件卫生应急处置。

（四）加强健康影响因素监测评价。碘营养监测扩大到全国三分之二的县。重点职业病、放射卫生、饮用水水质和空气污染对人群健康影响监测分别扩展至全国85%的地市、85%的乡镇和74个城市。加强农民工尘肺病防治。制订健康企业建设工作规范，开展健康企业建设试点。加强托幼机构和学校卫生工作，支持学校卫生室建设，做好学生健康危害因素监测与评价。

（五）加强食品安全标准和监测评估工作。贯彻《食品安全法》，加快重点亟需食品安全国家和地方标准的制订工作。实施《国民营养计划》，落实年度国家食品安全风险监测和评估计划。改善食源性疾病监测体系，开展全国食物消费量调查。加强食品安全标准、风险监测和评估信息系统建设，促进食品安全信息惠民。

（六）深入开展爱国卫生工作。加大健康城市建设试点工作力度，研究制订健康社区、健康村镇、健康单位和健康家庭等建设规范，继续开展健康城市第三方评估，探索健康城市建设有效模式。组织开展爱国卫生运动65周年系列活动。联合多部门开展城乡环境卫生整洁行动督导，加强农村改厕工作，对新一周期国家卫生城镇进行评审命名。推进爱国卫生条例立法工作，提升依法科学管理能力。

二、持续深化医改，加快形成基本医疗卫生制度框架

（七）推进分级诊疗制度建设。在85%的地市开展分级诊疗试点，以慢

性病和重点人群为切入点，做实做细签约服务包，家庭医生(团队)签约服务覆盖率达到30%以上，重点人群覆盖率达到60%。因地制宜推广城市紧密型医联体、县域医共体、专科联盟、远程医疗协作网等，加强与医保政策衔接，健全管理、运行和考核机制，促进优质医疗资源有效下沉，引导二级以上医院向下转诊诊断明确、病情稳定的慢性病患者。

(八) 加快建立现代医院管理制度。印发建立现代医院管理制度的指导意见。城市公立医院综合改革实现全覆盖，全部取消药品加成，推动新旧运行机制平稳转换。扩大县级公立医院综合改革示范，启动城市公立医院综合改革示范，继续开展改革效果评价考核，强化公立医院改革培训。推进医疗服务价格改革，研究制订全国医疗服务项目技术规范，及时受理新增医疗服务项目。开展卫生总费用、病种费用、政府投入、价格和成本监测，逐步建立以成本和收入结构变化为基础的价格动态调整机制，科学控费。实施公立医院薪酬制度改革试点方案，建立健全符合行业特点的人事薪酬制度。深化公立医院编制人事制度改革，选取部分三级甲等医院实行人员总量管理试点，出台《公立医院领导人员管理暂行办法》。开展制订公立医院章程试点，推进委属(管)医院参加属地公立医院综合改革，开展综合绩效考核评价工作。

(九) 健全全民医保制度。推动落实城乡居民基本医保"六统一"政策，指导开展设立医保基金管理中心试点。加快推进新农合跨省就医直接结算工作，加强费用核查，实现符合转诊规定的异地就医住院费用直接结算。城乡居民基本医保财政补助水平在2016年基础上进一步提高，个人缴费水平相应提高。进一步提高大病保险筹资和保障水平，并与医疗救助制度等有效衔接。加快推进按病种付费、按床日付费、总额预付等复合型支付方式改革，在有条件的地方开展按疾病诊断相关分组(DRGs)付费改革试点。开展医保药品支付标准试点，对同一通用名下的药品，通过质量和疗效一致性评价后，按同一标准报销，超支共付，结余共享。

(十) 实施药品供应保障制度改革。推进公立医疗机构药品采购"两票制"，继续落实药品分类采购，鼓励省际跨区域和专科医院联合采购。研究制订高值医用耗材采购统一编码，推动高值医用耗材阳光采购。协调推动国家药品价格谈判试点，做好同医保等政策衔接。支持开展仿制药质量和疗效一致性评价，提高药品质量。建立健全短缺药品监测预警和分级应对机制，编制建设方案，进一步扩大短缺药品定点生产试点范围。完善国家药管平台和省级采购平台应用功能，建立企业资质审核信息库。鼓励研发申报儿童药品，做好保障儿童、老年人等特殊人群用药工作。开展基本药物目录相关评估，研究制订医疗机构优先使用国家基本药物的激励机制政策。完善临床用药综合评价体系建设标准和评价指标方法，开展示范项目工程和评价基地建设，推动儿童用药等临床综合评价试点。加强合理用药和不良反应监测，建立重点监控目录，规范诊疗和用药行为。以严重精神障碍、结核病等疾病为重点，按照“一病一策”的思路，研究制订提高相关基本药物保障水平的政策。

（十一）建立健全综合监管制度。印发加强卫生计生综合监管的指导性文件，推进监管重心转向全行业监管。修订卫生计生监督体系建设的若干规定，科学谋划各级监督机构业务用房等规范化建设。加强《传染病防治法》等卫生计生法律法规落实情况监督检查。开展医疗机构依法执业专项监督检查和医疗美容专项整治，督办打击“非法行医”、“两非”等重大案件。实施国家重点监督抽检，推行“双随机、一公开”，强化事中事后监管。推进执法全过程记录制度建设，开展行政执法、执法案卷等专项稽查。推广使用手持执法终端，推动监督信息公开。引导和规范医疗卫生机构建立内审制度。健全行政复议案件审理机制，纠正违法或不当行政行为，主动接受群众监督。

（十二）统筹推进各项医改工作。贯彻落实《关于进一步推广深化医药卫生体制改革经验的若干意见》要求，加强跟踪和指导，在更大范围内推广地方探索的医改成功经验，进一步总结推广综合医改试点省份经验，以区域突破带动全局推进。继续开展委领导医改重点联系省份工作。推进儿童医疗卫生服务的改革与发展。

三、深化计划生育服务管理改革，完善配套保障措施

（十三）落实全面两孩政策。完善配套政策措施，鼓励群众按政策生育。开展全国生育状况调查，加强出生人口信息管理和人口形势分析，深化国家

与省级计划生育业务信息互联互通，跟踪研判政策成效。研究制订新时期目标管理责任制的指导性指标体系，组织开展省级督查。支持民族地区、贫困地区做好计划生育工作。落实生育登记服务制度，大力推广网上办事，积极推进“一次登记、全程服务”。组织开展新一轮计划生育优质服务先进单位创建活动“回头看”。推动建立与全面两孩政策相适应的新型人口文化。统筹卫生计生资源，稳定和加强基层计划生育工作网络和队伍，妥善解决基层计划生育专干待遇和养老保障问题。有序推进中国计划生育协会改革，充分发挥组织网络优势与作用。加快推进公共场所和用人单位母婴设施建设。

（十四）全面改善妇幼健康服务。实施妇幼健康保障工程，加强妇幼健康服务机构建设，强化危重孕产妇和新生儿救治能力，提升妇幼保健服务水平。全面推广使用全国统一的母子健康手册，加强生育全程基本医疗保健服务。调整扩增助产服务资源，加强助产队伍建设，完善助产技术人员考核制度。加强人类辅助生殖机构和从业人员的规范化管理。规范开展妇幼保健院评审，加快推进妇幼保健机构标准化建设，推动服务资源深度融合。促进儿童早期发展，开展出生缺陷防治公益行活动，推进三级防治措施有效落实。加强出生医学证明管理，6 月底前实现所有省份与国家级出生医学证明管理信息系统联通。深入实施妇幼健康优质服务示范工程，创新爱婴医院品牌。

（十五）促进家庭发展和流动人口基本公共卫生计生服务均等化。建立完善生育支持等家庭发展政策，开展失独家庭心理疏导试点项目，落实计划生育特殊家庭联系人制度，做好扶助关怀。提高家庭发展能力，开展“健康家庭行动”，继续实施“新家庭计划——家庭发展能力建设”项目，开展第二批幸福家庭示范市创建活动，发布《中国家庭发展报告 2017》。加大出生人口性别比综合治理力度，建立“两非”违法机构和人员失信惩戒机制。

全面实施流动人口健康教育和促进行动计划，开展新市民健康城市行活动，评选流动人口健康促进场所和健康家庭。做好流动人口卫生计生信息共享试点，发布《中国流动人口发展报告 2017》，召开第四届新型城镇化和社会融合论坛。加强农村留守儿童健康关爱工作，开展健康服务需求评估，实施贫困地区农村留守儿童健康教育项目。深化流动人口社会融合示范试点，创建100个示范社区。

四、优化健康服务，增强人民群众健康获得感

（十六）提升医疗质量和服务水平。继续实施进一步改善医疗服务行动计划，开展实名制预约诊疗试点，三级医院全面实施预约诊疗服务，扩大日间手术实施范围，深入推进优质护理，优化服务流程，改善患者就医体验。贯彻落实《医疗质量管理办法》，上半年新制订200个临床路径，完善管理制度，建立基于临床路径管理的质量控制、效果评价体系。做好医疗安全事件监测，完善血液安全预警和应急保障机制。加强重大疾病规范化诊疗管理。加强脑卒中综合防治，组织实施二级以上医院卒中中心建设，开展卒中诊疗、康复技术培训。加强临床药事管理，推进药师立法，开展药事管理综合评价，有效控制主要耐药菌增长率。在病案首页书写规范、疾病分类编码、手术操作编码、医学名词术语等“四统一”基础上，加强临床数据标准化规范化管理。以电子病历为核心，促进医疗机构间信息共享。加快电子证照制度建设，建立国家医疗机构、医师、护士电子化注册系统，扩大电子证照试点范围，推动执业全过程、动态化管理。启动国家医学中心、区域医疗中心设置，加强临床重点专科建设，推进区域医疗资源共享，辐射带动基层。加强康复、长期护理、安宁疗护等接续性医疗机构建设，提高护理特别是老年护理服务能力。做好2017年医师资格考试工作。

（十七）提升基层卫生服务能力。研究制订基层医疗卫生机构基本服务能力指南和评价标准，启动实施基层医疗卫生服务能力提升年活动，继续推进建设群众满意的乡镇卫生院和社区卫生服务提升工程。提升区域内医疗服务网络整体效能，以“县乡联动、乡村一体”为抓手，推进乡村一体化管理。提高国家基本公共卫生服务项目绩效，着力加强老年人、妇幼和慢性病、严重精神障碍患者健康管理，力争实现全部在管高血压患者家庭医生签约服务全覆盖，提高居民感受度。以政府购买服务方式为引导，加强基本公共卫生服务考核，落实一般诊疗费、基本药物补助和公共卫生服务补助。全面推开乡村全科执业助理医师资格考试。进一步深化基层综合改革，完善财政补偿、服务价格、人事分配、绩效考核等政策措施，提高医疗服务价格和奖励

性绩效工资比例，落实乡村医生待遇政策，妥善解决养老问题。

（十八）深入实施健康扶贫工程。贫困地区门诊统筹和农村贫困人口重特大疾病医疗救助实现全覆盖。取消农村贫困人口县域内普通门诊起付线，降低定点医疗机构住院补偿以及大病保险报销起付线，有条件的地区可探索提高住院和大病保险报销比例。对高血压、糖尿病、严重精神障碍等慢性疾病实施门诊补偿政策。建立新农合、大病保险、医疗救助、疾病应急救助、商业补充保险等制度联动报销机制，有条件的地区建立兜底保障机制。全面落实农村贫困人口县域内住院先诊疗后付费、“一站式”结算服务。实施“大病集中救治一批、特殊困难家庭兜底保障一批、慢病签约服务管理一批”行动计划，对农村贫困人口实施分类救治。做好农村贫困人口大病专项救治工作，将9种大病集中救治范围覆盖至所有贫困地区。实施光明工程，免费救治农村贫困白内障患者。开展健康扶贫工程示范县建设。深入推进三级医院对口帮扶贫困县县医院和医疗人才“组团式”支援工作。

五、中西医并重，推动中医药振兴发展

（十九）完善中医药发展机制。组织开展《中医药法》学习宣传贯彻，做好法律释义，建立健全配套规章制度。贯彻落实《中医药发展战略规划纲要（2016—2030年）》，推进中医治未病健康工程，实施中医临床优势培育工程，推进中医诊疗模式创新。完善局省联动机制，深化国家中医临床研究基地建设，构建中医药科技创新体系。推进第四次全国中药资源普查，实施中医药标准化工程，推进中医药国际标准工作，布局建设海外中医药中心。

（二十）提升中医药服务能力。推进公立中医医院改革，落实差别化的政策措施，探索符合中医药特点的支付方式。实施中医药传承与创新“百千万”人才工程。评选表彰第三届国医大师和首届全国名中医，继续加强基层中医药人才培养。印发实施《关于医教协同深化中医药教育与改革的指导意见》，继续实施卓越医生（中医）教育培养计划。制订《关于促进中医药健康养老服务发展的实施意见》，开展中医药健康养老试点。建设一批中医药健康旅游示范区（基地、项目）。开展“中医中药中国行——中医药健康文化推进行动”，支持中医药文化产品开发。

六、培育和发展健康产业，满足群众多样化差异化健康需求

（二十一）深化“放管服”改革。开展行政审批标准化建设，完善配套措施。推进大型医用设备配置和医疗技术临床应用审核的新设行政许可工作，完善大型医用设备配置使用管理的配套办法和制度，推进阶梯配置。推进基建项目审批委托第三方独立机构评审工作。启用基建装备审批监管平台，建立督导、约谈、通报机制。制订委业务主管社会组织管理暂行办法，积极推进业务主管社会组织脱钩工作。

（二十二）加快推进健康产业发展。会同国家统计局研究建立健康产业行业统计核算体系，推动预期寿命等重要指标的年度统计和发布。推进卫生领域政府和社会资本合作，优先支持举办非营利性医疗机构，鼓励发展儿科、精神科、老年护理等薄弱的专科医疗机构，支持社会力量举办医学检验、病理诊断、医学影像检查、消毒供应和血液净化机构，保障同等待遇。落实促进健康医疗旅游发展的政策，开展健康医疗旅游试点。做好医养结合工作中期评估，制订服务标准规范，推进医养结合国家级试点和智慧健康养老示范基地建设，促进健康老龄化。提高科技创新能力，加快重大药物、诊断试剂、高端诊疗设备等研发，实施国产医疗设备发展应用试点示范项目，促进生物医药战略性新兴产业快速发展。积极推进全民健康信息化工程，健全统一的人口健康信息化标准体系，强化安全防护体系。推进人口健康信息化行业治理大数据、健康医疗临床和科研大数据以及人口健康信息风险预警决策应用。积极做好计划生育业务系统和人口决策支持系统建设工作。完善远程医疗制度，推动构建“互联网＋健康医疗”服务新模式。推进健康医疗大数据中心及产业园建设和区域人口健康信息化建设试点示范。

七、为卫生计生事业改革发展提供有力保障

（二十三）完善法律和标准体系。加强政策研究工作，加快推动基本医疗卫生法律立法进程。推动审议《公共场所控制吸烟条例》《医疗纠纷预防与处理条例》《医疗器械监督管理条例》等行政法规，加快制修订事业改革发

展亟需的部门规章，加大规范性文件合法性审查力度。启动卫生标准改革，开展卫生标准实施试点工作。

（二十四）落实政府投入责任。完善公立医院投入保障机制，科学编制预算，积极推进公立医院长期债务化解。推进全民健康保障工程建设规划实施，加强医疗卫生服务体系建设。推动重大公共卫生服务项目资金分配方式改革，完善计划生育投入机制，推动资金投入方式和政府购买服务改革，进一步扩大政府购买服务范围。会同发展改革委研究建立中央预算内基本建设投资分配新机制。推进省市县三级医疗卫生服务体系规划实施工作，建立完善"十三五"建设项目库，加快项目执行进度。

（二十五）加强人才队伍建设。医教协同，深入推进医学教育改革发展，完善适应行业特点的医学人才培养制度。巩固完善住院医师规范化培训制度，加强培训基地动态管理，新招收住院医师8万人，进一步向全科、儿科、精神科等紧缺专业倾斜，加大对欠发达地区支持力度。开展专科医师、公共卫生医师规范化培训试点，扩大护士执业资格考试机考试点。完善全科医生使用激励机制和培养培训体系，多渠道加大全科人才培养，在贫困地区多层次推进全科特岗计划。开展卫生职称改革研究，修订全科医学专业高级专业技术资格评审条件。加大卫生计生管理干部教育培训力度，持续提升干部理论水平和行政能力。

（二十六）加快推进科技创新。深化科卫协同，全面落实卫生与健康科技创新政策措施，完善面向2030年的健康保障工程实施方案，继续实施新药创制和传染病防治科技重大专项、中国医学科学院医学与健康科技创新工程和国家重点科技计划项目等，推动国家临床医学研究中心、委级重点科研基地、重点实验室、医研企协同创新基地等建设。促进成果转移转化，制订并实施卫生与健康适宜技术推广行动计划，印发促进卫生技术评估工作的指导性文件。强化实验室生物安全监管。

（二十七）加强宣传引导。围绕"健康中国"开展政策解读、高层倡导和社会动员，做好主题宣传。加大医改政策、典型经验、改革成效的宣传力度。完善医务人员荣誉制度，做好先进称号评选和宣传工作。大力弘扬"敬佑生命、救死扶伤、甘于奉献、大爱无疆"职业精神。创新互联网舆论引导方式，提升突发事件舆情应对能力。加强新闻发言人队伍建设，完善新闻发布和解读机制。推进行业文化建设，强化卫生计生文化推广平台功能，开展健康文化宣传基地和健康传播卫星网试点。

（二十八）深化国际交流与合作。扎实推进与“一带一路”沿线国家卫生与健康领域合作，举办“健康丝绸之路”研讨会，举办金砖国家传统医药高级别会议和第七届金砖国家卫生部长会议，共同举办中国—中东欧国家卫生部长会议。改革创新卫生援外工作，加强援外医疗队管理，不断改善待遇。会同商务部等继续推进中非公共卫生合作计划及有关卫生援助项目。加强与世界卫生组织、联合国人口基金、联合国艾滋病规划署等国际组织合作，积极参与大国交流合作机制，主动参与健康领域国际标准、规范、指南的研究与制订，强化人口发展领域的国际交流与合作。

（二十九）全面提升政务工作水平。加强调查研究，倡导求真务实、真抓实干的良好作风，加大督查督办力度，推动重大决策落到实处。加强年度印发文件、会议计划管理，进一步精简、规范文件、会议。深入推进政务信息化，初步实现文电可溯化、档案电子化。构建“卫生计生阳光政务服务平台”，加强政府信息公开。落实保密工作责任制，强化信访工作和安全生产管理责任，消除各类安全隐患。创新保健工作机制，提升保健服务能力和管理水平，做好中央和地方重大会议、活动医疗卫生保障。进一步加强和改进离退休干部工作。

（三十）落实全面从严治党要求。全面贯彻落实《关于新形势下党内政治生活的若干准则》和《中国共产党党内监督条例》等党内法规，全面加强思想政治、纪律、组织、队伍和作风建设，强化党内监督，自觉接受党外、群众、舆论监督，进一步严肃党内政治生活。落实党风廉政建设主体责任和监督责任，坚持把纪律和规矩挺在前面，强化监督执纪问责，严肃查办重大案件，以零容忍态度惩治腐败。指导改进公立医院和社会组织党建工作，切实加强全系统党的基层组织建设，发挥基层党组织战斗堡垒作用和党员的先锋模范作用。

（三十一）加强卫生计生行风建设。坚决执行中央八项规定精神，驰而不息反对“四风”。加强廉政风险防控预警机制建设。修订完善“九不准”规定，继续开展大型医院巡查工作。深入推进创建“平安医院”活动，健全“三调解一保险”医疗纠纷预防和处置机制，严厉打击涉医违法犯罪。加快推进信用体系建设，完善行业禁入制度，探索建立守信激励和失信惩戒机制，营造卫生计生领域优良信用环境。建立用药和医用高值耗材公开公示制度。建立行风建设组织体系，深入开展全国文明单位和青年文明号创建活动，开展创建优良行风系列活动和重点领域专项整治，做好行风教育培训和行风评测，实行行风一票否决制，强化自律意识，引导广大干部职工恪守服务宗旨，强化行业自律，营造风清气正的行业氛围。

参考文献

[1] 张志民,王宏伟,刘俊逸.医疗卫生体制改革政策解读与发展建议[M].北京:社会科学出版社,2012.
[2] 邱鸿钟,袁杰.现代卫生经济学[M].北京:科学出版社,2011.
[3] 王俊,吴明.卫生财政学[M].北京:北京大学出版社,2011.
[4] 陈共,王俊.论财政与公共卫生[M].北京:中国人民大学出版社,2007.
[5] 姚中杰、徐忠欣.看病难、看病贵的成因机理及对策[J].山东工商学院学报,2011(3).
[6] 孙菊.中国卫生财政支出的实证分析[M].北京:中国社会科学出版社,2011.
[7] 张鹭鹭,马玉琴.中国医药卫生体制改革循证决策研究[M].北京:科学出版社,2011.
[8] 李卫平.公立医院改革路径抉择[J].中国医院院长.2012(3).
[9] 孙晓明.发达国家和地区医疗体制和保险制度[M].上海:上海科学技术出版社,2005.
[10] 顾昕.直面中国医疗体制改革[M].北京:社会科学文献出版社,2006.
[11] 胡鞍钢.健康与发展[M].北京:清华大学出版社,2003.
[12] 陈贵东.取消药品加成后公立医院补偿机制研究[D].济南:山东大学,2010.
[13] 李瑟雷.美国医疗卫生体制管理[M].北京:清华大学出版社,2012.
[14] 陈文玲.中国医药卫生体制改革报告[M].北京:中国协和医科大学出版社,2012.
[15] 饶克勤,刘新明.国际医疗卫生体制改革与中国[M].北京:中国协和医科大学出版社,2009.
[16] 陈建强.我国医疗机构分类管理制度探讨[J].中国行政管理,2011(5).
[17] 桑甲伊·普拉丹.公共支出分析的基本方法[M].北京:中国财政经济出版社,2008.
[18] 陈子敏,姚晃,姚建红,舒展,陈启鸿.城市社区卫生机构与医院卫生资源使用效率比较分析[J].中华医院管理杂志,2005(6).
[19] 王雍君.中国公共支出实证分析[M].北京:经济科学出版社,2009.
[20] 代英姿.医疗卫生需求与公共卫生支出[J].辽宁大学学报,2005(7).
[21] 王俊.政府卫生支出有效机制研究[M].北京:中国财经出版社,2002.

[22] 杨立华,吕群,胡莎. 医患关系的嬗变与缓解对策研究[J]. 江西医药,2011(2).
[23] 魏权龄. 评价相对有效性的数据包络分析模型[M]. 北京：中国人民大学出版社,2012.
[24] 马占新. 数据包络分析模型与方法[M]. 北京：科学出版社,2010.
[25] 马占新. 广义数据包络分析法[M]. 北京：科学出版社,2012.
[26] 段永瑞. 数据包络分析理论和应用[M]. 上海：上海科学普及出版社,2006.
[27] 史建,魏全龄. DEA 方法在卫生经济学中的应用[M]. 中国教育出版社,2004.
[28] 成刚,孟庆跃. DEA 在公共卫生项目目标管理中的应用[J]. 中国卫生经济,2008.
[29] 董晖. 新医改背景下公立医院补偿机制改革研究：以宝山区罗店医院为例[D]. 上海：华东师范大学,2011.
[30] 申书海. 财政支出效益评价[M]. 中国财政经济出版社,2002.
[31] 姚木根. 关于完善公立医院补偿机制的思考[J]. 价格月刊,2011(02).
[32] 西奥多・舒尔茨. 人口质量经济学[M]. 北京：首都经济贸易出版社,2005.
[33] 赵云. 县级公立医院补偿机制改革的概念认识[J]. 现代医院管理,2013(1).
[34] 赵长芝. 社区卫生服务中心收支两条线管理相关问题分析[J]. 管理科学,2011(2).
[35] 保罗. J・费尔德斯坦. 卫生保健经济学[M]. 北京：经济科学出版社,2004.
[36] 赵明. 陕西省公立医院成本补偿机制研究[J]. 上海交通大学学报,2009(3).
[37] 钟晓敏. 政府间财政转移支付论[M]. 上海：立信会计出版社,2008.
[38] 党勇,黄二丹,王小万. 试论公立医疗机构的"收支两条线"管理[J]. 中国医院管理,2007(5).
[39] 顾昕,余辉. 公立医院补偿长效机制研究[J]. 中国市场,2011(42).
[40] 梁万年. 卫生事业管理学[M]. 北京：人民卫生出版社,2003.
[41] 陈贵东. 取消药品加成后公立医院补偿机制研究[D]. 济南：山东大学. 2010.
[42] 罗力. 中国公立医院改革-关注运行机制和制度环境[M]. 上海：复旦大学出版社,2010.
[43] 陈瑶,代涛. 公立医院补偿机制改革的国际经验与启示[J]. 中国医院,2011(07).
[44] 庄一强. 医患关系思考与对策[M]. 北京：中国协和医科大学出版社,2007.
[45] 袭向光. 加大公共卫生补偿改革公共卫生筹资体制[M]. 中国卫生经济,2003(2).
[46] 姚岚,任汉江,张义华. 武汉市卫生领域政府补偿政策研究[M]. 武汉：华中科技大学出版社,2011.
[47] 陈瑶,朱晓丽,肖龙华. 我国公立医院财政补偿机制理论与现状分析[J]. 医学与社会,2010(12).
[48] Intemational. EneyeloPedia of CivilSociety [M]. SPringerNewyork, 2010.
[49] 王小丽、陈翔、郑晓曼. 卫生经济伦理研究[M]. 北京：中央编译出版社,2011.
[50] 邢晓辉,李从东. 国家医改对公立医院补偿机制的影响及对策[J]. 解放军医院管理杂志,2009(11).
[51] 陈学顺. 论我国大医院的适度规模发展[J]. 中国医院,2008(1).
[52] 陈敬. 中国药品价格规则研究[M]. 北京：中国药科大学,2003.
[53] 谭江涛,王群. 另一只看不见的手：埃莉诺・奥斯特罗姆与多中心理论[J]. 开放时代,2010(6).
[54] 轩志东,罗五金. 宏观卫生经济学[M]. 北京：人民卫生出版社,2008.
[55] 李清明,贾春岩,何瑞灵,等. 关于构建我国公立医院新的财政补偿机制的思考[J]. 中国经济,2007(5).
[56] 赵长芝. 社区卫生服务中心收支两条线管理相关问题分析[J]. 科技创新导报,2011(29).

[57] 陈共，王俊．论财政与公共卫生[M]．北京：中国人民大学出版社，2007.
[58] 肖远鸿．成都市社区卫生服务多渠道筹资研究[D]．成都：四川大学，2005.
[59] 潘美，徐怀伏．我国城市社区卫生服务筹资分析[J]当代经济研究，2010(3).
[60] 董辉．新医改背景下公立医院补偿机制研究[D]．上海：华东师范大学，2006.
[61] 井永法．政府在公立医院回归公益性改革中的主导作用探析[J]．中国行政管理，2011(6).
[62] 毛阵，姬艳飞．中国公共卫生财政投入状况分析[J]．山东经济，2008(2).
[63] 潘杰．市场机制与政府干预：基于中国医疗卫生体制改革的实证研究[D]．成都：西南财经大学，2012.
[64] 许秀菊．公立医院补偿机制演变的研究[J]．中国医院，2009(6).
[65] 程晋烽．中国公共卫生支出的绩效管理研究[M]．中国市场出版社．2008.
[66] 柴丹，陈天明．公立医院补偿机制改革的思考[J]．江苏卫生事业管理，2011(22).
[67] 许秀菊．公立医院补偿机制演变的研究[J]．中国医院，2009(6).
[68] 国务院．关于发展城市社区公共卫生服务的指导意见，2006.
[69] 西安市人民政府．西安市城市社区卫生服务发展规划(2007—2010)，2007.
[70] 马丽平，吴奇飞．公立医院改革模式的回顾与反思[J]．中国卫生经济，2006(2).
[71] 张仲芳．国内外政府卫生支出测算方法口径及结果的比较研究[J]．统计研究，2008(04).
[72] 贺山．关于公立医院解决看病贵问题的思考[J]．中华医院管理杂志，2006(2).
[73] 毛瑛，等．西安市社区卫生服务满意度评价研究[J]．中国卫生统计，2008(8).
[73] 杜乐勋，等．中国医疗卫生发展报告[M]．社会科学文献出版社，2006.
[75] 顾昕．全球性医疗体制改革的大趋势[J]．北京：中国社会科学．2005(06).
[76] 王慧，姜民杰．顺应医改要求，进一步完善医院补偿机制[J]．齐鲁珠坛，2010(6).
[77] 陈洁．医院管理学[M]．北京：人民卫生出版社，2005.
[78] 蒋辉．我国卫生资源配置公平性现状分析[J]．惠州学院学报，2009(3).
[79] 曹永福，陈晓阳．公立医院回归公益性的体制难题及政策建议[J]．山东大学学报，2011(5).
[80] 黄培．公益化视角下公立医院补偿机制构建[J]．南京医科大学学报，2011(4).
[81] 郝晓宁，李士雪，李湘江．美国社区公共卫生服务运行机制和管理模式研究[J]．医学与哲学(人文社会医学版)，2006(8).
[82] 曲凡伟．云南省城镇社区卫生服务试点补偿机制研究[D]．昆明：昆明医学院，2005.
[83] 郑大喜．新医改形势下公立医院投融资体制改革的理性思考[J]．医学与社会，2009(10).
[84] 孟晓军等．西安市社区卫生服务人力资源的调查研究[J]．西北医学教育，2007(12).
[85] 刘建．我国公立医院政府补偿机制研究[J]．中国卫生经济，2009(28).
[86] 金生国．中国社区卫生服务[M]．北京：人民卫生出版社，2007.
[87] 乔世明．医疗过错认定与处理[M]．北京：清华大学出版社，2003.
[88] 郝晓宁，李士雪，许宗余．我国城市社区卫生服务机构组织形式和管理模式概况研究[J]．中国卫生经济，2006(6).
[89] 马新丽．谈公立医院补偿机制问题[J]．新疆财会，2009(4).
[90] 张武，张平，姜卫．医疗体制改革中政府财政投入分析及建议[J]．亚太传统医药，2008(4).
[91] 郝晓宁，薄涛，杨少梅，崔爽．卫生专项经费支出绩效评价研究[J]．中国卫生经济，2010(7).

[92] 史萌. 中国社区卫生服务的制度选择[J]. 中国卫生事业管理,2009(3).
[93] 李国红,张鹍. 医务人员激励机制的研究[J]. 中国医院管理,2007(1).
[94] 王俊. 公共卫生政府的角色与选择[M]. 北京:中国社会出版社,2007.
[95] 尚红云,郭志伟. 医疗卫生行业发展现状研究综述与展望[J]. 经济学动态,2009(4).
[96] 吴可,韩晟,等. 我国药事服务费概念初探[J]. 药品评价,2010(2).
[97] 吕勇. 政府主导发展社区公共卫生服务的经济学思考[J]. 卫生经济研究,2007(1).
[98] 孟庆跃. 医疗服务价格政策中的假设和假设检验[J]. 中国卫生事业管理,2003(9).
[99] 陈华芳. 不同体制社区卫生机构完成公共卫生功能的作用分析[J]. 中国卫生事业管,2007.
[100] 周莹. 新医改方案下关于医院补偿机制的思考[J]. 中国医药指南,2010(8).
[101] 张宁. 应用 DEA 方法评测中国各地区健康生产效率[J]. 经济研究,2006(7).
[102] 林皓. 医院市场特征的经济学综述[J]. 国外社会科学,2006(4).
[103] 张倩伟、魏权龄. 关于 DEA 有效性"新方法"的探讨[J]. 数学的实践与认识,2007(7).
[104] 冯显威,黄严. 公立医院产权制度改革理论与模式分析[J]. 医学与哲学,2005(5).
[105] 兰迎春,戈文鲁,王德国,等. 国外公立医院改革现状、措施及启示[J]. 中国卫生质量管理,2008(3).
[106] 刘德浩. 基于信息不对称的视角分析医疗服务的有效供求[J]. Journalof US-China Public Administration, 2007(4).
[107] 刘叔申. 我国公共卫生支出的绩效评价[J]. 财贸经济,2007(6).
[108] 陈子敏,舒晨,陈启鸿. 政府对社区卫生服务不同投入方式的比较[J]. 中华医院管理杂,2007(5).
[109] 武剑,方芳. 我国公共医疗卫生支出绩效分析[J]. 开放导报,2007(2).
[110] 陈金华. 对社区卫生服务经济补偿机制的思考[J]. 卫生经济研究,2005(6).
[111] 刘军民. 关于政府购买卫生服务改革的评析[J]. 中国卫生,2007(11).
[112] 韩洪迅. 德国、英国、新加坡公立医院改革解读[J]. 中国医药指南,2007(8).
[113] 顾昕. 英国全民免费医疗走向市场化[J]. 医院领导决策参考,2011(05).
[114] 蔡江南. 美英两国医改新动向及对中国医改的启示[J]. 中国市场,2011(11).
[115] 韩洪迅. 德国、英国、新加坡公立医院改革解读[J]. 中国医药指南,2007.
[116] 刘军明. 关于完善公立医院经济补偿机制的几点认识[J]. 社保财务理论,2008(3).
[117] 潘景业. 英国国民卫生保健(NHS)如何服务国民[J]. 全科医学临床与教育,2006(1).
[118] 李梦娜. 中国政府卫生支出的最优规模[J]. 当代经济,2008(9).
[119] 胡苏云. 公立医院补偿和运行机制的分析:问题和对策[J]. 中国卫生经济,2006(2).
[120] 中共中央,国务院. 关于卫生改革与发展的决定[Z]. 中发(1997)3 号,1997.
[121] 中共中央,国务院. 关于深化医药卫生体制改革的意见[Z]. 中发(2009)6 号,2009.
[122] 李鲁,耿爱生,姜敏敏. 卫生服务对改善健康状况的贡献研究[J]. 中华医院管理,2004(7).
[123] 储振华. 发达国家医疗管理制度仁[M]. 北京:时事出版社,2001.
[124] 李清明,贾春岩,等. 关于构建我国公立医院新的财政补偿机制的思考[J]. 中国卫

生经济,2007(5).
[125] 忻红丰.实施双向转诊的障碍分析[J].中国卫生事业管理,2008(9).
[126] 杨春学,译.公共选择理论[M].北京：中国社会科学出版社,2009.
[127] 徐芬,李冈鸿.国外医疗服务体系研究[J].国外医学卫生经济分册,2005(3).
[128] 刘玲,张新平,周指明.医生双向转诊行为的影响因素分析[J].卫生经济研究,2008(8).
[129] 樊勇明,杜莉.公共经济学[M].上海：复旦大学出版社,2009.
[130] 张国庆.公共政策分析[M].上海：复旦大学出版社,2004.
[131] 中国医学科学院.中国医药卫生科技发展报告[M].中国协和医科大学出版社.2008.
[132] 杜乐勋,张文鸣,王培舟.中国医疗卫生发展报告 No.4[M].北京：社会科学文献出版社.2008.
[133] 高炎,王克春,等.试论公立医院医疗效率及其影响因素[J].中国医院管理,2008(4).
[134] 丁珠林.补偿对公立医院运营的影响[J].中国卫生,2008(6).
[135] 吕刚,王志杰,张慧.试论提高医患双方道德素养与构建和谐社会的关系[J].中国医学伦理学,2010.
[136] 陈琴.完善公共财政对卫生领域投入的研究[D].武汉：武汉大学,2005.
[137] 都永勤.政府经济管理[M].北京：经济科学出版社,2009.
[138] 汪革新.二级医院应是政府投入重点[J].医院领导决策参考,2008(2).
[139] 李妍嫣,袁祥飞.主要发达国家医疗卫生体制模式比较及启示——以英国、美国和德国为例[J].价格理论与实践,2009(7).
[140] 刘瑕,禹硕,于润吉.财政对公立医院补助政策的演变及评价[J].卫生经济研究.2008(3).
[141] 夏凯艳.复兴模式.垂范社区医疗[J].当代医学,2005(12).
[142] 汪革新.二级医院应是政府投入重点[J].医院领导决策参考,2008(2).
[143] 陈琴.完善公共财政对卫生领域投入的研究[D].武汉：武汉大学,2005.
[144] 王晓京,朱士俊.医疗费用支付方式的比较[J].中华医院管理,2006(7).
[145] 胡善联.卫生经济学基本理论与方法[M].北京：人民卫生出版社,2008.
[146] 杜书伟,郑大喜.公立医院的经济投入及其来源分析[J].中国卫生经济,2009(1).
[147] 孙荇.上海市公立医院可持续发展的经济分析及思考[J].卫生经济研究,2009.(4).
[148] 吴佳佳.医院塑造与现代化管理[J].中国医院管理,2007(5).
[149] 英建青,郑燕娜.医疗服务价格调整的成效分析与探讨[J].中国卫生经济,2007(29).
[150] 胡苏云.公立医院补偿和运行机制分析：问题和对策[J].中国卫生经济,2006(8).
[151] 李奕恒.刍议新形势下和谐医院的构建[J].科技情报开发与经济,2008(2).
[152] 詹初航.为公立医院保驾[J].中国卫生,2009(6).
[153] 顾昕.能促型国家的角色：事业单位的改革与非营利部门的转型[J].河北学刊,2005(1).
[154] 丁珠林.公立医院补偿要分步走[J].中国卫生,2009(3).
[155] 马文元.医患双方的权益[M].北京：科学出版社,2005.
[156] 贾莉英.我国对公共卫生的投入状况[J].卫生经济研究,2003(12).
[157] 彭颖.公立医院财政助模式存在的问题和政策建议[J]经济论坛,2007(10).
[158] 金春林.公立医疗机构补偿机制改革的思考.[J]中国卫生资源,2005(6).

[159] 梁鸿,褚亮. 试论政府在医疗卫生市场中的作用[J]. 复旦学报(社会科学版),2005(6).
[160] 董媚. 我国社区医疗卫生服务的功能定位与成本收益分析[D]. 广州：华南师范大学. 2007.
[161] 王怜,雷晓康. 联合诊所：英国 NHS 服务模式改革[J],兰州学刊. 2009.
[162] 李祥华. 西方主要发达国家与我国社区卫生服务体系的比较[J]. 长江大学学报,2008(6).
[163] 任益炯,张鹭鹭. 不同医疗保障制度下政府对医院补偿的比较研究[J]. 解放军医院管理杂志,2008(4).
[164] 胡善联. 卫生经济学[M]. 上海：复旦大学出版社,2003.
[165] 石光. 英美两国卫生资源配置的制度经济学解释[J]. 中国卫生经济,2005(5).
[166] 应亚珍. 公立医院公益性回归的现实途径[J]. 财政研究,2007(9).
[167] 姚文,周英凤. 我国城市社区卫生服务人力资源配置探讨[J]. 中国初级卫生保健,2008(10).
[168] 马丽平吴,奇飞. 公立医院改革模式的回顾与反思[J]. 中国卫生经济,2006(5).
[169] 王远林,宋旭光. 公共卫生投资与区域经济增长关系的实证研究[J]. 经济学家,2004(2).
[170] 罗一,黄莉. 卫生资源配置效率与卫生服务需求的关系研究[J]. 医学教育探索,2008(2).
[171] 刘继同. 卫生改革目标与建构和谐社会[J]. 西安外事学院学报,2006(2).
[172] 刘军民. 健全公立医院补偿机制的对策[J]. 经济研究参考,2007(24).
[173] 毛晖,姬艳飞. 中国公共卫生财政投入状况分析[J]. 山东经济,2008(2).
[174] 宋文,刘海波. 公立医院产权制度改革的可能性分析[J]. 卫生经济研究,2003(3).
[175] 王琳. 公共卫生管理应引进市场竞争机制[J]. 中国卫生经济,2004(3).
[176] 蒋萍、田成诗. 区域卫生行业政府投入对经济增长的贡献分析[J]. 财经问题研究,2009(2).
[177] 弗兰德、古德曼、斯坦诺. 卫生经济学[M]. 中国人民大学出版社,2009.
[178] Reinhardt. U. E. theeeonomiesoffur. ProfitandnotProfithosPitals [J]. HealthAffairs, 2000. 19(6).
[179] Gentry. W. M. . Penrod. J. R. Thetaxbenefitsofnofor-ProfithosPitals [Z]. NEBR-workingPaper. No. 6453. 199.
[180] MeClellan. M. StaD. ComPngHosPitalQualityatFor-ProfitandNotFor-ProfitHosPitals. inD. M. Ced. TheChangingHosPitalIndustry: ComParingNoFor-profitandForpr-ofitInstitutions [M]. Chicago. 111. : UniversityofChica Press. 200.
[181] M. Ramesh. HealthPolieyintheAsianNIEs. soeialPolieyanddministrationissn. August 2003.
[182] PhoebeLindseyon. UnderstandingtheUShealthservieessystem [M]. Chieago: HealthAdministratlonPress. 2003.
[183] ChemichovsD. Pluralism, Publiechoice, andthestateintheetnerglngParadiglninheal-thsystems [J]. Milb. 2012.
[184] RobertE. Mechanie. Medieaid'5disProPortionatesharehosPitalProgram: eomPlex-Strueture. critiealPaylnents. NHPFbaekgroundPaper [C]. WashingtonDC: NationalHealthPolieeForurn. 2011.
[185] Instituteofmedieine. Ameriea. 5HealthCareSafetyNet: hitaetbutEndangered [C]. shington. D C: NationalAcademyPress. 2009.

[186] bottJA. FaulerLR. BucklcyPF. Statehos. Pitaluniversityeollaborations：yearfollow [J]. AcadP sychiatry. 2010.
[187] SeottC. oswalds. SandersT. HosPitalHRmanagement：changingfunetionsinachangingenviro nmn [J]. Personnel. 2008.
[188] RajitkanokA. PuenPatom，RobertRosenrnan. EffieieneyofThaiProvineialPubliehosPitalsdu ringtheIntroductionofuniversalhealtheoverageusingeapitatio [J]. HealthCareManageSei. 2008.
[189] HellingerF. TheimPaetoffinaneialineentivesonPhysieianbehaviorinmanagedearePlans：are viewoftheevidenee [J]. MedCareRe. 2011.
[190] Femando. JorgeEduardo. CostaeeountingandPubliereimbursementsehemesinSPanishhosPi tals [J]. HealthCareManagesei. 2009.
[191] WagstaffA. HealthsystemsinEastAsia：whateandeveloPingeountriesleamfrom Japan and the Asia Tigers [J]. HealthEeon. 2009.
[192] Elizabeth Ditzel. Pavel Strach. Petr. PirozekAn inquiry into good hospital governance：A New Zealand— Czech comparison [J]. Health Research Policy and Systems. 2006.
[193] Phua K. Hong F. Attacking Hospital performance on tow fronts：Network corporatization and financing forms in sing apore [J]. Innovations in Health Service De-livery. 2003.
[194] Weisbrod B A. To profit or not to profit：The commer-cial transformation of the nonprofit sector [M]. NewYork：Cambridge University Press. 1998.
[195] BethT. Borcherding. Valuation of trust in open networks [C]. In Proccedings of the European Symposium on Research in security. Brighton：Springer-Verglag. 1999.
[196] SeheyVens. R. A. EeotsmandtheEmPowermeniofloealCmunities. TOurismManagemeni. 1999.
[197] Simon C J. Dranove D. White W D. The Effect of Managed Care on theIncome of Primary Care and Specialty Physicians. Health Serv Res. 1998.
[198] Evans Robert G. Supplier induced demand：Some empirical evidence and implications in the economics of health and medical care. [J]. London：Macmillian. 1974.
[199] ABlomqvist. Thedoctoradoubleagent：information asymmetry. healthinsurance. and medical care [J]. Health Econ. 1991.
[200] Mattias Lundback. Imperfect agency and the regulation of hospitals. The Geneva peis on Risk and Insurance Theory. 1997.
[201] Peter Mansfield. Does drug promotion adversely influence doctors' abilities to make the besdecisions for patients. Australasian Psychiatry. 2001.
[202] Folland S. Allen C. Goodman and Miron Stano D. The Economics of Health andHealth Care [M]. Upper Saddle River：Prentice Hall. 2001.
[203] McPake B. L. Kumaranayake and Charles Normand D. Health Economics：An International Perspective [M]. London ：Routledge. 2002.
[204] MiltonFriedmna. CPaitalismnadFeredom：FortiehtAnnivesrayrEdition. UnivesryitSofChie gao. 2002.
[205] Robert Beaglehole and Mario R Dal Poz. Public Health Workforce：Challenges and Policy Issues. Human Resource for Health. 2003.

[206] Rosko, MichaelD. andRobertW. Broyles. TheEconomicofHealthCare [M]. New York: Green wood. 1988.
[207] M. Last . Public Health and Human Ecology. McGraw-Hill Professional. 1998.
[208] Hsiao WC. Dune DL. and Verrilli DK. Assessing the implementation of physician-payment reform [J]. New England Journal of Medicine. 1993.
[209] WHO. TheWorldHealthRePort2000. HealthSystems: ImProvingPerformance. WHOtheGen eva. 2000.
[210] JohnRawls. ATheoryofjustiee. Revisededition [M]. TheBelapPressofHarvard-UniversityPre ssCambridge. Massaehusetts. 2000.
[211] C. Stivers. ThePublicAgencyasaPoliActiveCitizenshipintheAdministrativeState [J]. Admini stration and Society. 1990.
[212] Hougaard L. Osterdal L. The Chinese healthcare system: structure. problems and challenges [J]. Appl Health Econ Health Policy. 2011.
[213] Bell J. Western Australia's public hospital system: some spects of finance and control [J]. Aust Health Rev. 1988.
[214] AletrasVH. AcomParisonofhosPitalsealeeffectsinshorrunandlongruneostfunetions [J]. HealthEeonomics. 2008.
[215] Ermann. Danny. HospitalUtilizationReview: PastExperienceFutureDirections [J] Journal of Health Politics. Policy and Law. 1988.
[216] Needleman J. Nonprofit tofor-profit conversions by hospitals. health insurers. and health plans [J]. Public Health Rep. 2010.

图书在版编目(CIP)数据

思索·改革:财政补偿与医疗卫生服务 / 辛昱辰,清林著. —上海:上海社会科学院出版社,2018
ISBN 978-7-5520-2325-1

Ⅰ.①思… Ⅱ.①辛…②清… Ⅲ.①医疗卫生服务—财政补贴—研究—中国 Ⅳ.①R197.1

中国版本图书馆 CIP 数据核字(2018)第 101361 号

思索·改革:财政补偿与医疗卫生服务

著　　者:辛昱辰　清　林
责任编辑:杨　国
封面设计:黄婧昉
出版发行:上海社会科学院出版社
　　　　　上海顺昌路 622 号　邮编 200025
　　　　　电话总机 021-63315900　销售热线 021-53063735
　　　　　http://www.sassp.org.cn　E-mail:sassp@sass.org.cn
照　　排:南京前锦排版服务有限公司
印　　刷:上海新文印刷厂
开　　本:710×1010 毫米　1/16 开
印　　张:19.5
插　　页:1
字　　数:296 千字
版　　次:2018 年 6 月第 1 版　2018 年 6 月第 1 次印刷

ISBN 978-7-5520-2325-1/R·041　定价:78.00 元